한국생물공학회 총서 4

생물의약품 연구개발 프로세스

고여욱 저

BIOPHARMACEUTICALS R & D PROCESS

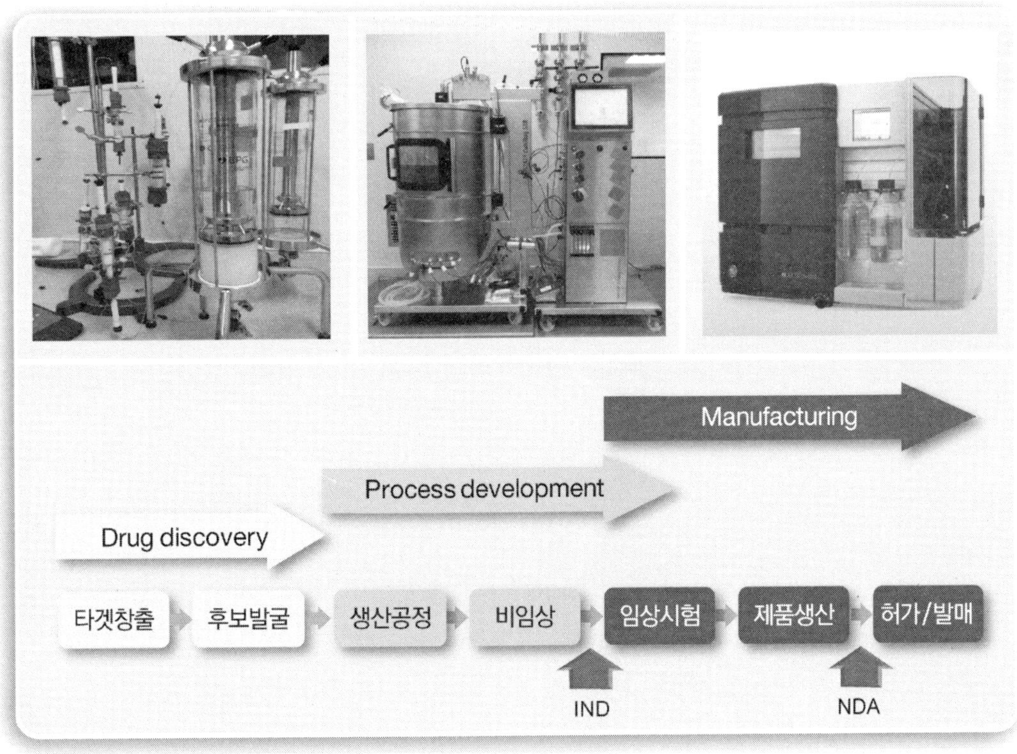

월드사이언스
worldscience.co.kr

생물의약품 연구개발 프로세스

인 쇄 | 2015년 3월 15일
발 행 | 2015년 3월 25일

저 자 | 고여욱
발행인 | 박선진
발행처 | 도서출판 월드사이언스

주 소 | 서울특별시 서초구 방배4동 864-31 월드빌딩 1층
등록일자 | 1988년 2월 12일
등록번호 | 제16-1601호
대표전화 | (02) 581-5811~3
팩스 | (02) 521-6418
E-mail | worldscience@hanmail.net
URL | http://www.worldscience.co.kr

정가 | 12,000원
ISBN | 978-89-5881-245-6

이 도서의 국립중앙도서관 출판시도서목록(CIP)은 서지정보유통지원시스템 홈페이지(http://seoji.nl.go.kr)와 국가자료공동목록시스템(http://www.nl.go.kr/kolisnet)에서 이용하실 수 있습니다.
(CIP제어번호: CIP2015007303)

머리말

1972년, 제한효소를 이용하여 DNA를 절단하는 기술을 보유한 미 샌프란시스코 대학의 Boyer 박사팀과 외래 DNA를 대장균에 전달하는 기술을 보유한 스탠포드 대학의 Cohen 박사팀의 공동연구로 탄생한 유전자재조합 DNA 기술(Recombinant DNA technology)은 10년 후인 1982년, 세계 최초로 사람 인슐린 단백질을 대장균에서 생산, 상용화하게 함으로써 수백만 당뇨병 환자의 수명을 연장하고 삶의 질을 개선하는 큰 결실을 거두게 되었다.

이후 40여 년의 짧은 기간 동안 생물공학 기술은 미국을 중심으로 비약적으로 발전하여, 이제는 대장균에서 효모, 곤충세포 및 동물세포 등 생산세포주의 사용 범위가 넓혀지면서, 많은 생물의약품이 발매되었다.

현재 판매되고 있는 약 150여 종의 유용 생물의약품은 치명적인 감염성 질환뿐 아니라, 류마티스 관절염, 암, 당뇨, 만성 신부전 빈혈, 성장부전 등과 같이, 합성의약품으로는 치료가 어려운 난치성 질환 치료에 획기적인 성과를 발휘하였다. 이제 생물의약품 산업은 주 매출 의약품군인 치료 단백질 및 백신 뿐 만아니라, 세포 및 유전자를 이용한 치료제의 개발로까지 연구의 범위가 크게 확장되는 시대가 도래됨으로써, 생물공학 기술을 이용한 다양한 생물의약품의 출시는 지속적으로 증가될 것으로 예상된다.

우리나라는 1987년 물질특허 제도가 도입되면서, 생물의약품에 대한 의약품화 연구가 본격화되어, 1990년대부터 해외에서 출시된 오리지널 치료 단백질 의약품의 복제약 개발(지금은 바이오시밀러라 일컬음)과 함께 바이오신약의 연구가 시작되었다.

90년 대 중반 이후로 인터페론, 성장호르몬, 백혈구증식인자, EPO, Factor 8 인자, 치료 단백질 등의 생물의약품이 LG생명과학, CJ, 동아제약, 녹십자, 대웅제약 등 제약기업을 중심으로 국내 출시되었다. 2001년도에는 열악한 국내 바이오 환경에서도 인간 상피세포 성장인자인 EGF 단백질이 당뇨 족부궤양 치료용 희귀의약품신약으로 지정되어 세계 최초로 출시되었다.

이후 2000년 중반에 들어서면서부터 바이오벤처기업인 셀트리온사가 류마티스 항체의약품인 레미케이드 제품의 바이오시밀러를 세계 최초로 개발에 성공, 2013년 유럽허가를 취득함으로써, 우리나라도 이제는 바이오 의약품 개발의 핵심 기술 인프라를 글로벌 수준으로 구축하기에 이르렀다.

생물의약품은 신약의 경우 과제 착수부터 발매까지 평균 12년, 바이오시밀러의 경우도 평균 8년이란 긴 기간이 소요된다. 연구개발 프로세스도 매우 복잡하여 체계적인 연구개발 프로세스가 요구되나, 생물의약품의 전반적인 연구개발 과정을 총체적으로 소개한 국내 책자가 아직은 많지가 않아, 금번에 “생물의약품 연구개발 프로세스”란 제명으로 본서를 발간하게 되었다.

본서는 생물의약품의 도입 및 허가 업무에 종사하는 개발자, 생산공정 개발, 비임상 및 임상 평가에 관여하는 연구자, 연구과제 채택 및 연구 리소스를 관리하는 기술경영자, 그리고 가까운 미래에 생물의약품의 연구개발 업무에 종사하고자 하는 약학대, 의과대, 생물학부 학생들이 생물의약품 개발 과정 전체를 폭넓게 조망해 볼 수 있도록, 생물의약품의 현장 개발업무에 필요한 실질적인 내용을 중심으로 기술하였다.

본서를 처음 출간함에 따라, 문맥이 매끄럽지 못하거나 내용에서도 모든 내용을 충분히 담지 못해 미흡한 부분이 많다. 혹시라도 소개해 드린 내용 중 잘못 기술된 부분이나 빠뜨린 부분이 있더라도 독자 여러분께서 너그러운 아량으로 이해해 주시길 바란다.

아무쪼록 본서가 생물의약품의 균주(세포주)개발 및 세포배양기술 개발, 단백질 정제기술 개발, 품질분석 등 생물의약품의 핵심기술 확립을 위해 실험실 및 공장 현장에서 묵묵히 땀 흘리며 연구하는 열정에 가득한 국내 연구자 및 생산엔지니어들과 첨단 생물의약품의 평가업무에 종사하는 비임상 및 임상 연구자 및 허가문서 개발 담당자에게 성공적인 바이오 의약품 개발을 위한 기본 참고서로서 유용하게 활용될 수 있기를 바라며, 이 책이 출간될 수 있도록 도와주신 생물공학회에 감사의 마음을 전한다.

또한 이 책의 출간을 지지해준 아내 성희, 형규, 형우 그리고 책의 편집에 수고해준 김국희 과장과 월드사이언스 편집부에게도 고마움을 전한다.

2014년 8월

고여욱

차 례

01

생물의약품 산업

1. 의약품, 신약 및 생물의약품의 정의

한국 약사법에 따르면 "**의약품**"이란 사람이나 동물의 질병을 진단, 치료, 경감처치 또는 예방을 목적으로 사용되는 물품 중 기계, 기구, 또는 장치가 아닌 것"으로 정의된다.

의약품에는 크게 "**신약**"과 "**제네릭**"으로 구분하기도 하는데, "신약"은 말 그대로 새로운 약으로, 국내에서의 신약의 정의는 "국내에서 이미 판매 허가된 약과 비교 시 주성분의 화학적 구조 또는 본질 조성이 전혀 새로운 신물질의약품 또는 신물질을 유효성분으로 함유한 복합제제 의약품"으로 정의된다.

반면 "**제네릭**" 혹은 "**제네릭의약품**"은 특허가 만료된 오리지널 약의 카피약을 일컫는 용어로, 주성분이 이미 기존에 판매되는 약과 동일한 구조의 복제약을 의미한다.

일반적으로 제네릭이란 용어는 오리지널 화학합성 의약품의 복제약을 통칭할 때 사용하며, 반면 생물의약품 중 단백질 의약품의 복제약의 경우에는 일반적으로 바이오시밀러(국내에선 동등생물의약품이라 칭함)라고 부른다.

"의약품"(醫藥品): (약사법 제2조 4호)
사람이나 동물의 질병을 **진단**, **치료**, **경감처치** 또는 **예방**을 목적으로 사용되는 물품 중 기계, 기구 또는 장치가 아닌 것

"신약"(新藥): (약사법 제2조 12호)
국내에서 기허가된 의약품과는 **화학구조** 또는 **본질조성**이 전혀 새로운 신물질 의약품 또는 식물질을 유효성분으로 함유한 복합제제 의약품

의약품 및 신약의 정의

미국의 FDA(미국 식품의약품 안전청)에서의 약(Drug)에 대한 정의도 한국식품의약품안전처(이하, 한국식약처)의 정의와 유사하며 다음과 같다.

> "An **active ingredient** that is intended to furnish pharmacological activity or other direct effect in the **diagnosis, cure, mitigation, treatment, or prevention of disease,** or to affect the structure of any function of the human body, but does not include intermediates used in the synthesis of such ingredient."

근대적 의약품 산업의 시작은 1800년대부터, 주로 천연물에서 추출한 추출물을 치료용 약제로 사용하면서 시작되었다.

1928년 스코틀랜드의 세균학자 알렉산더 플레밍에 의하여 페니실린 곰팡이로부터 균을 죽이는 항생제 페니실린이 발견되었다. 그 이후, 미생물 혹은 식물에서 추출된 천연 활성 성분을 근간으로, 활성 약효 성분을 유기 합성법으로 제조하는 대량합성 제조법이 개발되었다. 본격적인 제약산업은 1940년대 항생제 의약품의 대량 합성법의 성공으로부터 시작되었다.

생물의약품 산업의 경우에는 합성의약품에 비해 약 30여 년 뒤늦은 1972년 유전자재조합기술이 태동하면서, 1982년 유전자재조합 기술에 의한 고분자 단백질 의약품인 인슐린이 최초 개발되면서부터 본격화되었으며, 그 이전까지 의약품은 대부분 "저분자 의약품"(small molecule drug)이었다.

저분자 의약품은 두 종류로 세분화 되는데, 의사의 처방이 필요한 전문의약품인 **ETC(Ethical drug) 약**과 오랜 기간 사용되어, 약물의 안전성이 확실히 입증된 약물로서, 의사의 처방전 없이도 일반 약국에서 구매가 가능한 일반의약품인 **OTC (Over-The-Counter drug) 약**으로 나눠진다.

평균 분자량이 약 500 dalton 이하인 저분자 의약품에 비해, "생물의약품"은 저분자 약물 보다 10배 혹은 100배 이상 크기의 고분자 물질인데, 한국 식약청에서 규정하는 "**생물의약품**"의 정의는 "사람이나 다른 생물체에서 유래된 것을 원료 또는 재료로 하여 제조한 의약품"으로 정의된다. 쉽게 설명하면 생물체에서 유래하는 물질로 제조된 의약품이 바로 생물의약품에 해당된다.

"**생물의약품**"은 영어로는 "**Biologics**", "**Biological product**" "**Biological medicinal products**", "**Biopharmaceuticals**", "**Biotech drug**"로 표현되며 "Medicine that can be made by using living system/organism"으로도 정의되는데 주요 카테고리로 백신(Vaccine), 혈액제제(Blood products), 진단제제(diagnostic products) 및 생물공학 기술 유래 의약품(Biotechnology-derived products)로서 분류된다.

미국 FDA에서는 "**Biological product**"(biologic)을 다음과 같이 정의하였다.(Public Health Service Act, PHS Act)

The term "Biological product" means:

> a virus, therapeutic serum, toxin, antitoxin, vaccine, blood, blood component or derivative, allergenic product, or analogous product, or arsphenamine or its derivatives(or any other trivalent organic arsenic compound), applicable to the **prevention**, **treatment** or **cure of diseases** or **injuries of man**.

"생물의약품"(생물학적 제제등의 품목허가심사규정, 2조9호)

사람이나 다른 **생물체**에서 **유래된 것**을 **원료** 또는 **재료**로 하여 **제조**한 **의약품**으로서 보건위생상 특별한 주의가 필요한 의약품을 말하며,

생물학적 제제, 유전자 재조합의약품, 세포배양의약품, 세포 치료제, 유전자 치료제, 기타 식품의약품안전청장이 인정하는 제제를 포함한다.

미 FDA 및 유럽에선 생물의약품을 다음과 같이 부른다.

"Biologics"

"Biopharmaceuticals"

"Biological product"

"Biological medicinal products"

생물의약품의 정의

2. 생물의약품의 분류

제약분야에 종사하는 연구소 내 생물의약품의 연구개발자나 외부에서 연구개발된 약물의 도입 업무를 수행하는 본사의 개발업무 담당자들이 생물의약품을 발매시키기 위해서는 다음 두 가지 사항을 숙지하는 것이 중요하다. 첫번째로는 생물의약품의 과제 발굴부터 임상 및 발매까지의 의약품 연구개발의 **전체 프로세스**에 대한 이해이고 둘째로는 생물의약품의 각 분류군별로 식약청에서 발간된 **허가규정** 및 **개발 가이드라인**에 대한 깊이 있는 이해가 필요하다.

생물의약픔은 출시하고자 하는 국가별로 품목허가 규정이 각각 다른 요소가 있으므로 국가별로 허가규정과 절차를 제대로 알아야, 제시된 규정에 따라 연구개발을 수행하여 허가자료를 구비할 수 있고, 제대로 구비된 허가자료가 있어야지만, 식약청으로부터 생물의약품의 제조 및 판매허가를 취득할 수 있기 때문이다.

따라서 생물의약품의 개발 검토 시 기술경영자, 개발부서의 제품 도입 검토자 및 연구자가 가장 먼저 파악해야 하는 부분은 자신이 개발하고자 하는 생물의약품의 품목이 식약청이 규정한 의약품의 분류군 중 어떤 의약품 분류군에 속하는지를 파악하는 것이 대단히 중요하다.

이는 허가 받고자 하는 품목의 종류에 따라 구비해야 할 허가자료의 수준이 크게 달라지고, 허가자료 구비를 위해, 투입되는 전체 연구개발 투자비(공장 투자비 포함) 및 기존 리소스(인력, 장비)의 활용 여부와 신규 연구개발 인력의 추가 투입 필요성 등 기술 경영측면에서 중요한 의사결정이 요구되기 때문이다.

따라서 생물의약품을 개발할 경우에는 제일 먼저 하기의 식약청이 규정하는 생물의약품의 개발 품목과 관련된 주요 용어 정의를 이해하는 것이 필요하다.

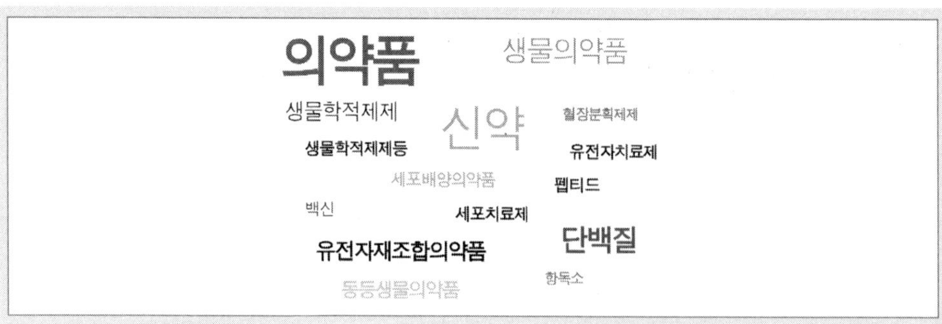

생물의약품 관련 주요 용어

■ 생물의약품의 분류

생물의약품	분류		구성 성분	제조 기술
생물학적 제제 등	유전자재조합 의약품		단백질 펩타이드	유전자조작 배양, 정제, 분석기술
	세포배양 의약품		단백질 펩타이드	(유전자조작) 세포배양, 정제, 분석기술
	세포 치료제		세포	세포배양, 분리, 분석기술
	유전자 치료제		유전자(DNA, RNA) 유전자 함유 바이러스 유전자 함유 세포	유전자조작, 배양, 정제, 분석기술
	생물학적 제제	백신 혈장분획제제 항독소	미생물/바이러스 단백질	(유전자조작), 배양, 정제 분석기술

생물의약품은 주성분이 단백질인가?, 유전자인가?, 세포인가?에 따라, **단백질 의약품**, **유전지 치료제**, **세포 치료제**로 크게 나뉜다.

품목허가를 심사하는 한국식품의약품안전처(이하, 식약처)에서는 허가적인 측면에서, "생물의약품"을 일컫는 때 포괄적 용어로 **"생물학적 제제등"**이란 용어로 사용하기도 한다.

"생물학적 제제등"은 다음 표의 생물의약품의 분류에서와 같이 백신, 혈장분획제제, 항독소와 같은 **"생물학적 제제"**와 **유전자 재조합의약품**, **세포배양의약품**, **세포치료제 및 유전자 치료제**로서, 사람이나 다른 생물체유래의 성분으로부터 제조된 의약품을 통칭하여 일컫는 용어이다. (한국식약처(KFDA), http://www.kfda.go.kr/, 약사법 및 식품의약품 안전청 고시 제2010-6호(2010. 2. 3 개정) 참조)

생물의약품은 백신, 혈장분획제제, 항독소를 통칭하여 일컫는 **"생물학적 제제"**를 제외하고는 주성분인 **API**(API, Active Pharmaceutical Ingredient라 부른다)가 되는 원료물질이 단백질 혹은 펩타이드일 경우 유전자 재조합의약품 혹은 세포배양 의약품으로 분류되고, 주성분이 세포나 조직일 경우 세포 치료제로 분류된다.

또한 주성분이 DNA 혹은 RNA 유전자 성분일 경우나, 치료용 유전자를 함유한 바이러스나 치료유전자가 삽입된 세포주일 경우에는 유전자 치료제로서 분류된다.

의약품은 신약후보 물질을 발굴하여 임상시험을 거쳐 최종 의약품으로 발매되기까지, 막대한 투자비용이 투입되므로, 개발된 물질에 대해서 특허를 출원하여 등록할 경우, 통상 나라별로 평균 20년 간의 판매독점권을 부여하여 준다.

동등생물의약품은 한국에서는 2009년 7월에 동등생물의약품의 평가가이드라인이

유전자 재조합 기술로 제조된 세계 최초 생물공학 의약품은?

1982년에 미국 Eli-Lilly사가 출시한 당뇨병 치료약인 인간 인슐린 단백질이 세계 최초의 생물공학의약품이다.

인간 인슐린 단백질의 상용화는 1972년에 확립된 유전자 재조합기술을 미국의 벤처사인 Genentech사가 적용하여 사람 인슐린 유전자 DNA를 대장균(*E. coli*)에서 대량으로 제조하는 기술이 성공하게 되면서 가능하게 되었다.

유전자재조합기술이 적용되기 전까지는 인슐린은 주로 소나 돼지 인슐린을 사용하였는데, 사체의 기관으로부터 인슐린단백질을 추출해야 했으므로 얻는 양도 매우 소량이었고, 동물단백질의 추출에 따른 불순물 오염 및 약효의 감소 등의 문제가 많았다.

생물공학기술이 이런 난제를 단번에 해결하면서, 바이오의 시대가 시작되었다.

제약 상식

마련되어, "이미 국내에서 제조판매, 수입품목 허가를 받은 품목과 품질(CMC: Chemistry Manufacturing and Control) 및 비임상 및 임상적 비교동등성이 입증된 품목"으로 정의된다.

동등생물의약품의 적용대상 군은 생물의약품 중 최근 큰 시장을 형성하는 엔브렐이나 에리스로포이에틴, 허셉틴 등의 제품과 같이 물질의 특성이 잘 규명된 유전자재조합 기술로 생산되는 유전자재조합 단백질이나 항체의약품만이 현재 동등생물의약품의 적용 대상이 된다.

3. 생물의약품 연구개발 프로세스 개요

저분자 신약 및 고분자 바이오신약개발은 다양한 전공기술을 보유한 각 연구 단계별 최첨단 전문가 연구집단 내의 세분화된 단위 연구역량과 개발 단계별 연구집단 간의 협업의 성과로 탄생하게 된다. 이는 마치 오케스트라의 협연과 유사한 노력이 요구된다.

생물의약품 연구개발 프로세스는 다음과 같이 크게 3단계의 과정을 거친다. 1단계로는 **후보물질 발굴단계(Drug Discovery stage)**, 2단계는 후보물질의 생산공정 개발 및 동물에서의 안전성 및 약효를 평가하는 **생산공정-비임상 연구 단계(Process development stage)**이고 마지막 3단계는 사람에서의 후보약물의 안전성과 효과를

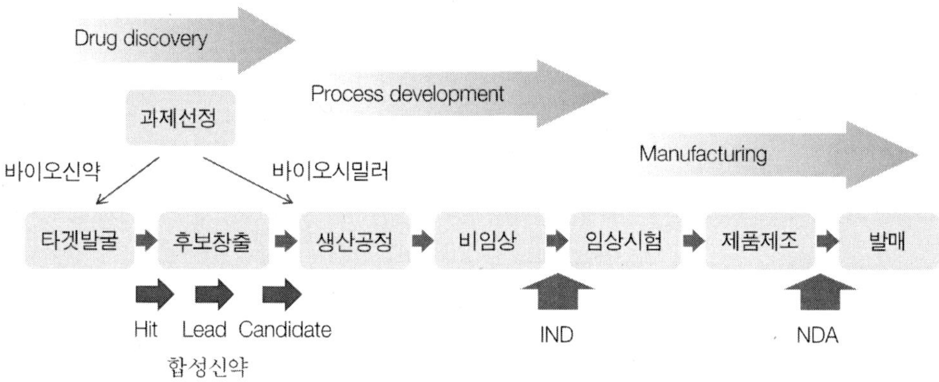

- 1단계: 후보물질 창출 단계(Drug discovery Sage)
- 2단계: 생산공정-비임상시험 단계(Drug development stage)
- 3단계: 임상시험-제품제조 단계(Manufacturing stage)
  - IND 신청: 임상 승인 신청(IND application: Investigational new drug application)
  - NDA 신청: 제조판매 품목허가 승인 신청(NDA: New drug application)

생물의약품 연구개발 프로세스

평가하는 임상시험 연구와 제품 제조허가 판매승인 취득을 위한 **임상연구-제품제조 단계(Manufacturing stage)**의 과정이다.

생물의약품개발을 위한 신약개발 단계는 다음 그림에 설명된 바와 같이, 타겟창출 → 후보발굴 → 생산공정 개발 → 비임상시험 → 임상시료제조 → 임상시험계획서 제출 및 임상시험 승인 → 임상시험 → 시제품 제조 → 품목제조 및 판매 허가신청 및 승인 → 약가신청 및 의약품 발매의 순차적 개발단계를 거쳐 개발이 진행되는데, 총 개발 기간은 평균 10년에서 14년의 긴 기간이 소요된다. 신약개발에 소요되는 개발 비용도 미국, 유럽 등 선진국의 개발 기준으로는 평균 5-10억 불 이상의 천문학적인 비용이 소요된다.

신약개발과 관련하여 이해해야 할 가장 기본적 용어항목은 다음과 같다.

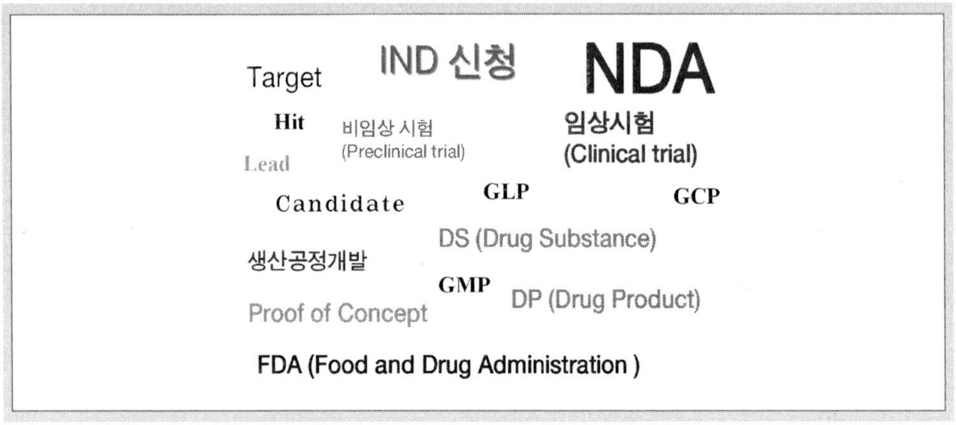

신약개발프로세스 관련 주요 용어

신약개발 1단계: 후보물질 발굴 단계

신약 후보물질 발굴(Drug discovery) 단계는 주로 질병의 원인이 되는 원인 메커니즘을 밝히거나 질병증상의 발생과정인 발병 메커니즘을 밝히는 병태연구를 통해, **질환발생의 주원인**이나 **증상악화**의 주원인이 되는 **타겟**(Target)**을 발굴**하는 일에서부터 시작된다.

의약품 개발에서의 타겟은 주로 세포 표면에 있는 수용체 단백질 혹은 세포 내부에 있는 효소, 단백질, 혈중 단백질 등이 해당되는데, 이러한 타겟 단백질의 발굴 연구는 주로 질병의 원인 요소 혹은 질병증상 등의 연구를 수행하는 의과대학, 약학대 및 생명과학 대학 및 국공립연구기관의 기초 바이오 분야의 전문연구자들이 주축이 되어 주로 이루어진다.

질병의 원인요소 혹은 증상 악화와 관련된 신약의 타겟이 확실히 밝혀지면, 이 인자를 조절하여 질병의 원인을 제거하거나 질병증상을 제거 혹은 완화시키는 작용을 하는 신물질의 탐색연구가 뒤따른다. 이를 위해서 실험실에서는 이 타겟과 반응하는 **신물질의 스크리닝을 통한 후보물질 발굴(제조) 연구**가 뒤따르는데, 저분자 신약의 경우에는 합성화학자, 고분자 바이오 의약품의 경우에는 생물공학자가 주축이 되어 신물질의 제조가 이루어진다. 즉 초기 신물질 발굴에는 후보물질 개발자인 합성화학자 혹은 생물공학자들과, 이 후보물질의 효과를 시험관에서 주로 평가하는 생물학 관련 과학자 혹은 수의대, 의대 기초 연구자들 간의 협업 하에 탄생하게 된다.

이후 제조된 신물질 후보도출의 연구가 보다 진전이 되면, 약효(efficacy)와 안전성

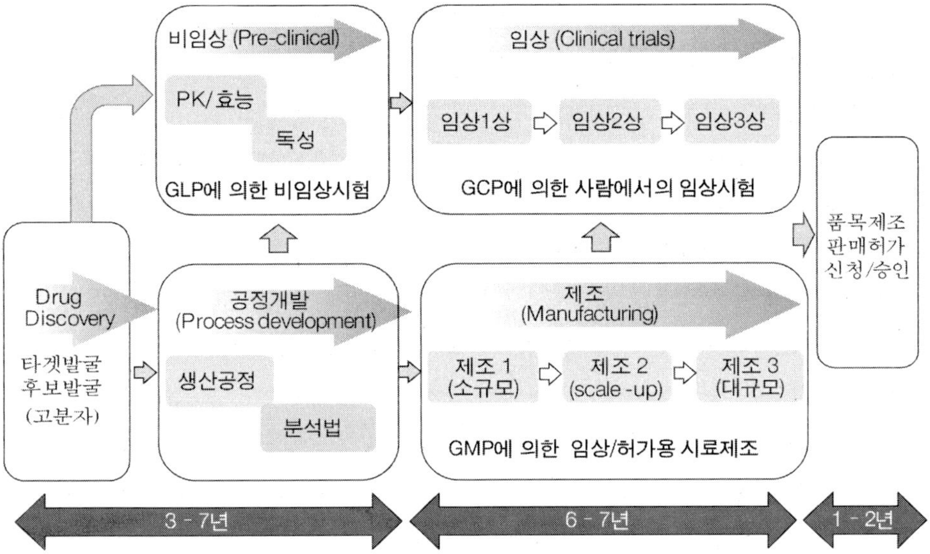

생물의약품 연구개발 세부 프로세스

(Safety)을 평가하여 의약품으로서의 가능성을 동물실험 수준에서 밝히는 연구를 심도 깊게 수행하게 되는데, 이 부문에는 동물실험을 주로 하는 약학 및 수의 과학자들과 신물질 제조의 주축이 되는 합성화학자 혹은 생물공학사들 간의 협업 연구를 통하여, 최종적으로 **신약 후보물질**(drug candidate)의 발굴이 이루어진다.

신약 후보물질은 질병의 원인을 찾아내어 원인을 제거하는 물질 혹은 질병의 원인은 모르지만, 질병의 증상을 제거하거나 완화시키는 물질에 해당되며, 이 중 질병의 원인이 아닌 증상의 제거요법을 일반적으로 약물의 대증요법이라 일컫는다.

합성의약품의 경우에는 통상 히트화합물의 발굴 및 리드화합물 도출 그리고 최종적으로 신약 후보물질을 발굴하는 3단계 후보도출 개발단계를 거쳐서 신약 후보발굴이 이루어진다.

후보물질 발굴의 그 첫단계로서 질병 관련 타겟에 결합하는 후보물질을 스크리닝하여 발굴된 초기 결합물질을 **히트(Hit)화합물(유효물질**이라고도 함)이라 하며, 이 히트화합물이 수용체 혹은 효소타겟에 보다 효과적으로 결합하여 약물의 활성이 극대화되도록 합성 후보물질의 최적화 연구를 수행하여 **리드(Lead)화합물(선도물질**이라고도 함)이 도출된다.

이 리드화합물의 약물구조의 최적화 연구와 시험관 및 동물시험과 같은 다양한 약효 및 부작용과의 상관관계를 통한 비교 연구를 통해 약물로서 최적의 효과와 최소의 부작용을 나타내는 신물질을 최종적으로 발굴하는데 이렇게 발굴된 새로운 구조의 신물질을 **신약 후보물질(Drug Candidate)**이라 칭한다.

암, 당뇨병, 고혈압, 류마티스 관절염 등 만성질환의 대부분은 그 원인을 100% 정확히 알지 못하므로, 질병의 증상을 완화시키는 약물이 지금까지 발매된 대부분의 약물이라 할 수 있다.

생물의약품의 경우에는 주로 인체 내에 중요한 역할을 하는 특정 효소나 활성 단백질의 결핍에 의하여 질병이 발생하는 경우가 많고, 이 경우에는 질병의 원인 혹은 증상 악화의 원인이 되는 부족분의 효소나 단백질의 성분을 찾아내는 것이 신약 후보물질의 발견이 된다.

이와는 반대로 류마티스 관절염이나 암과 같이 체내에서 특정 질병악화와 관련된 단백질 및 수용체의 과잉발현에 의해서 질병이 나타나는 경우에는 항체의약품과 같은 억제 물질을 투입하여, 질병을 조절하게 된다.

이와 같이 질병의 증상과 단백질의 상관관계를 찾고자 하는 노력이 바로 신약발굴의 첫 단추인데, 2000년대 초 인간의 유전자 염기서열이 모두 밝혀진 이후로 지노믹스(Genomics) 및 프로티오믹스(Proteomics) 등의 생물공학 기술의 다양한 기법을 적용하여 질병의 원인이 되는 타겟 단백질을 찾는 노력이 기초 의약품 연구개발 분야에서 큰 축을 형성하고 있다.

신약개발 2단계: 생산공정-비임상 단계(Drug development stage)

신약개발 프로세스의 2단계는 통상 비임상(非臨床) 연구단계 혹은 전임상(前臨床) 연구단계로서, 후보물질에 대한 약물로서의 효과와 부작용의 수준을 **실험동물**을 이용하여 평가하는 단계이다.

실험동물에서 후보물질의 약효와 독성을 평가하는 **비임상시험**을 통하여 임상시험을 수행하기 위한 허가용 자료(IND 자료)를 구비해야 하는데 이를 위해서는 후보물질이 의약품으로서의 기준에 적합하도록 원료와 제품을 만들어야 하며, 이를 위한 생산기술 개발과 분석법 개발의 **공정개발**(process development)이 2단계 공정개발 단계에서는 필수적인 주요 개발 항목이다.

즉 2단계 연구에서는 약물로서의 안전성과 효능이 보증되고, 의약품의 임상 허가 신청 시에 문제가 없도록 고순도, 고품질의 의약품 원료와 제품을 확보할 수 있는 **생산공정**과 **분석법** 개발을 수행하는 공정개발 전문가(생물의약품의 경우 생물의약품 공정개발 프로세스 전문가, 합성의약품의 경우 합성공정 개발 전문가) 그룹과 의약품의 허가기준에 적합하게 디자인한 동물시험을 수행하는 **PK 시험(Pharmaco kinetcic 시험, 약물동태시험 및 효능평가시험 그리고 독성시험** 전문가그룹(비임상시험 연구 전문가)간의 긴밀한 협업 하에 연구개발을 진행시켜야 한다.

1단계 신약개발 프로세스(Drug discovery)의 "타겟발굴" 분야는 주로 질병의 증상과 발병 메커니즘을 연구하는 대학 및 국가 연구기관의 기초 연구분야에 종사하는 연구자들이 주축이 되고, "후보발굴" 단계부터는 제약회사의 연구자들이 주축이 되어 연구가 진행된다. 반면 신약개발 2단계부터는 의약품 공정개발의 경험을 기반으로 허가관련 규정 및 가이드라인을 깊이 있게 숙지하여 연구해야 하는 산업체 연구자의 5개 연구그룹이 주축이 되는 연구개발 단계로서, 2단계부터는 대부분 제약 연구소의 연구자가 이 분야를 담당한다.

즉 2단계의 의약품 개발단계(drug development stage)는 1단계의 연구로 스크리닝된 신약후보 물질이 실질적인 약물로서의 가능성을 확증하기 위한 연구개발 단계로서, 신약 후보물질을 의약품 수준의 품질규격에 맞는 **원료의약품의 형태(API, Active Pharmaceutical Ingredient)**로 제조하는 생산공정 개발 단계와 분석법을 개발하여 의약품의 **최종 원료(Final purified bulk, or Drug substance)**와 **완제품(Drug Product)**의 제조 및 품질기준을 확립하는 연구(규격에 대한 기준 및 시험법을 확립하는 연구)를 소규모 연구시설에서 수행한다.

이후 제조공정의 규모를 늘려서 파일롯 및 임상 진입 용도의 대량 생산공정을 개발하는 제조 프로세스를 수행하는 과정에 진입하게 되고, 이때는, 프로젝트의 전 과정 중 가장 많은 연구 개발 인력을 참여시켜야 한다. 이 단계에서는 특허, IND 허가규정, 원료생산 공정기술, 비임상 원료생산, 제제화기술 등의 분야에서 다양한 전문성과 개발경험을 보유한 많은 전문 인력으로 연구팀이 구성된다.

API 원료를 생산하는 부분에 있어서는 생물의약품의 경우, 생물공학자(세조주제조, 세포배양, 분리정제, 분석전문가) 및 생물의약품의 생산 프로세스엔지니어가 필요하고, 합성의약품의 경우에는 합성공정 개발자가 요구된다.

확보된 전임상 시료에 대한 약리, 약동, 독성 등의 비임상 동물시험은 식약청이 규정하는 **비임상시험 관리기준**인 **GLP(Good Laboratory Practice)**의 규정에 맞게 약물의 유효성과 안전성시험을 수행하게 되는데 이 단계의 평가 업무는 주로 동물시험을 주로 하는 수의학자 혹은 약학자의 몫이 된다.

신약개발 3단계: 임상연구 및 제조단계(Drug Manufacturing Stage)

이 단계는 인간을 대상으로 한 약물의 연구단계이다. 비임상 단계에서 동물을 대상으로 약물의 유효성(효과)과 부작용이 입증되면 본격적으로 정상인(임상 1상) 및 환자(임상 2상, 3상) 등 인간을 대상으로 한 약물의 효과와 부작용을 검증하게 된다. 임상연구는 모두 식약처에서 제공하는 **의약품 임상시험 관리기준**인 **GCP(Good Clinical trial Practice)** 가이드라인에 따라 임상시험을 수행하여야 한다.

또한 임상시험용 의약품과 판매용 **의약품의 제조(Manufacturing)**는 식약처가 규정한 **Good Manufacturing Practice**(이하 **GMP라 함**)라고 하는 GMP 제조 규정에 따라서 제조되어야 한다. 의약품은 규제산업으로서 각 국가별로 정부가 규정한 제조절차에 따라서 엄격히 통제된 시설에서 적법하게 승인된 절차에 따라 제조되어야 한다.

미국에서는 미 식약청이 제시한 **cGMP 가이드라인**, **current Good Manufacturing Practice**, 유럽에서는 **EMA**(the European Medicines Agency) 기관이 제시한 규정인 EU-GMP 가이드라인 등, 각 나라별로 해당 식약청에서 제정한 의약품 제조에 관한 GMP 규정과 절차에 따라서 각 제약회사는 의약품을 제조하여야 한다.

각국의 의약품 허가 및 의약품 관리 등의 규제기관인 식약청에서는 각 제약사의 의약품의 제조가 GMP 규정에 따라서 정확히 제조되어 지는지 여부를 제조공장과 제조설비 및 제조방법의 적정성을 검토하고, 공장을 직접 방문 조사하여(이를 실사라 함) 의약품 제조소로서 적정성을 판단하여 **의약품의 제조소의 승인을 허가**해준다. 이는 의약품으로서의 사람에의 효과와 안전성에 문제가 발생하지 않도록 하기 위한 사전조치로서, 의약품제조에 사용되는 초기원료로부터 중간물질, 최종제품에 이르기까지 의약품 제조과정을 각 제약사가 체계적으로 관리하도록 하고자 함에 있다.

이렇게 정부가 정한 의약품 제조지침(GMP 규정)에 따라 임상 약물을 제조하고, 의약품의 동물시험 평가를 위한 비임상 시행지침에(GLP 규정) 따라 동물시험을 진행하여 사람에게 투여 시, 안전성에 큰 문제가 없으리라 판단되면, 의약품 제조기관은 제조한 의약품에 대한 임상시험 계획 승인 신청서를 식약청에 제출하게 된다.(이를 통상 **IND 신청**이라고 하는데 영문으로는 **Investigational New Drug Application** 라 부른다).

식약청은 제조기관이 제출한 비임상시험결과와 임상시험 계획서를 검토하여 사람에의 투여 시에 안전성에 큰 문제가 없으리라 판단되면 임상시험에 대한 승인을 통보하는데 이를 **IND 승인(IND Approval)**이라 부른다.

의약품 제조 및 판매 허가 신청(Marketing application)

의약품은 의약품에 대한 제조 및 판매허가에 대한 승인이 각국 식약청에 의해서 이루어 지지 않고서는 시중에 판매할 수 없다.

방대한 시험 데이터와 허가자료 및 제조된 약물에 대한 검토와 평가가 식약청에 의해서 이루어지는데, 각 제약사는 개발한 의약품이 충분한 안전성(Safety), 활성(Potency), 효력(Efficacy) 및 순도(Purity) 안정성(Stability)을 입증하는 근거자료를 제시하여야 한다. 임상시험에서 사람에서의 부작용 대비 약효의 우월성이 입증되면 개발자는 식약청에 의약품 제조 및 판매 허가 신청을 하게 되는데 이를 통상 **NDA(New drug application) 허가신청**이라 부른다. 식약청은 개발자가 제출한 모든 의약품 허가자료와 의약품 제조소 및 제조과정을 검토하여 신약의 판매 여부를 승인하여 준다.

약물의 판매허가 이후에도 제조자는 약물이 안전성과 효력에 대해 지속적으로 모니터링을 하여 식약청에 안진성에 대한 내용을 식약청에 제시토록 준비하여야 한다.

이렇게 생물의약품의 R&D 개발 프로세스는 3개 분야의 서로 다른 연구개발 경험과 노하우를 보유한 R&D 전문가 그룹에 의해서 이루어진다, 그러므로, 신약개발에 종사하는 기술경영자들은 이 3개 분야의 서로 다른 인적역량 및 서로 다른 기술적 역량의 인프라를 얼마나 제대로 확보했는가? 각 단계별로 연구개발 프로젝트를 얼마나 체계적이고, 효율적으로 운용하느냐를 살펴보아야 하며, 이 세 부분의 운영 성과에 따라, 신약개발의 성패가 좌우된다 할 수 있다. 따라서 이러한 신약의 연구개발 프로세스를 제대로 파악해보면, 신약개발은 결코 한 두 사람의 스타 과학자에 의해서는 결코 이루어 질수 없는 첨단 산업임을 이해할 수 있다.

4. 생물의약품의 종류

지금까지 미국 FDA 및 유럽 등 선진국에서 허가되어 판매되고 있는 주요 생물의약품을 종류별로 소개하면 다음과 같다.

1) 유전자재조합 의약품

유전자재조합 의약품은 최종 약품의 주성분이 단백질 또는 펩타이드가 해당되며, DNA **유전자재조합기술**을 적용하여 미생물이나 동물세포 등 살아있는 세포를 활용하여 치료 **단백질**을 생산할 경우의 의약품에 해당된다. 유전자재조합 의약품을 허가적 측면에서서는 다음과 같이 정의된다.

"유전자재조합 의약품" 이하 "재조합의약품"이라 함.
생물학적 제제등의 품목허가심사규정, 2조11호)
유전자조작기술을 이용하여 제조되는 **펩타이드 또는 단백질** 등을 유효성분으로 하는 의약품을 말한다.

"세포배양의약품"(생물학적 제제등의 품목허가심사규정, 2조12호)
세포배양기술을 이용하여 제조되는 펩타이드 또는 단백질 등을 유효성분으로 하는 의약품을 말한다.

▲ 유전자 재조합의약품의 정의

최근에 국내에서 많은 연구개발이 이루어지고 있는 바이오시밀러(동등생물의약품) 제품도 바로 이 유전자 재조합의약품 분류군에 속하고, 이 분류군의 제품으로는 1세대 단백질 의약품, 2세대 재조합 단백질, 항체의약품이 해당된다.

"동등생물의약품"(생물학적 제제등의 품목허가심사규정, 2조10호)
이미 제조판매. 수입품목 허가를 받은 품목과 품질 및 비임상, 임상적 비교동등성이 입증된 생물의약품.

EU	: "Biosimilar product" "Similar biological medicinal products"
US	: "Follow-on protein products"
WHO	: "Similar biopharmaceutical products"(SBP)
Canada	: "Subsequent Entry Biologics"
Others	: "Biogenerics", "Generic Biologics"

▲ 동등생물의약품의 정의

유전자 재조합 기술을 이용한 1세대 단백질 의약품

체내에 아주 미량으로 존재하는 사람의 천연 단백질의 DNA 유전자를 확보하여 유전자재조합 기술을 도입, 대장균이나 효모와 같은 미생물이나 중국산 햄스터 난소세포주인 CHO(Chinese Hamster Ovary cell line) 세포와 같은 동물세포에서 단백질을 대량으로 제조하여, 몸속에 있는 천연 단백질 성분과 동일한 형태로 제조한 단백질 의약품을 일반적으로 **1세대 단백질 의약품**이라 한다.

인체의 세포조직으로부터 단백질을 만들어내는 유전자인 DNA를 분리하여, 대장균이나 효모와 같은 미생물에 도입, 우리 몸에 부족한 유용 단백질을 대량으로 생산하는 생물공학 제조기술이 1970년 초 확립되면서, 1982년 인류 최초로 생물공학 기술을 이용하여 당뇨병 치료제인 인슐린 단백질이 제품화되었다.

1921년 단백질 의약품으론 최초로 동물 췌장으로부터 인슐린이 분리된 이후로 60여 년 만에 동물유래 단백질의 사용 시 나타나는 면역부작용이 거의 없는 인간 인슐린을 대량으로 양산하는 기술이 확립된 것이다. 이후 약 40년의 기간 동안 생물공학기술을 이용한 치료단백질 및 의약품 개발이 미국을 중심으로 비약적으로 발전하여, 현재 약 80여 종의 재조합 단백질 성분으로 약 100여 개 제품이 생물의약품으로 발매되었으며, 그 대표적인 약물군을 소개한다.

생물의약품군 중에서 세계 최초로 출시된 생물공학 유전자 재조합의약품으로서 1982년 미국 릴리사의 인슐린(제품명: 휴물린)의 출시를 시작으로, 1986년 인터페론 알파, 1987년인 성장호르몬, 1989년 만성신부전 환자의 빈혈치료제, 에리스포포이에틴, 1991년 항암보조 요법제, 백혈구증식인자가 미국과 유럽에서 발매되면서, 이 5개 품목은 연 10억 불 이상의 5대 바이오 블록버스터 의약품이 되었다.

■ 세계 5대 블록버스터 유전자 재조합 1세대 단백질 의약품

성분명	제품명	회사명	적응증	발매년도(미, 유럽)	생산세포
인슐린	휴물린	일라이 릴리	제1형당뇨병	1982	*E. coli*(대장균)
인터페론 알파	로페론	쉐링-플라우	백혈병	1986	*E. coli*
인 성장호르몬	휴마트로프	일라이 릴리	왜소증	1987	*E. coli*
에리스로포이에틴	에포젠	암젠	만성신부전빈혈	1989	CHO(동물세포)
백혈구 증식인자	뉴포젠	암젠	백혈구감소증	1991	*E. coli*

재조합 단백질인 성장호르몬과 **인슐린, 인터페론 알파**는 당성분이 결합되어 있지 않은 **단순 단백질**로 구성되어 있으므로, 대량 배양이 용이한 대장균(*E. coli, Escherichia coli*)이나 효모(Yeast)를 생산용 숙주세포로 이용하여도 치료 단백질 의약품 약제로서 사용될 수 있지만, 에리스포이에틴이나 항체의약품과 같이 당성분이 결합되어 있는 **당단백질**을 제조해야 할 경우에는 **CHO 세포**(Chinese Hamster Ovary

세포주)와 같은 동물세포를 이용하여야만 제대로 된 활성과 약효를 나타내는 약물을 제조할 수가 있다.

단백질공학 기술을 이용한 2세대 단백질 의약품(바이오베터)

이미 제조판매 수입품목 허가를 받은 치료단백질과 비교하여 효능 혹은 부작용(투여편이성)이 개선된 생물의약품을 2세대 단백질 의약품이라 한다.

그 예로서, 단백질 의약품의 아미노산 서열을 치환시켜, 아미노산 서열 중 Asn-X-Ser/Thr(아스파라긴산-X-세린/트레오닌) 아미노산 서열을 가지도록 유전자 조작을 하여 단백질을 발현시킬 경우, 아스라파긴 아미노산에 당사슬이 추가적으로 부가된 2세대 개량 단백질의 제조가 가능하다. 또한 폴리에틸렌 글리콜(PEG)이라는 당 성분을 1세대 재조합 단백질과 결합시켜, PEG가 결합된 형태의 **융합단백질**(pegylated protein)을 제조하거나, 항체의 Fc 영역을 1세대 재조합 단백질과 융합시킴으로써, 1세대 재조합 단백질에 비해 혈중 반감기가 2배 내지 3배 이상 증강된 개량형 **2세대 재조합 단백질**이 80년대 후반부터 개발에 착수하여, 약 10여 년이 걸려, 2000년 초부터 미국과 유럽에서 상품화되기 시작하였다.

이 2세대 개량단백질은 체내 반감기가 증강됨으로 인하여, 주 2-3회 주사하였던 것을 주 1회, 혹은 2주 1회로 투여 횟수를 대폭 줄여줌으로써, 환자의 투여편이성을 개선시켜 시장에서 좋은 반응을 얻게 되었으며 일반적으로 이를 **바이오베터**(개량 생물의약품)라고도 부른다.

적혈구 증식 단백질인 에리스로포이에틴(Erythropoietin)이라는 당단백질에 당성분을 추가시킨 **아라네스프/네스프**, 백혈구증식인자인 G-CSF(Granulocyte Colony Stimulating Factor)에 PEG 성분을 결합시킨, **뉴라스타**, 인터페론 알파에 PEG를 결합시킨 **페가시스**가 대표적인 **바이오베터** 제품에 해당된다.

또한 천연 단백질의 반감기를 증대시키기 위하여, 비교적 혈액 내에 안정한 체내 단백질인 항체의 Fc부위를 약효성분의 단백질에 결합시켜 융합 단백질(Fusion protein)의 형태로 의약품화한 제품으로는 **엔브렐**이란 상품명의 류마티스 관절염 치료제가 출시되어 선풍적인 인기를 끌게 되었다.

■ 2세대 재조합 단백질 의약품 의약품(바이오베터)

성분명	제품명	기술	회사명	적응증	발매 년도	생산세포
Etnercept	Enbrel	Fc 융합	Amgen	류마티스 관절염	2000	CHO
Peginterferon alfa-2b	PEG INTRON	PEG결합	Merch	만성 C형간염 흑색종	2000	*E. coli*
Darbepoietin-alpha	Aranesp/NESP	N-당쇄추가	Amgen	만성신부전 빈혈	2001	CHO
Peginterferon alfa-2a	Pegasys	PEG결합	Roche	만성 C형간염	2001	*E. coli*
Pegfilgrastim	Neulasta	PEG결합	Amgen	호중구감소증	2002	*E. coli*
Methooy polyethylene glycol-epoetin beta	Mircera	PEG결합	Roche	만성신부전 빈혈	2007	CHO

항체의약품

항체의약품은 1986년에 신장이식 후 이식거부 치료제로서 Orthoclone OKT3란 제품이 미국시장에 처음 출시된 이후로 생물공학 분야에서 가장 빠르게 성장하는 개발분야의 하나이다. 미국시장에서 항체의약품으로 30여 품목이 승인된 이후로 현재 200개 이상의 항체의약품이 임상 진행 중에 있으며, 600개 이상의 품목이 전임상 단계에 있어서 항체의약품은 암, 자가면역질환, 감염질환, 천식 등 다양한 질환분야에 적용됨으로써, 현재는 치료효과가 검증된 성공적인 바이오 의약품 연구분야로 인성되있다.

특히 항체의약품의 경우 최종 발매까지의 성공률이 약 25%로서, 저분자 합성의약품의 약 11% 확률에 비해 높은 제품 개발 성공률을 보이고 있어서 전세계적으로 많은 기업들이 항체의약품의 핵심기술 확보 및 제품개발에 주력하고 있다.

항체(Antibody)는 항원(antigen)과 결합하여 항원의 작용을 방해하거나, 항원을 제거하는 면역단백질이다. 항체의약품은 그 성분 특성을 기준으로 다음의 4가지 종류로 분류된다.

항체의약품은 주로 분자량이 약 150kDa의 고분자 당 단백질로 구성되어 있으므로, 단백질에 당수식이 가능한 동물세포를 이용하여 제조가 가능하다. 중국산 햄스터 난소세포주인 Chinese Hamster Ovary(CHO) cells가 대표적인 생산 세포주로 사용되며, 이외에 마우스 골수종세포인 NS0 mouse myeloma cells나 하이브리도마 세포주(Hybridoma cells)가 이용되기도 한다.

■ 구성성분에 의거한 항체의약품의 분류

	마우스 항체 (Murine Ab)	키메릭항체 (Chimeric Ab)	인간화항체 (Humanized Ab)	인간항체 (Human Ab)
명명법(접미)	-momab	-ximab	-zumab	-umab
항체제조 기술	하이브리도마	하이브리도마	파지디스플레이	파지디스플레이 형질전환 마우스
항체 내 마우스단 백질 성분 비율	100%	30%	5%	0%
대표제품	Orthoclone OKT3 Bexxar	Rituxan Remicade Erbitux	Herceptin Avastin Lucentis	Humira Vectibix

항체는 항체를 구성하는 단백질의 유래에 따라, 4종류로 분류되는데, 마우스 단백질 성분이 100%로 구성된 **마우스항체**, 인간유래 단백질이 70%, 마우스유래 단백질이 30%로 구성된 **키메릭 항체**, 마우스유래가 약 5% 미만이고 95% 이상이 인간유래 단백질인 **인간화항체**, 인간유래 단백질 성분만 100%인 **인간항체**로 분류된다.

마우스항체, 키메릭항체, 인간화항체, 인간항체 순으로 항체 내 마우스 단백질 성분이 적을수록 인체로의 투여시, 마우스 성분에 대한 항체 생성율(면역원성)이 현저히 줄어듦으로 인하여, 초기 마우스 성분에 의해 나타났던 **HAMA**(Human Anti-mouse antibody)의 부작용이 최소화 되었으며, 현재는 마우스나 키메릭항체보다는 면역부작용을 일으키는 마우스 성분이 최소화된 인간화항체 및 인간항체의 개발이 항체 제품 개발의 주류를 이루게 되었다.

2010년까지 FDA의 승인 하에 발매된 항체의약품을 정리하여 하기의 표로 제시하였다. 지금까지 약 30여 종의 항체의약품이 발매되었으며, 획기적인 치료효과를 거두어 시장을 주도하는 항체의약품은 밑줄 표시로 표기하였으며 주로 항암제와 자가 면역질환 치료제가 이에 해당된다. 하기 발매품목 중 품목당 전체 세계 매출 60억 불(2012년) 이상의 거대 매출품목으로 성장한 항체품목은 **리툭산**, **레미케이드**, **허셉틴**, **휴미라**, **아바스틴** 5품목이 해당된다.

■ 항체의약품 해외발매품목

	성분명	제품명	타겟	회사명	주 적응증	승인
1	Muromonab-CD3	Orthoclone OKT3	CD3 (마우스항체)	Ortho Biotech (J&J)	기관이식	1986
2	Abciximab	ReoPro	혈소판 gpIIb/IIIa (Fab, 대장균)	Centocor (J&J/Lilly)	Thrombosis	1994
3	Rituximab	Rituxan	CD20 (키메릭항체)	Biogen Idec (Genentech)	비호지킨스 림프종 류마티스 관절염	1997
4	Daclizumab	Zenapax	CD25 (인간화항체)	PDL (Roche)	기관이식	1997
5	Palivizumab	Synagis	RSV의 F (인간화항체)	MedImmune	Viral infection	1998
6	Infliximab	Remicade	TNF-알파 (키메릭항체)	Centocor (J&J)	류마티스 관절염	1998
7	Trastuzumab	Herceptin	HER-2 (인간화항체)	Genentech	유방암	1998
8	Basiliximab	Simulect	IL-2 (키메릭항체)	Novatis (Cerimon)	기관이식거부	1998
9	Gemtuzumab	Mylotarg	CD33 (인간화항체)	Wyeth	백혈병(AML)	2000
10	Alemtuzumab	Campath	CD52 (인간화항체)	캠브리지 대학 (Genzyme)	B세포 만성림프종 (B cell CLL)	2001
11	Ibritumomab	Zebalin	CD20 (마우스)	Biogen Idec	비호지킨림프종 (NHL)	2002
12	Adalimumab	Humira	TNF-α (인간항체)	MedImmune (Abbott)	류마티스 관절염 크론병	2002
13	Omalizumab	Xolair	Ig E (인간화항체)	Genentech	천식(Asthma)	2003
14	Efalizumab	Raptiva	CD 11a (인간화항체)	Genentech	건선(Psoriasis)	2003
15	Toxitumomab -I-131	Bexxar	CD20 (마우스항체)	Corixa	비호지킨림프종	2003
16	Cetuximab	Erbitux	EGFR (키메릭항체)	ImClone (BMS)	대장암	2004
17	Bebacizumab	Avastin	VEGF (인간화항체)	Genentech	대장암	2004
18	Natalizumab	Tysabri	Integrinα4 (인간화항체)	Biogen (Elan)	다발성 경화증	2004
19	Tocilizumab	Actemra	IL-6 R (인간화항체)	Chugai (Roche)	류마티스 관절염	2005

	성분명	제품명	타겟	회사명	주 적응증	승인
20	Ranibizumab	Lucentis	VEGF (Fab항체, 대장균)	Genentech (Novatis)	황반변성	2006
21	Panitumumab	Vectibix	EGFR (인간항체)	Abgenics (Amgen)	대장암	2006
22	Eculizumab	Soriris	C5a (인간화항체)	Alexion	PNH	2007
23	Certolizumab	Cimzia	TNF-알파 (PEG-Fab, 대장균)	UCB Schwartz	건선(Psoriasis)	2008
24	Canakinumab	ILARIS	IL-1 베타 (인간항체)	Novatis	유전병(CAPS)	2009
25	Raxibacumab	Abthrax	Bacilus anthrax ag (인간화항체)	캠브리지 대학 HGS	탄저병 감염	2009
26	Ustekinumab	Stelara	IL-12 (인간화항체)	J&J &BMS	건선	2009
27	Golimumab	Simponi	TNF-알파 (인간항체)	J&J/Merck	류마티스 관절염 건성성 관절염	2009
28	Ofatumumab	Arzerra	CD-20 (인간항체)	Genmab GSK	재발성 림프종 (CLL)	2009
29	Catumaxomab	Removab	EpCAM, CD3 (마우스항체)	Trion (Fresenius)	악성 복수종 (Malignant ascites)	2009
30	Denosumab	Prolia	RANK ligand (인간항체)	Immunex (Amgen)	골다공증 (Osteoporosis)	2010

2) 세포 치료제

세포 치료제는 세포와 조직의 기능을 복원하기 위하여 살아있는 인체의 세포를 분리하여 체외에서 배양, 증식 후 환자에게 다시 투여하여 질병을 치료하기 위한 의약품으로서, 식품의약품 안전청 고시의 생물학적 제제 등의 품목허가 심사규정에 따르며 다음과 같이 정의된다.

"세포 치료제"(생물학적 제제 등의 품목허가심사규정, 고시 제2011-52호(2011. 9. 19 개정 2조14호)

살아있는 **자가**, **동종**, **이종 세포를 체외**에서 **배양**, **증식**하거나 **선별**하는 등 물리적, 화학적, 생물학적 방법으로 조작하여 제조하는 의약품을 말한다.

다만, 의료기간 내에서의 의사가 자가 또는 동종세포를 당해 수술이나 처치 과정에서 안전성에 문제가 없는 최소한의 조작(생물학적 특성이 유지되는 범위 내에서의 단순분리, 세척, 냉동, 해동 등)만을 하는 경우는 제외한다.

세포 치료제의 정의

상기에 정의된 바에 따르면, 병원과 같은 의료기관 내에서 수술이나 처치과정에서 안전성에 문제가 없는 수준의 최소한의 조작 즉 세포의 생물학적 특성이 유지되는 수준의 단순세포 분리, 세척 후 다시 환자에 주입하는 행위는 세포 치료제의 식약청 허가 범주에 들어가지 않고, 단순한 의료시술행위로 간주하여 시약청의 허가사항에서 면제해 준다. 국내 성형병원에서 단순히 체부 지방을 추출하여, 세척 후 피부에 주입하는 미용성형의 목적 사용 시의 의료시술 행위가 바로 이에 해당된다 하겠다.

세포 치료제는 크게 세 종류로 분류되는데, 화상이나 흉터, 피부궤양 연골손상 등 조직의 손상으로 인하여 피부나 연골세포의 구조적 회복이 필요할 때, 피부의 각질세포(연골세포)를 환자로부터 분리, 배양하여 많은 수로 불린 후, 환자의 환부에 처치하여, 이식세포로부터 분비되는 각종 영양단백질 및 재생인자의 작용으로 치료효과를 보는 1) **피부(연골) 세포 치료제**, 환자의 혈액으로부터 혈구세포를 분리한 후, 다양한 암항원과 접촉시켜, 암세포를 죽일 수 있는 특정 혈구세포인 수지상 세포, NK세포, 활성화 림프구를 다량 생산하여, 다시 환자에 주입하는 2) **면역세포 치료제**, 그리고 환자의 조직 및 기관의 기능적 회복을 위하여, 뼈속 골수세포나 제대혈(출산시의 탯줄 혈액) 혹은 지방세포로부터 성체줄기세포를 분리하거나, 불임치료 후 남은 냉동수정란이나 사산된 태아로부터 추출된 배아 줄기세포를 이용하여 급성 심근경색이나, 연골결손 등의 기능을 회복시켜 주는 3) **줄기세포 치료제**로 분류된다.

■ 세포 치료제 분류

분류	용도	적응증	이식세포
피부(연골) 세포 치료제	구조적 회복	화상, 흉터 조직 궤양	피부각질세포 피부진피세포 연골세포
면역 세포 치료제	종양 치료	전립선암 등 고형암 및 혈액암	수지상세포 NK세포 활성화 림프구
줄기 세포 치료제	기능적 회복	심근경색 무릎 연골결손 뇌경색 척수손상 당뇨병	성체 줄기세포 (골수, 제대혈, 지방) 배아줄기세포 (태아, 역분화)

세포 치료제는 해외에서는 미국, 유럽 등 선진국을 중심으로 1998년 중등도의 화상환자에 대해서 **Transcyte**란 상품명(Advanced tissue sciences사)으로 의료용품으로 허가가 나면서, 세포를 이용한 환자의 치료에 세포가 사용되었으며, 2000년도 초반에는 주로 피부화상이나 연골결손에 대한 조직의 재생 및 회복에 초점을 맞춘 다양한 세포 치료제가 개발되었다. 2010년도에는 전립선암을 타겟으로한 면역세포 치료제인 "**프로벤지**" 수지상세포 면역세포 치료제가(Dendreon사) 최초로 미국에서 허가 되었다.

국내에서는 세원셀론텍, 듀플로젠, 태고사이언스 등 벤처기업을 중심으로 미국에서 선을 보인 화상 및 연골결손 치료용 세포 치료제가 2001년부터 품목허가 되었고, 2000년대 중반에는 다양한 암 질환을 타겟으로 한 면역세포 치료제가 허가되었다.

■ 세포 치료제 국내 허가 품목

제품명	발매회사	적응증	허가년도	이식세포	허가분류
콘드론	세원셀론텍	연골손실	2001	자가, 연골	세포 치료제
아티셀	듀플로젠	연골손실	2002	자가, 연골	세포 치료제
홀로덤	태고사이언스	피부화상	2002	자가, 피부	세포 치료제
칼로덤	태고사이언스	피부화상	2005	동종, 피부	세포 치료제
케라힐	엠씨티티	피부화상	2006	자가, 피부	세포 치료제
이노락	이노메디시스	비소세포폐암	2007	자가, 림프구	면역세포
크레아박스-RCC	크레아젠	전이성신세포암	2007	자가, 수지상	면역세포
아디 포셀	안드로젠	함몰된 피하이식	2007	자가, 지방세포	세포 치료제

제품명	발매회사	적응증	허가년도	이식세포	허가분류
이뮨셀LC	이노셀	간암	2007	자가, 림프구	면역세포
NKM주	엔케이바이오	악성림프종	2007	자가, 림프구	면역세포
Hyalograft 3D	핸슨바이오텍	당뇨족부궤양	2007	자가, 피부	세포 치료제
하티셀그램	FCB파미셀	급성심근경색	2011	자가, 골수	줄기세포
카티스템	메디포스트	연골손실	2012	동종, 제대혈	줄기세포

그리고 2011년 및 2012년에 성체줄기세포를 이용한 줄기세포 치료제 2품목이 국내 품목허가를 받았다. 에프비씨파미셀사의 "**하티셀그램-AMI**" 품목이 급성심근 경색 치료제로서 11년에 골수유래 성체줄기세포를 이용하여 품목허가를 받았고, 메디포스트사의 "**카티스템**"이 12년 1월 무릎 연골결손에 대한 치료제로서 태아의 탯줄유래 혈액(제대혈)로부터 획득한 성체줄기세포를 이용한 세포 치료제제로서 품목허가를 받았다.

줄기세포(Stem cell)는 스스로 증식하는 자가 재생능력(Self renewal)과 여러 종류의 신체 조직으로 분화할 수 있는 능력(Differentiation to specific tissue)을 가진 만능 미분화 세포로서, **배아줄기세포**(embryonic stem cell)와 **성체줄기세포**(adult stem cell), **유도만능줄기세포**(induced pluripotent stem cell, iPS)로 나뉜다.

배아줄기세포는 1998년 미국의 톰슨(James Thompson)과 기어허트(John Gearhart) 박사가 인간의 배아에서 줄기세포를 추출하여 연구를 수행하여 왔지만, 인간의 수정란이나 난자를 사용해야 하는 윤리적인 문제로 연구에 많은 제한이 주어졌다.

배아 줄기세포연구는 일반적으로 여성의 기증난자에서 핵을 제거하고, 환자의 체세포의 핵을 미리 핵을 제거한 난자세포에 주입하여 제조하는 체세포 복제 배아 줄기세포와 불임 부부의 냉동수정란을 이용한 수정란 배아 줄기세포를 주로 이용한다. 일반적으로 수정란은 세포분열을 통해 수정 후 약 4-7일 후에 나타나는 약 100여 개의 세포로 이루어진 포배(blastula)상태가 되어 자궁내벽에 착상하게 된다. 이 포배 안에는 내세포괴(Inner cell mass, ICM)라고 하는 조직부위가 있어서, 이 부위의 세포는 혈액, 피부, 뼈, 심장 등 다양한 조직을 만들 수 있는 능력을 가지게 된다. 이러한 내세포괴의 세포를 분리하여, 특정환 환경에서 배양하면 더 이상 분화는 일어나지 않지만, 분화할 수 있는 능력은 가지고 있는 상태의 배아 줄기세포를 만들 수 있는데, 이 줄기세포주를 이용하여 다양한 치료제 개발이 가능한 것이다.

수정란 배아줄기세포는 증식능력이 우수하여 대량생산이 가능하고 면역거부의 부작용이 적은 이점이 있어서 다양한 조직 손상의 기능적 회복에 유용하게 적용될 수 있는 세포이지만, 수정란을 이용한 복제 인간의 생산 가능성 및 다량의 인간난자세포의 사용을 통한 윤리적인 문제와 줄기세포 이식 후, 암 발생 등의 부작용 발생 가능성이 상존하여, 상용화하기까지는 앞으로 기술적으로 해결해야 할 과제가 많이 남아 있다.

성체줄기세포는 우리 몸이 필요로 할 때 특정한 조직의 세포로 분화하게 되는 우리 몸 안에 있는 미분화 상태의 세포로서, 주로 뼈 속의 골수에 있는 **골수 줄기세포**는 우리 몸 안에 적혈구와 백혈구, 혈소판과 같은 세포를 지속적으로 만들어 주고, **피부 줄기세포**는 새로운 피부를 생성하여 준다. 성체줄기 세포는 주로 인간의 **제대혈**, **골수**, **지방세포**로부터 추출하므로 배아 줄기세포와는 달리 윤리적인 문제로부터 자유롭고 환자 자신의 세포를 이용하므로 면역거부 반응도 비교적 작을 수 있으나, 줄기세포가 워낙 미량으로 몸 속에 존재하므로 성체 줄기세포를 대량으로 확보하여 대량생산을 통한 산업화 공정개발이 쉽지 않고, 주로 연골, 심장세포 등 일부 제한된 분화 세포에만 적용 가능한 단점이 있다.

Datamonitor 등 해외 바이오텍 전문지에서는 지난 10여 년간의 기간 동안 줄기세포 이식 연구가 암 발생의 가능성(Carcinogenecity), 면역반응(severe immune reaction), 그리고 이식 후 원하지 않는 세포조직의 성장 가능성(growth of unwanted tissue), 대량생산 기술의 확보와 같이 기술적으로 해결해야 할 난제들이 남아 있는 반면에, 치료 효과 면에서는 아직까지는 괄목할 만한 수준의 재생효과(Modest regenerative effect)를 거두지 못하는 것으로 보고하고 있다. 따라서 줄기세포를 이용한 상용화를 위해서는 향후 보다 많은 연구와 시간이 필요하다. 그러나 허혈성 심근경색, 심부전, 급성뇌졸중, 척추 신경손상, 파킨슨 및 당뇨병 질환과 같이 기존 의약품으로서는 치료가 거의 힘든 난치성 질환에 줄기세포 치료제가 유용하게 적용될 수 있는 기술수준까지 도달한다면 세포 치료제 분야의 시장 파급효과는 향후 급격히 증대될 것으로 예상한다.

3) 유전자 치료제

유전자 치료제란 원래 개발 취지가 유전적 결함이 있는 환자의 유전자를 정상적인 기능을 가진 정상유전자로 치환시킴으로써, 정상적인 유전자에 의한 정상단백질의 작용으로 질병을 근본적으로 치료하는 방법으로서 이해될 수 있으나, 실지 개발 현장에서는 치료물질로서 "유전자"를 사용한다는 측면으로 유전자 치료제를 이해하는 것이 현실에 더 부합되는 의미로 해석될 수 있다. 식약청에서 규정하는 유전자 치료제의 정의는 다음과 같다.

> "유전자 치료제"(생물학적 제제등의 품목허가심사규정, 고시 제2011-52호, 2011. 9. 19개정 2조14호)
>
> 질병치료 등을 목적으로 인체에 투입하는 유전물질 또는 유전물질을 포함하고 있는 의약품을 말한다.
>
> "희귀의약품"(생물학적 제제등의 품목허가심사규정, 고시 제2011-52호, 2011. 9. 19 개정 2조15호)
>
> 적용대상이 드물고 적절한 대체의약품이 없어 긴급한 도입이 요구되는 의약품으로서 식품의약품안전청장이 지정하는 것을 말한다.

▲ 유전자 치료제의 정의

유전자 치료제의 성공적인 개발을 위해서는 정상적인 기능을 가진 유전자를 환자의 몸 속 원하는 위치에 정확히 전달할 수 있는 능력을 가진 전달체(VECTOR라 함)의 개발이 중요하다. 일반적으로 유전자치료법으로서는 *in vitro*법 및 in situ법의 두 가지의 대표적 방법이 적용된다. 첫 번째 방법인 *In vitro*법은 환자의 세포조직을 분리한 후, 환자의 세포 내에 치료 유전자를 도입한 세포를 제조하여, 이를 다시 환자의 몸 속에 주입하여 치료하는 방법이고, 두 번째 방법인 in situ방법은 치료 DNA 유전자 자체 혹은 유전자를 보유한 전달체(벡터-바이러스)를 직접 질환 부위에 주사하여 주입하는 방법이다.

이 두 가지 방법, 모두 다 기본적으로 유전자 전달체를 사용하게 되는데 일반적으로 유전자 전달체로서는 레트로바이러스, 아데노바이러스, 아데노연관바이러스, 리포좀 등을 이용하게 된다.

현재까지 항암제로서 품목 허가된 유전자 치료제로서는 두경부암 치료제로서 P53 암 억제 유전자를 함유한 복제 불능 바이러스를 이용한 유전자 치료제, 젠디신 품목 등의 한두 가지 제품이 출시되었으며, 젠디신 품목은 2004년 중국기업이 세계 최초로 발매한 품목이다.

■ 유전자 치료제

제품명	발매 회사	적응증	발매년도	유전자
젠디신 Gendicin	쉔젠시비오노 제네텍 Shenzhen Sibiono genetech	두경부암 Head and neck cancer	2004	P53 유전자 함유 복제 불능 아데노바이러스

유전자 치료제의 경우 현재까지 미국을 중심으로 많은 벤처기업에서 연구개발을 수행하여, 2011년 약 170여 개의 연구개발 프로그램이 전임상 및 임상개발 진행 중이며, 미국 등 선진국에서는 허가 승인된 품목이 없는 상황이다.

인류 최초의 유전자 치료제의 임상시도는 1990년 4세의 SCID(Severe Combined immune deficiency) 환자를 대상으로 오하이오 클리브렌드에서 적용되어 10세 이후까지 치료가 성공적으로 이루어졌다. 그러나 유전자 치료제의 경우에는 성공 사례보다는 지금까지 실패 사례가 더 많아 지난 20여 년 동안 이루어진 약 400건의 이상의 유전자 치료제 임상연구에서 대부분 실패를 거듭하였다. 그 대표적인 예가 1999년 펜실베이니아의 18세 소년이 대사성 질환에 대한 유전자 치료 임상시험도중 사망한 사례가 발생하였다. 그리고 2007년 7월에는 활동성 류마티스 관절염에 대한 유전자 치료제 임상시험을 아데노바이러스 연관 바이러스(Adenovirus-associated virus, AAV)를 가지고 실험하다 사망한 사례가 발견되어, 이후 대부분의 유전자 치료제 임상시험이 잠정 중단되었으나, 최근에는 AAV 바이러스로 다시 활발한 임상연구가 진전되어지고 있다.

유전자 치료제 연구분야는 부작용이 최소화된 획기적인 치료효과를 얻기 위해서 보다 더 장기적인 안목을 가지고 꾸준한 연구개발 투자가 지속적으로 필요한 분야이다. 미래 언젠가 결손 된 유전자를 쉽게 찾아내고, 결함유전자를 손쉽게 대체할 수 있는 획기적인 기술이 개발된다면 결함유전자의 치환을 통한 질병의 완치효과를 맛볼 날도 머지않아 다가올 것으로 기대된다.

4) 백신

백신은 사람이나 동물의 감염성 병원체에 의해서 발생되는 질병을 예방 또는 치료할 목적으로 병원체 자체나 병원체의 일부 또는 독소를 적당한 방법으로 처리하여 병원성을 없애주거나 독성을 줄임으로써 생체 내에서 항체를 유도할 수 있는 항원을 함유하는 생물학적 제제를 말한다.

백신은 주로 B형간염 바이러스 및 인플루엔자 독감 바이러스 및 폐렴균 등 감염성 병원체에 의한 질병을 예방하기 위한 의약품이며, 최근에는 암을 예방하는 암 예방 백신의 개발로까지 개발영역이 확대되고 있다.

백신은 식품의약청의 허가규정상 **"생물학적 제제"**에 속하며, 주로 전염성 미생물이나 바이러스를 다루어야 하므로, 사람에의 감염을 막기 위한 특수한 연구시설이 요구된다. 또한 백신을 제조하는 공장생산시설에서는 작업자의 감염을 막고 병원 미생물의 외부 유출을 방지하기 위하여, 타 의약품군보다도 보다 특별한 주의를 기울여 백신을 제조한다.

"생물학적 제제"(생물학적 제제등의 품목허가심사규정, 2조11호)

생물체에서 유래된 물질이나 생물체를 이용하여 생성시킨 물질을 함유한 의약품으로서 물리적·화학적 시험만으로는 그 역가와 안전성을 평가할 수 없는 **백신·혈장분획 제제 및 항독소** 등을 말한다.

백신(Vaccine)

항원, 즉 병원체를 약하게 만들어 인체에 주입하여 항체를 형성하게 하여 그 질병에 저항, **면역성**을 가지게 하는 의약품(위키백과)

백신 주사를 맞는 것을, 병을 예방하는 주사맞기라는 뜻으로 **예방접종(豫防接種)**이라고 한다.

생물학적 제제의 정의

백신은 크게 예방 백신과 치료 백신으로 나뉘며, 예방 백신 내에서는 **생백신, 사백신, 성분 백신**으로 분류되고, 치료 백신의 경우 암 치료 백신이 현재 유일하게 판매허가된 품목이다.

전통적으로 백신의약품은 생백신과 사백신의 두 종류의 백신의약품이 시장에서 주류를 이루어 왔으며, 1980년대 유전자재조합기술의 발달로 B형 간염 바이러스의 표면항원 단백질만을 유전자 조작하여 대량생산하여 얻은 subunit 백신이 탄생하면서 최근에는 특정 바이러스나 세균의 항원성을 나타내는 단백질이나 당성분만을 분리하여 백신 주사하는 성분백신이 고부가가치 백신제품으로 등장하게 되었다.

생백신은 전통적으로 BCG(Bacillus Calmette-Guerin) 결핵균 백신, 홍역(Measles), 이하선염(Mumps) 및 풍진(Rubella) 바이러스 백신(이하 MMR 백신), 경

■ 백신의 분류

분 류	용도	구성성분	제조기술
예방 백신	생백신	병원성이 약화된 박테리아, 바이러스	자연숙주와는 다른 숙주 사용, 온도변화 등 계대 배양기술
	사백신	병원성을 제거시킨 박테리아, 바이러스	포르말린 등 화학제 처리 불활화 제조기술 전염병미생물 배양기술
	성분 백신	박테리아, 바이러스 유래 단백질	유전자재조합기술 면역보조제 제조기술
치료 백신	암백신	암추출물로 자극시킨 수지상세포	수지상세포 제조기술 암항원 제조기술

구용 소아마비 백신(Oral poliomyelitis vaccine, Sabin vaccine), 수두(Varicella-zoster) 바이러스 백신, 장염(Rotavirus) 바이러스 백신 등의 백신 제제 개발에 사용되어 왔으며, 이러한 생백신은 배양 온도의 변화, 화학제의 처리, 자연숙주와는 다른 숙주세포에서의 장기 계대 배양 등의 처치를 통해서 병원성이 급격히 약화되어 인체에서의 병원성은 나타나지 않으나, 항체 생성 등의 면역원성은 극대화된 백신형태로서, 1-2회 접종만으로도 평생면역이 유지되는 장점이 있다.

사백신은 주사용 소아마비 바이러스 백신(inactivated Poliomyelitis vaccine, Salk vaccine), 독감 바이러스 백신(inactivated influenza type A, B, C vaccine), A형 간염 바이러스 백신, 광견병 백신(Rabies vaccine), 백일해 균(Bordetella pertusis) 백신, 일본 뇌염바이러스 백신(Japanese encephalitis vaccine) 장티푸스 균 백신(Salmonella typhi)의 백신제제 개발에 사용되어 왔으며, 이러한 사백신은 병원성을 완전히 제거, 바이러스나 균체를 불활화하기 위하여 포름알데히드(Formaldehyde)나 페놀(Phenol) 혹은 아세톤과 같은 화학제를 처리하거나, 방사선을 쪼이는 등의 처치를 통해서 병원성을 완전히 제거하여 생백신과 같이 병원성의 복귀를 원천적으로 차단하는 장점이 있으나, 면역원성의 유발능력은 생백신보다 현저히 떨어지는 단점이 있으므로, 면역보조제를 첨가하고 최소 3-5회의 다회 투여를 통하여 면역원성을 확보해야 한다.

사백신의 일종으로 독소를 불활화하여 백신으로 개발된 백신약제로 불활화독소(Toxoid) 백신이 있으며, 이 독소이드 백신에는 디프테리아와 파상풍 백신이 발매되어 있다. 이 불활화 독소는 디프테리아 균(Corynebacterium diphtheria)과 파상풍 균

(Clostridium tetani) 균체의 배양액으로 분비된 독소를 포름알데히드 등의 화학제로 불활성화시킨 독소이다.

5. 제약산업 및 생물의약품 산업동향

1) 세계 및 한국 의약품 시장규모

생물의약품을 포함한 세계의약품 전체 시장은 약 8,560억 불(2010년)로서, 미국 시장이 전체시장의 약 39%, 유럽 연합(영국, 프랑스, 독일 등) 29%, 일본시장이 11%로서 세 지역이 전체 시장의 약 80%를 점유하면서, 전체 제약 시장을 선도하고 있다.

그러나 2010년도 접어들면서 중국, 인도 등 아시아와 러시아, 브라질, 멕시코, 터키 등의 나라를 중심으로 한 파머징(Pharmerging) 국가들의 시장 성장률이 10% 이상대의 고성장이 되면서, 전세계의약품 시장에서 아시아를 포함한 중남미 국가가 차지하는 시장 점유율이 증가하는 양상을 보이고 있다.

■ 세계 제약시장 규모(Global Pharmaceutical Sales)

세계시역	시장크기(10년)(억 불)	매출 점유율(%)	전년대비 성장률(%)
북아메리카	3,350	39	1.9
유럽	2,450	29	2.4
일본	970	11	0.1
아시아/아프리카/호주	1,260	15	14.0
라틴 아메리카	530	6	14.2
총 계	8,560	100	4.1
한 국	166	1.9	5.1

출처: IMS Health Market Prognosis, Mar. 2011 http://www.imshealth.com/portal/site/ims IMS 홈페이지 Top line Market data. 2011년 식품의약품 안전백서

한국 의약품 총 시장 규모(생산액 + 수입액 - 수출액)는 2010년 166억 불(약 19조)로 전세계 의약시장의 약 1.9%를 점유하고 있으며, 전년 대비 평균 5.1%대의 성장률을 나타내고 있다(2011년 식품의약품 안전백서, 식품의약품안전청 간행).

■ 한국 의약품시장규모

구분	2006(조원)	2007(조원)	2008(조원)	2009(조원)	2010(조원)	전년대비 성장률(%)
생산	11.5	12.6	13.9	14.8	15.6	5.3
수출	0.8	0.9	1.3	1.8	1.8	-0.1
수입	3.3	3.4	4.3	5.0	5.1	3.1
무역수지	-2.5	-2.5	-3.0	-3.2	-3.3	-4.9
시장규모	14.0	15.1	16.9	18.0	18.9	5.2

출처: 한국 보건산업진흥원, 2012 의약품산업동향
의약품의 범위로 완제, 원료, 마약, 향정신성 의약품 모두 포함

2) 세계 바이오 의약품 시장규모

2011년 세계 의약품 시장 총 규모 약 8,800억 달러 중 바이오 의약품이 차지하고 있는 시장은 시장 조사기관에 따라 약간 씩은 차이가 나지만, 의약품 총 시장의 약 16%인 약 1,400억 불 대를 차지한다.

바이오 의약품은 사이토카인, 성장호르몬 등의 재조합 단백질과 항체 단백질 의약품시장이 전체 바이오 의약품 시장을 견인하고 있으며, 2015년 이후엔 바이오 의약품 시장이 전체 의약품 마켓의 약 23% 이상의 점유율로, 급격히 성장할 것으로 예측하고 있다.

항체의약품을 포함한 재조합 단백질 의약품은 전체 바이오 매출액의 약 80%대의 점유율을 차지하고 있으며, 그 뒤를 이어 백신의약품 시장이 약 8-10%대 시장을 형성하고 있다.

■ 세계 바이오 의약품(바이오시밀러) 시장 전망

(단위: 억 불)

		2006년	2010년	2020년(E)
바이오 의약품 시장 규모		694	1,400*	2,600**
	저분자 재조합 단백질	400(57%)	650(46%)	2,300
	고분자 치료용 항체	181(26%)	500(36%)	
	(바이오시밀러)	-	3.1#-22**(1.5%)	434***-905**(17-35%)
백신		113	211	220
세포/유전자 치료제		-	17	80

출처: KB금융지주 경영연구소, 2011. 7, La Merie R&D pipeline News 2012*, 하이투자증권** 산업분석 2011, Biosimilar japan update, Datamonitor 2011#, 2012 바이오시밀러 트렌드리포트 한국바이오경제연구센터***)

세포 치료제 및 유전자 치료제 의약품 제품의 매출 시장은 전체 바이오시장의 약 0.2%대로 아직은 미미한 시장규모를 형성하고 있지만, 치료제로서의 유용성이 더욱 입증되고 부작용 등의 불확실성이 해소되면 이 분야의 시장도 크게 성장할 것으로 예견되고 있다.

3) 세계 TOP 거대 매출 의약품

의약품 매출규모가 10억 불(1조) 이상일 때 통상적으로 블록버스터 의약품(Blockbuster drug)으로 부른다.

하기 표의 2010년 블록버스터 의약품 중 소분자 합성의약품이 8품목으로 다수를 차지하고 있으며, 바이오 의약품은 총 4품목을 점유하고 있다.

콜레스테롤 저하제인 합성의약품 리피토가 126억 불로 세계 1위의 매출 의약품을 점유하고, 류마티스 관절염치료제인 엔브렐이 바이오 의약품 1위의 매출규모를 형성하고 있다.

■ Top 12 세계 거대 매출의약품(2010년)

제품명	성분명	매출액 (억 불)	치료 적응증	회사
Lipitor	아토바스타틴	126	콜레스테롤 저해제	Pfizer
Plavix	클로피도그렐	88	항혈소판제	BMS
Seretide	프로피온산 플루티카손/ 크시나포산 살메테롤	84	천식	GSK
Nexium	에소메프라졸	83	항궤양제	Astra Zeneca
Seroquel	퀘티아핀	68	정신분열증, 우울증	Astra Zeneca
Crestor	로수바스타틴	67	고지혈증	Astra Zeneca
Enbrel	에트너셉트	61	류마티스	Amgen
Remicade	인플릭시맙	60	류마티스	Schering Plough
Humira	아달리무맙	59	류마티스	Abott
Zyprexa	올란자핀	57	정신분열증	Eli Lilly
Avastin	베바시쥬맙	55	대장암	Roche
Singulair	몬테류카스트 나트륨	54	천식	Merck

출처: IMS Health Market Prognosis, March 2011, http://www.imshealth.com/portal/site/ims IMS 홈페이지 내 Top-line Market Data.

4) 세계 TOP 16 제약기업

2010년 12월 기준, 세계 TOP 16 제약기업을 살펴보면 처방 약 매출 1위 기업으로 1위 매출품목인 콜레스테롤 합성 저해제 리피토를 발매한 미국의 화이자사가 약 556억 불로 매출순위 1위 기업이다. 이외 머크 및 존슨앤 존슨, 아보트, 릴리, 암젠사 등이 미국의 상위 제약 기업으로 자리매김하고 있으며, 스위스는 노바티스와 로슈사가 영국은 글락소, 스웨덴은 아스트라제네카, 독일은 바이엘, 베링거, 일본의 다케다사가 전체 세계 의약품 시장을 선도하고 있다.

■ 세계 Top 16 처방약 상위 제약기업(2010년)

매출순위	제약기업	국가	매출규모(억 불)
1	PFIZER	미국	556
2	NOVARTIS	스위스	468
3	MERCK & CO	미국	385
4	SANOFI-AVENTIS	프랑스	358
5	ASTRAZENECA	스웨덴	355
6	GLAXOSMITHKLINE	영국	336
7	ROCHE	스위스	326
8	JOHNSON & JOHNSON	미국	267
9	ABBOTT	미국	238
10	LILLY	미국	221
11	TEVA	이스라엘	210
12	BAYER	독일	156
13	AMGEN	미국	155
14	BRISTOL-MYERS SQB.	미국	149
15	BOEHRINGER INGEL	독일	145
16	TAKEDA	일본	129

출처: IMS Health Market Prognosis, March 2011, http://www.imsheath.com/portal/site/ims.
IMS 홈페이지 내 Top-line Market Data.

세계 TOP 제약 기업 중 바이오 품목에 있어서의 매출상위 기업으로는 항체의약품의 연구개발 및 제조 역량을 보유한 미국의 제넨텍사를 2009년 합병한 로슈사가 1위의 매출 기업이며, 그 뒤를 이어 에리스로포이에틴, G-CSF 등의 1세대 재조합 단백질과 아라네스프 및 뉴라스타의 2세대 재조합 단백질 및 다양한 항체의약품을 보유한 암젠사가 2위, 당뇨병 치료제인 인슐린의 세계 상위 매출을 내고 있는 노보노디스크사가 3순위의 상위기업으로 랭크되고 있다.

5) 세계 TOP 15 거대 매출 바이오 의약품 군

세계 TOP 15 바이오 의약품군은 모두 재조합 단백질 및 항체의약품 군이 대부분이며, 바이오 의약품군의 상위매출을 이끄는 질환군은 항암제 분야와 류마티스 관절염 분야의 질환에 대한 개발 품목이다.

1982년 인슐린이 출시된 이후로 2012년까지 30여 년의 기간 동안 전세계적으로 출시된 재조합 단백질 의약품으로 약 80여 종, 항체의약품이 약 30여 종이 발매되었으며, 이중 약 15여 종의 단백질 치료군이 전체 바이오의약 시장의 80% 이상을 점유하고 있다.

바이오 의약품은 저분자 합성 의약품에 비해 크기가 커서, 경구로는 세포막을 투과하기 어렵고, 쉽게 **분해**되므로, **주사제 제형**이 대부분이다. 따라서 환자에의 투여에의 불편함이 크지만, 질환부위에의 선택적 작용이 높아, 합성의약품에 비해 독성 등의 부작용이 적은 장점이 있다. 게다가 합성 의약품 단독으로는 치료효과가 미약하거나, 부

■ 세계 Top15 바이오 의약품 질환군 및 치료약

순위	질환분야	매출 (억 불)	치료기전	치료약	오리지널 생물의약품
1	류마티스	240	과잉 종양 괴사인자(TNF)의 억제	RA 항체	Enbrel, Remicade, Humira 등
2	악성종양	210	과잉 암 특이 단백질의 억제 (Her2, CD-20, EGFR, VEGF)	항암 항체	Herceptin, Rituxan, Erbitux, Avastin 등
3	당뇨병	160	인슐린 결핍 보충	인슐린 및 유도체	Humulin, Lantus, Novorapid
4	만성신부전 빈혈	80	적혈구증식인자(EPO) 결핍 보충	EPO 류	Epogen, Aranesp, Micera 등
5	혈우병	68	혈액응고 인자 결핍보충	혈액응고인자	Novoseven, Advate
6	다발성경화증	66	신경 손상 지연	인터페론 베타	Rebif, Betaferon
7	면역질환 (천식, 건선)	58	과잉 면역물질(IgE, IL-6) 억제	항염증 항체	Xolair, Actemra, Stelara
8	악성종양 관련	57	백혈구증식인자(G-CSF) 결핍보충	G-CSF	Neupogen, Neuralsta
9	황반변성	37	과잉 VEGF 물질 억제	안과용 항체	Lucentis
10	희귀질환	30	효소결핍에 의한 희귀성 질환	효소	Cerezyme, Fabrazyme 등
11	성장부전	30	성장호르몬 결핍 보충	성장호르몬	Genotropin, Omnitrope
12	B형, C형 감염	24	항바이러스 치료효과 강화	인터페론 알파	Intron A, Pegasys
13	불임	12	여성 난소의 난포성숙 및 배란 유도	FSH	Gonal-f, Puregon
14	기타 항체 류	15	혈액응고 억제, 골다공증 치료	항체 류	Reopro, Prolia 등
15	기타 단백질 류	37	주름살 개선, 상처치료 등	단백질 류	Botox, Dydport, Regranex
합		1124	20여 개 질환군 - 치료 기전		

출처: modified from La Merie R&D pipeline News 2012.

작용이 심한 류마티스 관절염이나 암과 같은 난치성 질환에 바이오 의약품이 우수한 약효를 나타내므로, 지금까지 바이오 의약품은 주로 면역조절제와 암 질환 분야에서 커다란 시장 성장률을 나타내었다.

항암치료용 바이오 의약품으로는 일명 **표적 항암치료제**로서 항체의약품이 각광을 받고 있으며, 1990년대 말부터 리툭산(비호지킨 림프종), 아바스틴(대장암), 허셉틴(유방암) 등의 항체의약품이 출시되어 지금까지 거대 매출 군을 형성하고 있으며, 면역조절제 바이오 의약품으로는 인체 내에서 류마티스 관절염의 악화요인이 되는 과량의 TNF-알파 단백질에 선택적으로 결합하여 류마티스 관절염의 증상을 대폭 완화시켜주는 엔브렐, 레미케이드, 휴미라와 같은 항체의약품 품목이 거대 바이오 매출품목을 형성하고 있다.

■ Top 12 세계 거대 매출 바이오 의약품(2010년)

매출상위 제품명	성분명	매출액 (억불)	치료 적응증	회사
휴미라	아달리무맙	79	류마티스	아보트, 에자이
엔브렐	에트너셉트	78	류마티스	와이어스
레미케이드	인플릭시맙	71	류마티스	존슨앤 존슨(센토코)
맙테라	리툭시맙	66	B호지킨 림프종	로슈, 바이오젠 아이덱
아바스틴	베바시주맙	58	대장암	로슈(제넨텍)
허셉틴	트라스트주맙	57	유방암	로슈(제넨텍)
란투스	인슐린 글라진	52	당뇨병	사노피 아벤티스
뉴랄스타	페그필그라스팀	40	호중구감소증	암젠
프로크리트	에포에틴 알파	37	만성신부전 빈혈	존슨앤존슨
루센티스	라니비주맙	37	황반변성	로슈(제넨텍), 노바티스
아라네스프/네스프	다베포이에틴 알파	30	만성신부전 빈혈	암젠, 교와학코기린
아보넥스	인터페론 베타	27	다발성경화증	바이오젠아이덱

6) 국내 의약품 시장 규모 및 바이오 의약품 시장

의약품 개발은 앞서 언급 하였듯이 고도로 기술력이 집약된 다양한 분야의 전문가 집단에 의해서 개발되므로, 선진국형 산업이라 할 수 있다.

의약품은 인간의 질병 및 AIDS 혹은 조류독감과 같은 전염병에 대한 효과적인 예방 및 치료수단을 제공한다. 제약산업은 인간의 건강 확보를 위하여 국가의 필수 불가결한 주요 산업임에도 불구하고 국내 제약시장의 규모는 해외 선진국의 제약시장 규모

비해 열악한 수준을 면치 못하고 있다.

2010년 국내 의약품 시장규모는 약 19조 1437억 원(165.6억 불)으로서, 미국시장의 5%(1/20), 일본시장의 17%(1/6) 수준으로서, 절대액으로 보면, 해외 글로벌기업의 1개 기업의 매출수준에도 못 미치는 수준이다. 국내 바이오 의약품의 생산실적은 약 1.5조 원으로서, 2010년 총 전문의약품 생산실적 11조 5천억 원 대비 약 10%대의 점유율을 차지한다. (2011년 식품의약품 안전백서)

국내 의약품 시장은 2000년 초 의약 분업 이후 **전문의약품 시장**(ETC drug)이 지속적으로 성장하여, 고혈압, 동맥경화용 제제 등 만성 성인질환 치료제를 중심으로 2005년 전체 시장의 72%대에서, 2009년 81%, 2010년 82%대의 시장 점유율로 전문의약품 시장이 전체의약품 시장을 주도 하고 있다(식약청 생산실적, 2009).

7) 한국 신약개발 품목 및 현황

국내에서의 신약개발은 1987년 물질특허제도가 국내에 노입되면서 싹이 드기 시작하여 12여 년이 지난 90년대 후반인 1999년 7월 14일 한국식품의약품 안전청으로 부터 국내 개발 신약1호로 SK 케미칼의 항암제 **선플라**㈜가 합성신약 1호로서, 2001년 대웅제약의 이지에프 외용액제가 국내개발 유전자재조합 단백질 신약 1호로서 최초 발매되면서, 다양한 질환에 대한 국내 신약이 허가되었다.

SK 케미칼이 개발한 **항암제 선플라**㈜는 제3세대 백금착제 항암제로서 위암에 항암효과를 나타내어 기존의 항암제의 문제점인 구토와 탈모, 신경독성 부작용이 개선되어, 1세대 시스플라틴, 2세대 카보플라틴에 이어 3세대 백금착제 항암제로서, 빠르게 증식하는 암세포의 핵속 DNA에 작용에 암세포의 성장과 증식을 직접적으로 억제하는 약물이다.

바이오신약 1호인 **이지에프** 외용액은 피부의 상처재생에 주요한 작용을 나타내는 사람의 상피세포성장인자 단백질을 유전자재조합기술을 적용하여 미생물에서 대량으로 양산하는 기술을 개발하여 당뇨병환자의 족부궤양치료제로서 허가를 받았다.

■ 국내 제약기업 신약허가 품목

	제품명	주성분	기업	효능효과	허가년	분류
1	선플라㈜	헵타플라틴	SK케미칼	항암제	1999	합성의약
2	이지에프외용액	인간상피세포 성장인자	대웅제약	당뇨병성 족부궤양	2001	바이오의약
3	밀리칸㈜	질산홀뮴-166	동화약품	항암제	2001	합성의약
4	큐록신정	발로프록사신	중외제약	항생제	2001	합성의약
5	팩티브정	메탄설폰산제미설폰사신	LG생명과학	항생제	2002	합성의약
6	아피톡신㈜	건조밀봉독	구주제약	관절염	2003	천연물
7	슈도박신㈜	녹농균백신	CJ제일제당	예방백신	2003	바이오의약
8	캄토벨정	벨로테칸	종근당	항암제	2003	합성의약
9	레바넥스정	레바프라잔	유한양행	항궤양제	2005	합성의약
10	자이데나정	유데나필	동아제약	발기부전	2005	합성의약
11	레보비르캅셀	클레부딘	부광약품	B형간염	2006	합성의약
12	펠루비정	펠루비프로펜	대원제약	골관절염	2007	합성의약
13	엠빅스정	염산미로데나필	SK케미칼	발기부전	2007	합성의약
14	놀텍정	일라프라졸	일양약품	항궤양제	2008	합성의약
15	카나브정	피마살탄칼슘삼수화물	보령제약	고혈압	2010	합성의약

미국 FDA에서 승인받은 한국최초의 원료의약품은?

미 FDA승인 받은 최초 원료 의약품은 1968년 종근당이 개발한 항생제 "**클로람페니콜**"이다.

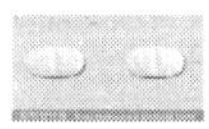

미국 FDA에서 승인받은 한국최초의 신약은?

미 FDA승인 받은 최초 신약 제품은 2003년 LG생명과학이 개발한 항생제 "**팩티브(정)**"이다.

약물 상식

한국 식약청에서 처음으로 승인받은 국내제약사의 합성신약은?

한국 최초의 저분자 합성신약은 1999년 7월 14일자로 SK 케미칼사가 개발한 항암제 "선플라㈜" 이다.

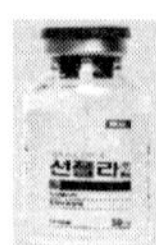

한국 식약청에서 처음으로 승인받은 국내제약사의 바이오신약은?

한국 최초의 바이오신약은 2001년 5월 30일자로 ㈜대웅제약이 개발한 당뇨병성 족부궤양 치료제 "이지에프" 이다.

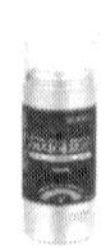

제약 상식

■ 제약 및 바이오 의약품 산업동향 의약정보 사이트

해외기관	홈페이지	유용 정보
미국 제약산업협회 (PhRMA)	www.phrma.org	합성의약품을 위주로 한 미국 및 해외 의약품 시장 및 개발 약물 동향 Pharmaceutical industry profile
미국 바이오산업협회	www.bio.org	바이오 의약품을 포함하여 생물공학기술을 이용한 산업 전반동향
한국 제약협회	www.kpma.or.kr	의약품 산업 전반 및 GMP 관련정보 정보마당: 자료실, 법령자료
한국 신약개발 연구조합	www.kdra.or.kr	신약개발 관련 기술거래, 비즈니스 네트워크 인터비즈 파트너링, 투자 포럼
한국 바이오협회	www.koreabio.org	바이오 의약품 기업동향, 산업동향 지경부 바이오지원 정책 및 기획
한국 바이오 의약품 협회	www.ko-bia.or.kr	바이오 의약품 관련 규제 관련 정보 식약청 바이오의약 관련 정책 및 정보제공

상기 5개 협회에서 운용하는 홈페이지 참고.
특히 PhRMA에서 매년 발간되는 산업동향 보고서는 세계 의약품의 개발 트렌드 파악에 참고.

02

생물의약품 R&D 프로세스

1. 생물의약품 R&D 프로세스 개요

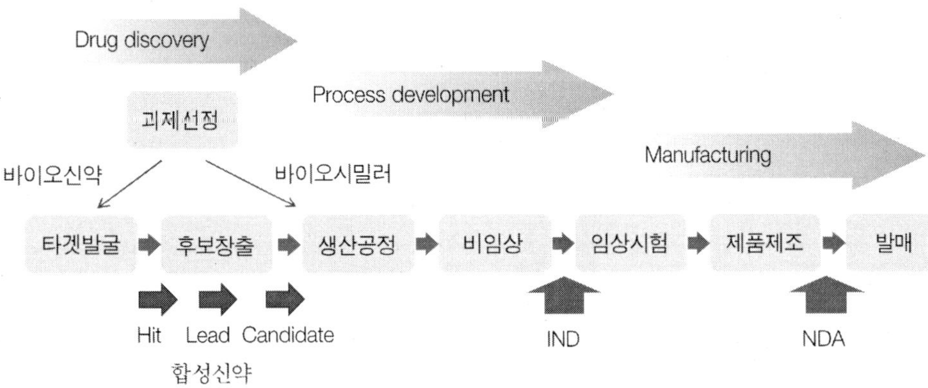

- 1단계: 후보물질 창출 단계(Drug discovery Sage)
- 2단계: 생산공정-비임상시험 단계(Drug development stage)
- 3단계: 임상시험 - 제품제조 단계(Manufacturing stage)
  - IND 신청: 임상 승인 신청(IND application: Investigational new drug application)
  - NDA 신청: 제조판매 품목허가 승인 신청(NDA: New drug application)

생물의약품 연구개발 프로세스

생물의약품의 R&D 연구개발 프로세스는 과제 선정 단계부터 발매 단계까지 크게는 3단계이다. 세부적으론 8단계의 과정을 거치게 되는데, 초기 연구단계에서부터 발매까지 단계별로 목적하는 연구성과를 거두기 위해서는 각 단계별로 특화된 전문 인력을 투입하여야 한다.

1단계, **Drug discovery 개발단계(타겟창출, 후보발굴)**에 있어서 연구인력은 생물의약품 분야의 기초 연구인력(주로 대학 및 국공립 연구기관이 주축이 됨)으로 구성하며, 이들 인력은 주로 선행기술 개발 회사의 특허를 면밀히 검토하여, 선행 발명물질 대비 차별화된 의약 후보 물질을 도출하는 연구를 집중적으로 수행한다.

2단계, **Process development 개발단계(생산공정, 비임상)**에 있어서 연구인력은 재조합 단백질, 항체 혹은 백신의 주성분이 되는 원료를 고순도로 제조, 파일롯 규모로 생산 및 분석하는 기술을 확립하고, 확립된 원료의 비임상을 수행하는 인력으로 구성된다.

이 분야는 주로 제약 기업 내 공정개발 분야의 연구개발 역량을 보유한 R&D 인력을 주축으로 연구인력이 구성되며, 이 단계부터 3단계까지는 식약청의 가이드라인을 철저히 숙지하여 임상 및 허가용 자료를 구비하는 연구업무를 수행한다.

3단계, **Manufacturing 개발 단계(임상시험, 제품제조)**에 있어서 연구인력은 임상시험-제품제조 단계에서의 생물의약품의 주성분이 되는 원료(Drug substance) 및 완제품(Drug product)의 제조를 공장에서 수행하여, 임상 및 판매용 제품의 제조 업무를 수행하는 인력으로 구성된다.

이 단계에서의 인력은 1, 2단계의 연구경험과는 다른 바이오공장에서의 GMP 생산 및 의약품의 품목허가 경험을 보유한 QC/QA분야의 제약기업 전문인력이 R&D 인력에 추가되어 연구개발이 추진되어야만 성공적인 바이오 제품개발의 개발이 가능하다.

따라서 합성의약품 개발과 마찬가지로 바이오 의약품의 개발은 각 연구단계에 따라 특화된 전문인력들이 개입하여 체계화된 각 전문 영역 내에서의 매우 깊이 있는 R&D 제조연구가 필수적이다.

2. 개발프로세스 1단계: Drug Discovery, 과제선정

생물의약품 개발의 첫 단추는 회사의 중장기 전략에 의거한 사업환경의 분석을 통하여 생물의약품의 사업군 선정부터 시작된다.

생물의약품 사업군의 경우, 2010년 세계 전체 바이오시장의 80% 이상의 점유율을 차지하는 1) 재조합 단백질 의약품(항체의약포함) 시장과 약 13% 시장을 차지하는 2) 백신의약품 시장이 핵심시장으로 자리 잡고 있으며, 신규 기술 분야로서 현재 초기 시

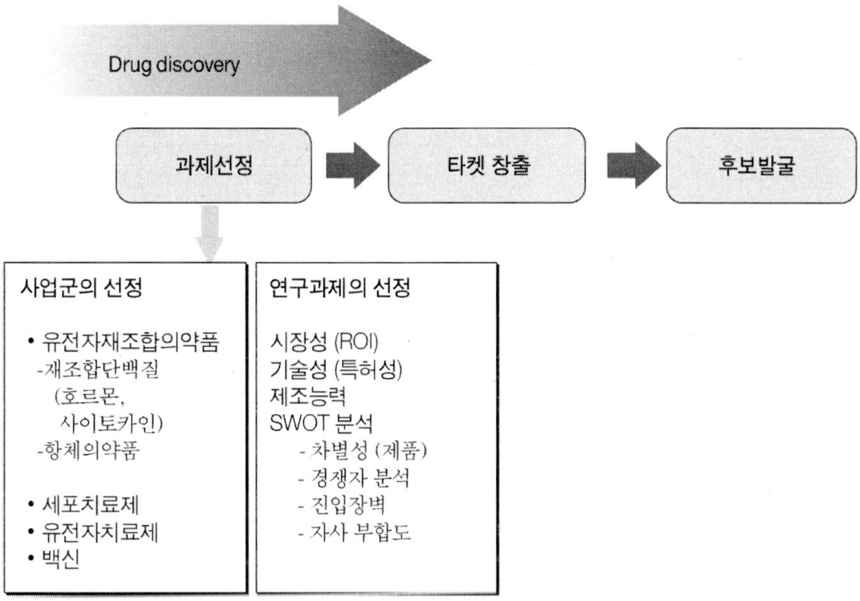

생물의약품의 과제선정

장이 형성되고 있는 3) 세포 치료제(줄기세포 치료제 포함)와 4) 유전자 치료제 시장이 향후 기대되고 있는 분야이다. 보통 기업에서의 생물의약품의 과제 선정 시엔 하기 질문 사항을 점검한다.

상기 바이오 의약품의 제품 분류군 중 재조합 단백질, 항체, 세포 치료제, 유전자 치료제, 백신 중 어떤 제품군을 우선적으로 연구할 것인가? 회사의 자원을 어느 정도의 수준으로 투자하여, 연간 몇 개 제품을 연구를 진행시킬 것인가? 시장 경쟁이 치열하지만 제품 개발 성공률이 높은 바이오시밀러에 집중 투자할 것인가? 아니면 제품화 성공률이 8% 이하로 매우 낮지만, 시장에서는 독보적인 지위를 점유할 수 있는 가능성을 보유한 선진국형 바이오 신약에 도전할 것인가? 아니면 이를 혼합하여 일정 비율로 개발할 것인가? 이와 같이 연구개발 특정 분야에의 투자에는 각 회사 및 기관이 기보유한 연구인력의 역량 및 R&D 핵심기술의 보유수준(기술 노하우, 경험), 연구장비, 바이오 공장설비 및 장비의 보유수준, R&D 투자예산, 연구인력의 수, 바이오 GMP 공장의 운영능력, 마케팅, 영업역량(자원의 후방 지원역량)에 의해 크게 좌우되므로, 연구개발 품목군을 선정시에는 상기의 요소 등을 종합적으로 고려하여 각 회사 및 기관에 적합한 연구개발 분야를 선정해야 한다.

생물의약품에 대한 사업 환경 분석으로 진출하고자 하는 **사업군**이 결정되면, 그 사업군에서 개발하고자 하는 **연구과제**를 구체적으로 검토한다.

타겟 연구분야의 선정은 주로 마케팅 및 영업력이 타사 대비 강한 질환 분야이나, 특정 개발기술 영역에서 강한 기술력을 보유하고 있는 기술분야(세포주 제조기술, 세포배양기술, 단백질생산기술, 특정질환 평가기술, 신규후보 도출기술, DDS기술 등)를 주요 기준으로 경쟁사 대비 비교우위를 가지고 있는 분야를 중심으로 선정한다.

그 후 연구 단위과제의 검토 및 선정은 다양한 경로를 통해서 이루어지는 데 통상적으로, 해외유수의 의약정보지(통상적으로 약물 개발정보를 주기적으로 제공하는 R&D Focus, Thompson Pharma, Integrity 등의 해외 전문 정보제공지를 활용)를 검색하여, 각 개발 단계별로 유망 약물을 검색하여, 도입개발 혹은 자체 개발을 검토 진행한다.

개발품목의 선정은 경쟁 제품 대비 제품자체의 **시장성**과 **기술성**(**특허성**), **제조능력**(Manufacturability)을 1차적으로 검토하게 된다.

시장성 검토는 주로 기획실 및 개발부 담당자가 관여하는데 신제품이 속해있는 제품군의 전체 시장(해외, 국내시장) 규모를 조사하고, 총 시장 대비 경쟁제품의 점유율과 성장성을 지난 5년 간의 추이를 조사하고, 이를 근거로 하여 향후 신제품의 시장 출시 시 예상 점유율을 적극적 및 소극적인 예측을 통해 예상 매출액을 산정하여 이를 근거로 투자액 대비 투자 순익률(ROI, Return On Investment)을 산정하여 투자 타당성을 재무적 관점에서 검토한다.

특히 제품 개발자는 경쟁사 품목 대비 개발 제품의 특장점(마케팅을 위한 차별화 포인트)을 찾아내어, 제품의 차별점이 시장에서 얼마나 이점을 가져다줄지를 마케팅 담당자와 함께 시장조사(설문조사, 전문가면담)를 통해 파악하여, 제품을 시장에 어떻게 포지셔닝 시킬 것인가를 바르게 결정하는 것이 매우 중요한 요소가 된다. 또한 해외 유사 경쟁제품의 판매사례 및 처방사례, 약효의 우수성, 부작용 등의 불만 사항 등을 종합적으로 검토하여 연구 과제를 선정하게 된다.

기술성 검토는 1차적으로 특허성 검토로부터 시작한다. 주로 연구 개발자가 담당하여, 개발하고자 하는 제품과 유사한 제품에 대해 미국, 유럽, 일본 및 한국 등에 출원된 물질 특허, 제법 특허, 용도 특허, 조성물 특허 등을 상세히 조사한 후 권리관계를 파악하여, 자체 개발하더라도 유사하게 개발한 타사의 특허를 침해하지 않는지를 검토하는 것이 매우 중요하다. 만일 특허기술이 경쟁사의 기술에 종속되거나, 저촉될 경우에 이를 우회하여 피할 방법을 모색하거나, 특허기술을 라이센싱하는 부분도 고려해야 한다. 따라서 특허검토는 개발 의사결정에 대단히 중요한 판단기준이 된다.

특허부분에서 방향이 결정되면, 신제품을 연구소에서 개발할 수 있는 기술력을 어느 정도 수준으로 보유하고 있는지? 보유한 기술과 자원으로 생산기술의 확보가 가능한지 여부를 판단하는 것이 매우 중요하다.

아무리 시장성 및 특허성이 좋은 제품이라 하더라도, 개발하고자 하는 해당 단백질을 생산성 있게 만들어 낼 수 있는 기술 인프라와 개발인력의 기술전문성 및 개발 경험의 보유도가 목표수준 이하라면 과제의 성공 여부를 가늠하기가 어렵게 되므로, 생산기술의 성공적 확보 여부를 예측, 판단하는 것은 과제 의사결정에 어떻게 보면 가장 중요한 판단의 잣대가 될 수 있다.

제조능력은 임상허가 및 생산 단계에서의 제조역량이다. 생물의약품(주로 재조합 단백질 의약품 및 백신의 경우)의 경우, 생산기술을 연구개발 수준에서 성공시키더라도, 대부분이 주사제 형태인 생물의약품을 상용품으로 제조하기 위해서는 바이오 GMP(Good Manufacturing Practice) 공장과 같은 제조설비가 제대로 갖추어진 청정시설을 확보해야 한다.

또한 제품의 주성분인 단백질 원료를 생산하기 위한 GMP 하에서의 제조기술, 단백질의 품질 평가기술, 완제품에 대한 무균충전 및 무균 조작기술이 요구되며, 이를 위해서는 생물의약품 제조에 필요한 숙련된 R&D 제조인력의 확보와 바이오 제품 생산설비의 운용 및 관리 경험을 보유한 GMP생산 제조인력 및 품질관리 인력이 필수적으로 요구된다.

과제 선정단계에서 향후 제품화될 경우, 기존 공장의 설비로 운용이 가능한지, 신규설비가 어느 정도로 필요한지, 생산에 필요한 기술 인프라를 어느 수준으로 갖추어야 하는지를 검토하여 이를 투자 예산에 반영하는 것이 필요하다.

개발 프로세스 1단계: Drug Discovery, 타겟창출, 후보발굴

생물의약품이 약으로서 인정되기 위해선, 일반 합성 의약품과 마찬가지로, 약이 효과가 있어야 함은 물론 원하지 않은 부작용이 나타나지 않아야 하고, 나타나더라도 약이 주는 이점 대비 약으로 나타난 부작용의 문제를 상쇄할 정도로 안전하여야 한다.

부작용을 상쇄할 만큼의 약효를 나타내는 신약 후보 물질을 찾기 위해서는 먼저 신약 후보 물질의 타겟이 되는 타겟 발굴이 신약개발의 첫 번째 단계라 할 수 있다.

인체의 질병은 바이러스 및 세균 등에 의한 외부 감염질환, 유전적 변이 및 유전자

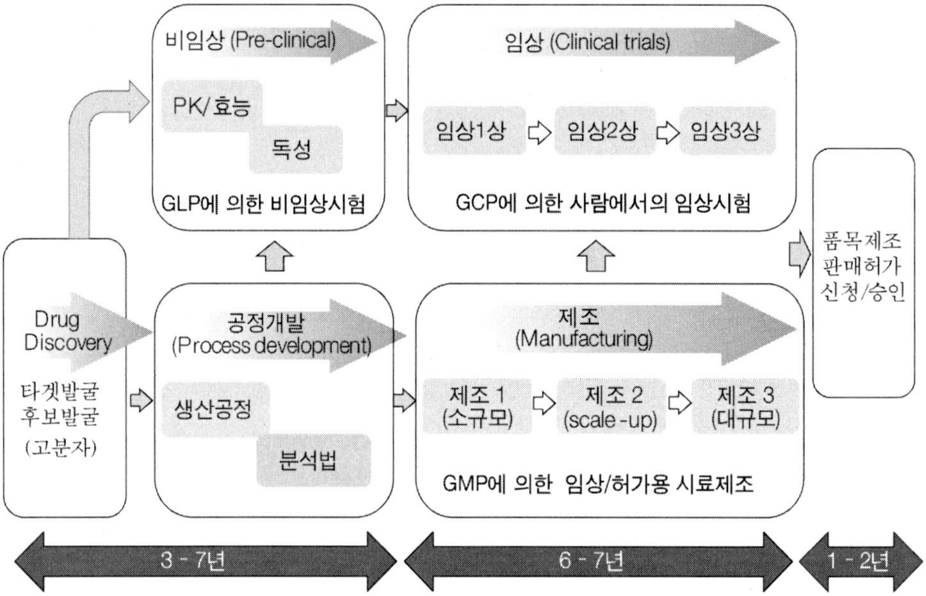

생물의약품 개발 프로세스

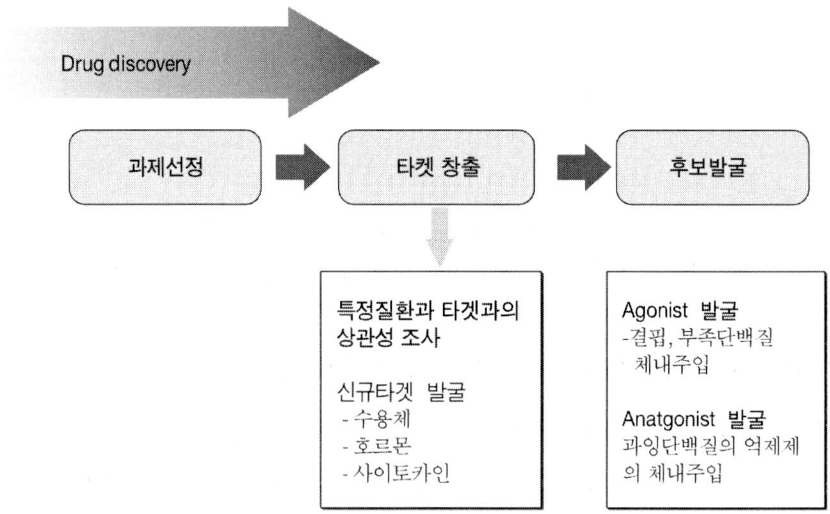

바이오 의약품의 후보발굴

손상, 노화 등의 질병에 따라, 다양한 원인에 의해 발생되는데, 인체 내 특정 기관에서 생성되는 호르몬이나 단백질이 정상 수준보다 부족하거나 생성이 안 되는 경우, 이와는 반대로 특정 단백질(세포막 내 수용체 단백질도 포함)이 정상수준보다 과잉으로 생성되는 경우가 해당한다.

현재 시판되고 있는 생물의약품 중 1세대 재조합 단백질 의약품인 인슐린, 성장호르몬, 에리스포로포이에틴, G-CSF(백혈구증식인자) 등은 호르몬 혹은 사이토카인류에 속하는 단백질 제제로서, 체내에서 정상수준보다 단백질이 적게 생성되거나 생성이 안 될 경우, 인체의 질병증상이 나타나게 된다. 예를 들면 인슐린 부족시 당뇨병, 성장호르몬 부족시 왜소증, 에리스로포이에틴 부족시 신부전성 빈혈, G-CSF 부족시 백혈구감소증의 질병이 나타날 수 있다.

이 경우 우리 몸에 유용하게 작용하는 호르몬이나 사이토카인이 질병의 증상을 완화시킬 수 있는 주요 타겟물질이 된다. 이러한 호르몬이나 사이토카인은 우리 몸에 아주 미량으로 존재하므로, 생물공학 기술을 이용하지 않고서는 고순도의 원료를 대량으로 생산하여 의약품화하기가 어려운 물질인 것이다.

이 부족분의 단백질을 외부에서 정상수준으로 보충해 주는 경우 대부분의 질병증상은 나타나지 않고 치유되는데 이 경우 치료 단백질을 합성신약에 비교할 경우 아고니스드(Agonist)라 부르며, 통상 보충요법(Replacement therapy)에 해당된다.

그러나, 엔브렐과 같은 치료제는 TNF-α 단백질이 과량으로 생성됨으로써 질병이 악화되는데 이의 대표적인 경우가 류마티스 관절염이다. 과량으로 생성된 TNF-알파 단백질의 체내 수준을 줄여주기 위하여 인위적으로 TNF-α에 선택적으로 결합하는 항체나 수용체 단백질을 대량으로 제조하여 투여하면, 류마티스 관절염의 증상을 획기적으로 줄여주는 치료효과를 발휘하는데 이러한 치료용 억제물질을 안타고니스트(Antagonist)라 부른다.

항암 항체의약품의 경우에도 암세포의 표면에 과량으로 존재하는 성장촉진인자 수용체 단백질(Her-1, Her-2)을 항체를 이용하여 선택적으로 결합시켜, 수용체에 붙는 세포성장인자의 결합을 막게 되면, 암세포의 성장이 억제된다는 사실을 발견하여, 어비툭스나 허셉틴과 같은 항암 항체의약품이 개발되었다. 이와 같이 Drug discovery 단계에서는 질환과 관련된 타겟단백질의 발굴과 타겟에 결합하는 후보물질의 발굴이 주요 개발목표가 된다.

3. 개발 프로세스 2단계: 생산공정 개발

항체의약품을 포함한 치료용 단백질로서, 의약품화하기 위해서는 먼저 네 가지의 핵심 생산기술을 확립해야 한다. 그 첫 단추로서 고분자 재조합 단백질을 대량으로 생산해 내는 **생산균주** 혹은 **생산세포주**의 제조이다. 생산세포주가 확립되면 이후에는

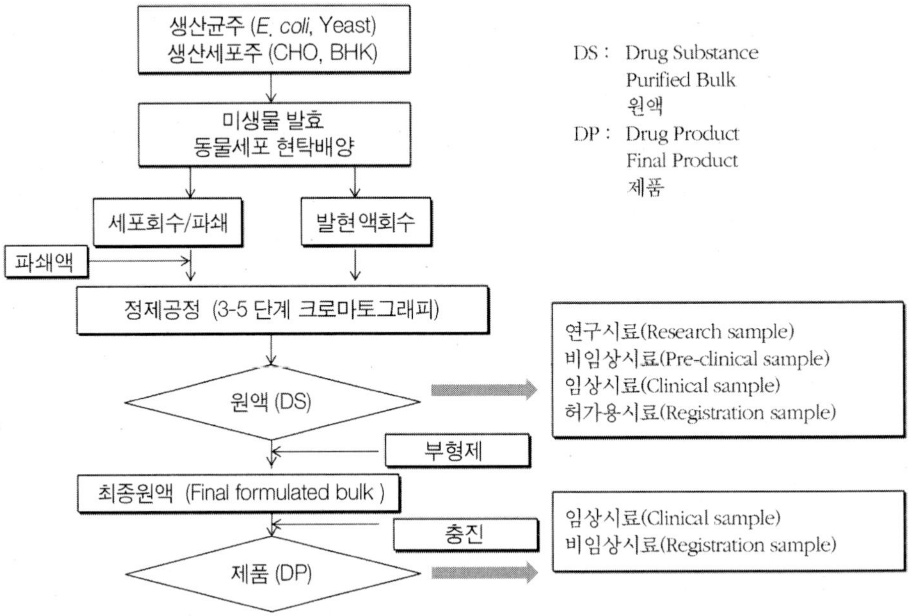

생물의약품(원료, 제품) 생산공정 개발프로세스

생산균주/생산세포주의 **배양기술의 확립**을 통해 주성분 단백질을 대량으로 함유한 배양액을 확보해야 한다. 이후 배양 발현액으로부터 고순도의 단백질 원료를 분리 정제하는 크로마토그래피 **분리정제공정의 확립**과 **단백질의 분석기술**을 확립하여야 한다.

단백질의약품은 대부분 고분자 물질이라, 경구 투여 시 위장관에서 흡수가 거의 되지 않고, 대부분의 단백질은 위장관 내에 존재하는 단백질 분해효소에 의해서 쉽게 분해된다. 따라서 단백질 의약품은 인체로 투여 시, 주사제 형태로 직접 주사하여야 한다. 경구로 투입되는 약물에 비해 주사제 형태로 약물을 주입 시에는 의약품의 품질수준을 굉장히 까다롭게 관리해야하는 데, 이는 주사되는 약물이 바로 체내로 들어가므로, 주사액내 오염물질이 혼입 시 부작용의 발생 가능성이 높기 때문이다. 통상 주사액의 주성분이 되는 단백질 원료는 약물의 활성을 유지하면서도 불순물이 거의 제거된 98% 순도 이상의 고순도의 원료로서 구비하는 것이 일반적이다. 이를 위해 단백질의약품의 개발 담당자는 고순도의 원료를 확보하기 위한 최적의 제조기술을 확립해야 하며, 이는 성공적인 의약품 개발을 위해 필수불가결한 성공요소가 된다.

바이오 의약품은 원료물질의 제조기술 확보에 최소 3-5년의 오랜 기간이 소요되며, 핵심 제조기술의 확보는 개발회사의 주요 무형자산으로서, 특허화하거나 노하우로 유지 관리하는 것이 필요하다.

단백질 의약품의 경우, 확보한 제조기술로 1차적으로 의약품의 주성분이 되는 단백질 정제원료[Purified bulk product, 또는 Drug Substance(DS)를 제조하고, 이후 주성분 단백질을 장기 보관 시 안정적으로 활성을 유지할 수 있는 성분인 부형제(안정화제) 등을 첨가하여 최종 완제품인 최종제품(이하, Drug Product라 함)을 제조한다.

주성분이 되는 고순도의 단백질 원료를 확보하여 의약품 허가를 취득하기 위해서는 **생산기술 개발 단계**에서는 생산세포주, 발효/배양공정 확보, 정제공정확보, 분석법개발, 제제처방개발, 비임상원료 확보(주로 활성 및 약효평가용), 구조 및 특성분석의 7가지 시험 항목을 수행하여야 하며, **비임상 단계**에서는 비임상 시료(주로 완제 처방형태의 독성시험용)제조, 기준 및 시험법 확립, 표준품 제조, 효력 및 일반약리시험, 세포주 뱅킹 및 세포주 특성분석, 독성평가 및 안정성시험을 수행하여야 한다.

이후 **임상 단계**에서는 임상수행을 위한 임상원료 및 임상제품 생산을 준비하여야 한다.

각 바이오 의약품 개발단계별로 주성분이 되는 단백질의 원료와 제품의 제조는 일정수준의 생산스케일을 확보하면서 Scale-up 생산공정을 거쳐 완제품 발매를 위한 최

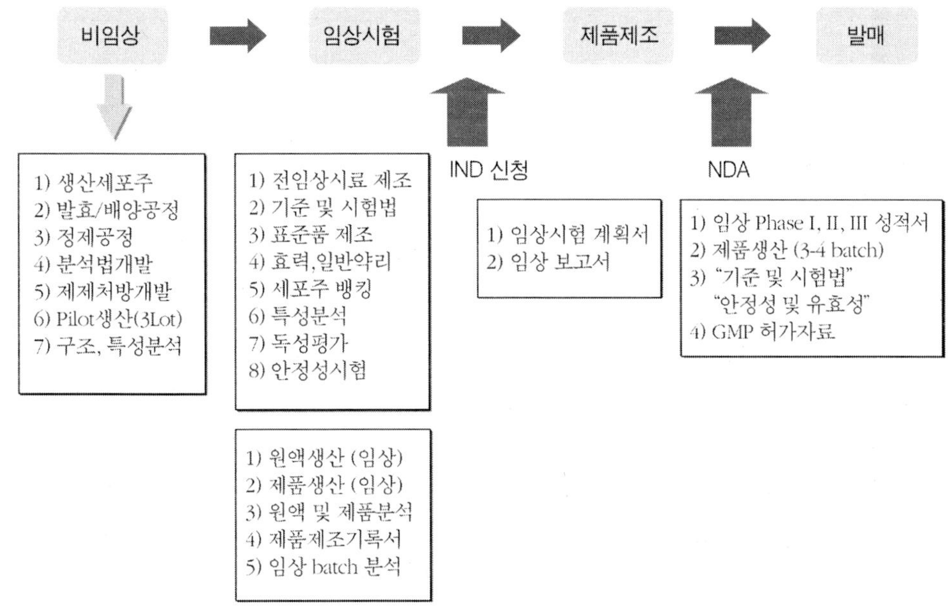

생물의약품 허가신청을 위한 시험항목

종 원료 생산공정을 확립해야 한다. 이를 위한 각 단계별 생산공정 및 개발해야 할 물질은 다음 그림과 같다.

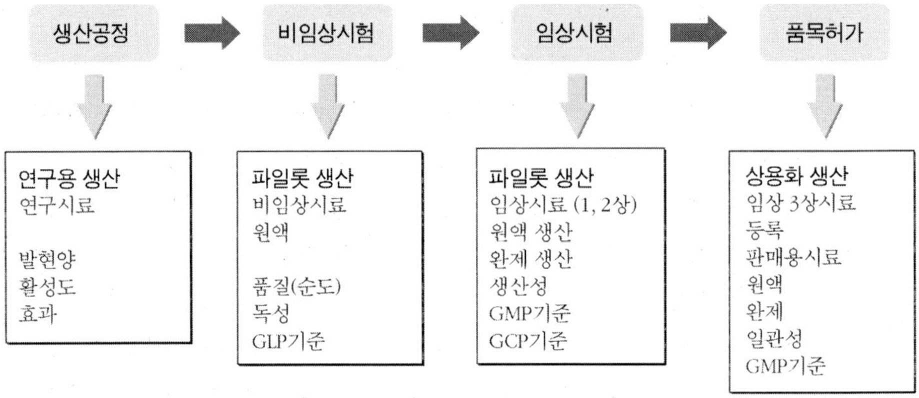

생산단계별 개발물질 및 주 고려요소

생산공정 개발의 첫 단계인 **Lab-Scale 연구단계(BP-1 단계)**에서는 주로 활성을 나타내는 주성분 단백질 원료의 확보에 주안점을 둔다. 이 단계에서는 비임상시험에 필요한 물질 공급이 가능한 규모의 생산성을 갖는 균주/세포주 생산성(단백질 발현 level)의 확보와 단백질의 활성 측면에서의 품질 확보에 주안점을 두고 개발하여야 한다.

이 단계에서는 1차적으로 플라스크 수준, 이후 2-5L 규모의 배양기(발효조)를 이용 생산세포주를 배양하여, 단백질을 소규모 수준(통상 수 mg-수십 mg)으로 분리 정제하는 소규모 Lab-scale 생산공정 개발에 주력한다. 통상 이 단계의 개발은 제약기업뿐만 아니라 일반 대학 및 국립연구기관, 벤처에서의 후보물질 제조연구로서 주로 이루어지는 수준이다.

이후 비임상시험 단계인 **2단계 생산공정(BP-2 단계)**에서는 바이오리액터(동물세포의 경우)나 발효조(미생물의 경우)를 이용하여 균주(세포주) 생산성 확보를 기본 목표로 두면서 단백질의 순도 규격이 최소한 주사제 의약품 규격수준에 적합한 수준의 생산 공정개발에 주력한다. 이 단계에서는 동물에서의 약효, 독성평가를 위한 예비시험 및 GLP 가이드라인에 따른 비임상시험 패키지를 수행해야 하므로, 비임상 독성시험 및 안정성시험 및 표준품 확보에 필요한 충분한 양의 원료와 임상시료와의 품질의 동등성을 입증할 수 있는 수준의 품질 규격을 확보할 수 있는 정도의 생산공정을 개발하는 것이 중요하다.

3단계 임상시험(BP-3 단계)에서는 임상시료의 제조에 주안점을 둔 생산 공정개발을 수행하여야 한다. 바이오 의약품의 경우 임상시료는 주로 인체에 주사제 형태로 무균수준의 상태로 주입해야 하므로, 비임상 시료보다 훨씬 까다로운 생산공정 개발을 요구한다. 1차적으로 단백질원료의 제조시설이 연구소가 아닌 별도의 청정환경이 담보된 공장 제조소에서 임상원료를 제조해야 한다.

이러한 청정 제조시설을 GMP(Good Manufacturing Practice) 제조소라고 부른다. 즉 3단계 임상시험 단계부터는 임상원료인 Drug substance와 임상제품인 Drug product를 별도의 GMP 작업공간에서, GMP 교육을 이수 받은 훈련된 직원에 의해서 생산되도록 조치해야 하며, 이 단계에서 주로 임상 1상 및 2상 시험용 원료를 제조하게 된다.

임상 1, 2상용 원료와 임상제품 제조단계에서는 주성분인 단백질 원료의 품질규격을 주사제 단백질 의약품 규격에 적합한 수준으로 확보하는 것이 가장 중요하며, 예기치 않은 인체 투여시의 부작용을 막기 위해서 주사제 시험에 해당되는 다양한 시험규격을 충족시켜야 한다.

마지막 **품목허가단계(BP-4 단계)**에서는 상용화에 필요한 규모의 원료 및 제품생산공정의 확립 및 생산공정 및 분석방법의 밸리데이션이 주요 개발 항목이 된다. 이 개발 단계에서는 주로 임상 3상용 시료와 제품 품목허가를 위한 시험생산용 원료 확보를 위한 공정개발이 주 항목이 되며, 원료 및 제품 생산 공정의 일관성(Consistency)의 확보 여부가 개발의 주요 성공요소가 된다.

이제 각 바이오 API(Active Pharmaceutical Ingredient) 원료를 확보하기 위해 필요한 생산기술과 각 생산공정의 개발 단계별로 준비해야 할 시험항목에 대해 소개하고자 한다.

1) 생산공정 개발 1(BP-1 step): 생산균주/생산세포주 제조

바이오시밀러 제품을 개발할 경우에는 오리지널 개발사가 사용한 발현시스템을 가능한 한 그대로 사용하는 것이 유리하므로, 생산균주/세포주에 대한 개발자의 선택의 폭이 제한되지만 바이오 신약을 개발할 경우에는 하기의 표에 제시된 바와 같이 생산에 들어가는 비용(Cost)과 제품의 품질을 고려하여 다양한 발현시스템 중 최적의 생산시스템을 검토 고려하여 선정해야 한다.

만일 단순 단백질형태의 바이오 신약을 발현할 경우에는, 동물세포를 사용하여 단백질을 발현시 생산비용이 미생물 시스템에 비교하여 상당히 비싸므로, 활성과 품질에 문제가 없다면, 일차적으로 미생물 발현계를 이용하는 것이 일반적이다.

단순 단백질의 발현을 위한 미생물 시스템은 회사의 보유기술역량에 따라 대장균(*E. coli*)나 효모(*Saccharomyces cerevisiae, Pichia pastoris*) 중에서 적합한 미생물 발현시스템을 이용하여 발현시키는 것이 일반적이다.

개발 후보물질이 당단백질이면서, 당사슬의 말단에 시알산이 존재 시 약효가 충분히 발휘되는 EPO와 같은 제품 혹은 당사슬의 형태와 특정조성이 활성에 주요한 영향을 미치는 경우에 해당되는 항체의약품의 경우에는 미생물이 아닌 CHO 세포주와 같은 동물세포주를 사용하는 것이 필수적이다.

■ 재조합 단백질 발현시스템

항목	동물세포		미생물	
발현시스템	중국산 햄스터 난소세포주(CHO cell line)	곤충세포주(Sf 9, Sf 21 cell line)	대장균(*E. coli*)	효모(Yeast)
생산 단백질	당단백질(glycoprotein)		단백질(Protein)	
발현 형태	용해성(Soluble) 분비형(Secretion)	용해성	비용해성	용해성
생산 비용	고비용	고비용	저비용	저비용
당화정도 (Glycosylation)	+++ 콤플렉스형(Complex) (시알산, sialic acid)	++ 만노즈형 (Mannose)	− 비 당화 (No glycosylation)	++ 고 만노즈형 (High Mannose type)

발현계가 선정되면, 재조합 단백질을 발현 균주에서 생산하기 위하여, 후보물질에 해당되는 재조합 단백질을 코딩하는 유전자(cDNA 혹은 합성유전자)를 발현벡터에 클로닝하는 유전자 클로닝 작업과 발현된 단백질을 정량하기 위한 정량법을 구축한다. 정량법은 간단하면서도 정확히 정량 가능한 HPLC나 ELISA 정량법이 주로 사용된다.

대장균 시스템으로 발현시에는 발현벡터 내에 가능한 한 페니실린 내성 유전자를 재조합균주 선정용으로 사용하지 않도록 초기 벡터 디자인 시 신경을 써야한다.

통상 항체의약품이나 에리스로포이에틴과 같은 당단백질을 제조해야 할 경우에는 CHO 세포주가 가장 널리 사용되어지며, CHO 세포주 중에는 CHO DG44나 CHO DUKS 세포주를 모세포(parental cell line)로 하여 단백질 유전자가 삽입된 발현벡터를 도입(transfection)하여 생산세포주를 제조하는 것이 일반적이다.

동물세포에서의 단백질 발현은 세포질에서의 일시적 발현(transient expression)

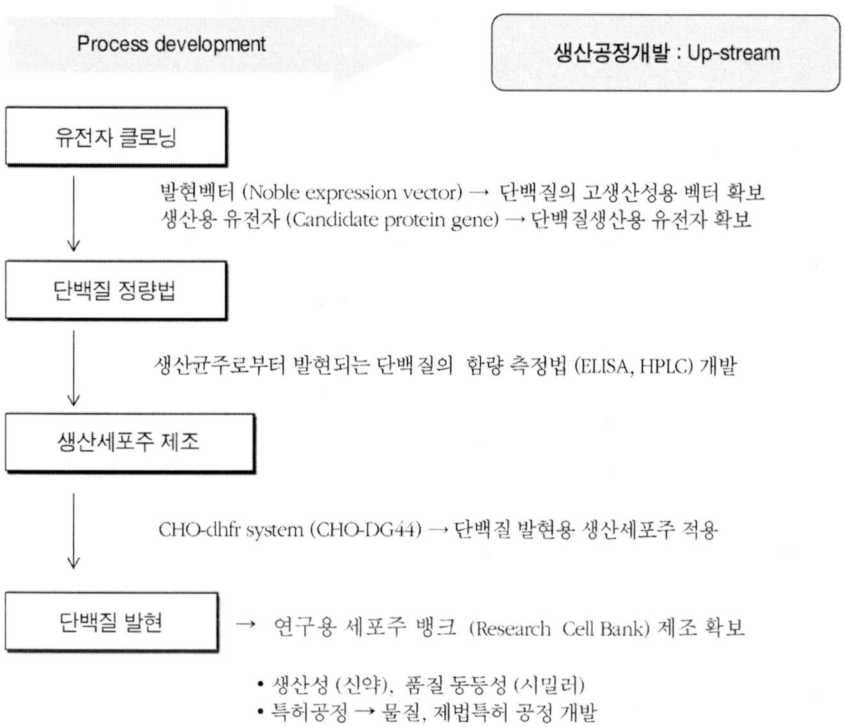

BP-1 Step(Process development-1): 생산 균주/세포주 제조

을 통해 많은 수의 단백질 리드후보 물질들의 활성 및 효능평가를 일차적으로 진행하며, 최종적인 후보물질이 선정된 경우에는 안정적 발현이 가능한 생산세포주(Stable cell line)를 제조한다. 통상 CHO 세포주에서의 발현시스템은 핵산 합성에 관여하는 디하이드로폴레이트(dhfr) 유전자 및 네오마이신에 대한 저항성을 가진 유전자발현 벡터 내에, 발현하고자하는 단백질 유전자를 함유한 동물세포용 발현벡터를 제조하여 dhfr 유전자가 결손된 CHO 세포주에 도입하는 시스템이 보편적인 발현시스템이 된다.

CHO 세포주에서 발현 단백질이 안정적으로 대량으로 발현되기 위해서는 CHO 세포주에 재조합 단백질을 코딩하는 유전자를 함유한 발현 벡터를 도입(transfection)시킨 후, 벡터 내 네오마이신이나 제오신 저항성 유전자에 의한 항생제 내성 세포주를 선별하여, 안정적으로 염색체에 삽입된 세포주를 선별하고, 이후 유전자가 증폭되도록 메토트렉세이트의 농도를 단계적으로 높여가면서 유전자의 증폭을 유도하여 단백질 생산성이 향상된 생산세포주를 제조하며, 최종생산 세포주를 이용하여 CHO 세포주의 배양법 및 정제법을 확립하여 목적 단백질을 확보하게 된다. 이 단계에서 구축한 세포주는 주로 **RCB**(Research Cell Bank)로 명명한다.

BP-1 단계에서 생물공학자는 일차적으로 생산세포주에서의 단백질의 생산성을 최대한 향상시키는 연구를 중점적으로 수행하게 되며, 바이오시밀러의 경우에는 오리지널 제품과의 품질의 유사성(크기, 구조, 활성) 등을 입증할 수 있는 연구도 병행하여 진행하여야 한다. 이 단계에서는 신약의 경우, 후보물질의 효능을 입증하는 동물시험까지 수행하여, 물질특허 및 제법특허를 구비하는 것도 잊어서는 안 될 사항이다.

2) 생산기술 개발 2 (BP-1 step): Lab-scale 생산공정 개발

후보물질을 확보하여 생산 세포주를 제조하면서, 수행해야 할 시험항목은 바로 Lab-Scale 수준의 생산공정의 확보이다. Lab-scale 생산공정 확립 단계에서 주요 개발항목으로 세포배양공정 확립 및 단백질 고순도 분리정제법, 그리고 분석법의 개발이다.

배양공정 개발 및 세포 회수법

초기 Lab-Scale 수준의 배양공정 확립 단계에서는 플라스크 수준에서부터 시작하여 1-5L 수준의 세포배양기(미생물의 경우 발효조)에서 최대의 단백질 생산성을 나타내면서도 최고의 품질 기준을 만족하는 **세포배양공정**을 개발한다. 이를 위해서는 세포의 생존율이 높은 상태로 유지하면서도 단위 부피당 세포수를 최대로 끌어올리는 연구와 세포당 단백질의 발현량(Specific productivity)을 극대화시키는 세포배양 조건을 연구해야 한다. 초기 배양조건 확립연구에서는 플라스크 배양조건 하에서 batch 방법을 적용하여 1차 배양조건을 확립하며, 이후 소규모 바이오리액터를 적용하여 fed-batch 혹은 perfusion 배양방식 등을 적용하여 배양조건을 확립한다. 또한 배양용 배지선정, 배양 시의 배지첨가물의 종류, 배양온도, pH, 삼투압 등의 배양조건의 최적화를 통하여 상기의 두 가지 목표를 만족할 만한 수준으로 맞추는 연구를 수행한다.

Lab-Scale 공정단계에서 원하는 수준의 단백질 발현액을 확보하게 되면, 이후에는 배양세포(배양 미생물)와 발현액을 분리하는 공정인 **세포제거/발현액회수(cell clarification)** 공정을 수행한다. 이를 위해서는 원심분리기나 세포여과기를 이용하여 세포를 분리하게 되며, 소규모 공정개발단계에서는 두 방법 중 어떤 방법을 써도 무방하다.

발현 하고자하는 단백질이 미생물 세포내에 존재하게 될 경우에는 초음파분쇄기와 같은 세포파쇄기를 이용하여 미생물을 파쇄시켜, 세포 파쇄물과 후보 단백질 용액을 분리한 후에 후보 단백질의 분리정제 공정을 수행하게 되며, 후보 단백질이 세포 밖으로 분비되어 나오는 경우에는(대부분의 동물세포에서의 발현액은 세포밖으로 분비되도록 유전자 조작함) 배양 발현액 만을 수거하여 **단백질 분리정제 공정**을 수행하여 발현액 내 존재하는 불순물을 제거하고 주성분 단백질을 분리정제한다.

발현액 내에 존재하는 다양한 불순물로부터 주성분 단백질만을 순수 분리 정제하기 위해서는 3-5 단계의 액상 크로마토그래피 분리공정을 적용하여 단백질을 분리 정제해야 한다.

Process development → 생산공정 : Downstream, Small scale production

- 배양법의 개발 (2 L → 50 L)
  바이오 리액터 종류 (Batch, Fed-batch, Perfusion) → 세포 생존율 (Viability)
  배지의 종류 (SFM, PF) 배양발현 일관성
  공정 파라미터 (온도, pH, 첨가물)
  배양 기간
  배양 발현액의 생성 (High titer and high quality of active ingredient)
- 단백질 분리전제법이 개발 → 순도, 수율
  세포분리 (Centrifuge, filtration)
  크로마토그래피 칼럼 (Protein A, IEC, HIC, viral inactivation)
  농축/Diafitration method
- 분석법의 개발
  함량측정 (Quantity) : mg/ml 단위 (ELISA or HPLC, 280 nm absorbance)
  순도측정 (Purity) : 〉 98% (HPLC)
  활성측정법 (Activity) : 세포 기반 활성 측정법 (Cell based assay)

－특허공정 → 제법특허 공정 개발
－약효평가용 시료생산
－시험법 개발

BP-1 Step(Process development-1): 생산공정 개발 단계 - Lab. Scale

바이오의약 산업계에서 가장 대표적으로 사용되는 분리정제용 크로마토그래피로는 음이온(DEAE, Q-Sepharose) 및 양이온교환 크로마토그래피(CM, SP-Sepharose), 역상 크로마토그래피(C4, C8, C18), 소수성 크로마토그래피(Phenyl Sepharose), 젤 여과 크로마토그래피 및 리간드 특이성(친화성) 크로마토그래피(Blue-Sepharose, Protein A 등)이 해당되며, 이러한 크로마토그래피 칼럼을 조합하여 주성분과 불순물의 분리가 잘 이루지는 공정을 소규모 정제 칼럼을 다양하게 조합하여 **고순도 분리정제 공정**을 확립해야 한다.

바이오 신약 및 바이오시밀러 후보 단백질의 약효평가를 위해서는 일차적으로 주성분 단백질의 정량법과 순도측정법 및 생물학적 활성측정법을 선행하여 확립하여야 한다. 통상 주성분 단백질의 정량법은 주성분에 대한 항체를 이용한 ELISA법이나 HPLC 정량법(Gel chromatography 혹은 역상 크로마토그래피법) 혹은 280nm에서의 흡광도 측정법을 기준으로 하여 개발하여 정량기준으로 활용한다.

주성분 단백질의 순도 측정법은 주로 Size-exclusion HPLC(예; TSK-G-3000 Tosoh사) 혹은 역상 HPLC 크로마토그래피 등을 이용하여 단백질 품목별로 개발한다. 아무리 고순도로 단백질의 분리정제가 이루어지더라도, 단백질 고유의 3차원적 입체구조가 깨어지게 되면 활성을 제대로 나타나지 못하게 되어, 주성분 단백질 본연의 약효를 발휘하기가 어렵다. 단백질은 온도, pH, 빛, 염농도 등 외부의 환경조건에 따라 쉽게 그 활성이 변성되기 쉬우므로, 먼저 분리된 단백질이 안정적으로 활성을 유지함을 확인할 수 있는 활성측정법을 개발하는 것은 필수적이다. 이를 위해, *in vitro* cell based assay와 *in vivo* 활성측정법을 품목별로 개발하여, 의약품의 기준 및 시험항목으로 설정 사용한다.

이 1단계 의약품 공정개발 단계에서는 제법특허 출원을 준비하고 약효평가용 시료생산 및 주성분 단백질 원료에 대한 구조분석 및 물리화학적 특성분석을 수행해야 한다.

액체 크로마토그래피를 이용한 단백질 분리정제 공정개발

배양 발현액으로부터 주성분 단백질을 의약품 용도의 고순도로 **분리정제**하기 위해서는 하기의 4종류의 단백질의 특성에 기초한 4종류의 분리정제 컬럼을 사용하여야 한다. 발현 배양액 내에 존재하는 주성분 단백질의 상대적 양이 많아지게 됨에 따라 조합되는 컬럼의 수는 적어질 수 있다.

단백질은 그 표면에 존재하는 염기성 혹은 산성 아미노산에 의한 이온성, 단백질을 구성하는 페닐알라닌 및 트립토판 등의 소수성 아미노산의 페닐링에 의한 소수성, 항체의 Fc 영역에 특이적으로 결합하는 리간드인 Protein A 혹은 특정효소에 특이적으로 결합하는 기질항원과 같은 리간드에 대한 특이적 결합 친화성, 주성분 단백질과 불순물과의 다양한 크기차이, 등의 4가지 분리특성을 보유하므로, 분리하고자 하는 주성분 단백질과 불순물 단백질과의 특성차이가 큰 칼럼을 적용하여 단백질을 분리하게 된다.

■ Major 불순단백질의 확인 및 불순단백질의 종류 파악

단백질의 특성	분리정제 컬럼	특성
이온결합(Charge)	이온교환 크로마토그래피 (IEX, Ion Exchange chromatography)	Capturing 단계 Purification 단계
소수성결합(Hydrophobicity)	소수성결합 크로마토그래피 (HIC, Hydrophobic interaction chromatography)	Purification 단계 Polishing 단계
친화성 결합(Biorecognition, ligand specificity)	친화성 크로마토그래피 (Affinity chromatography)	Capturing 단계
크기(size)	젤여과 크로마토그래피 (Gel filtration chromatography)	Polishing 단계

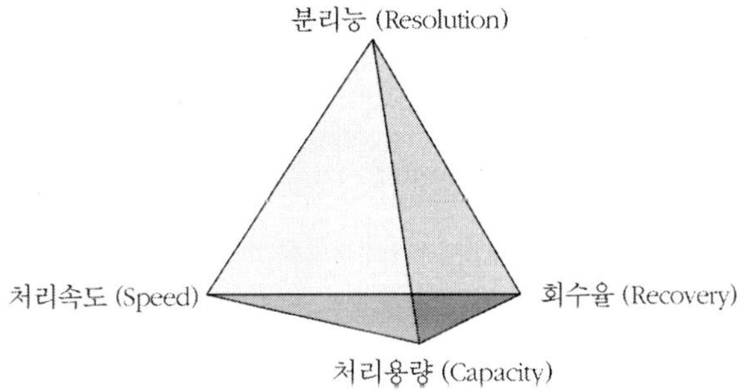

컬럼 크로마토그래피 적용
(GE Healthcare: Downstream Process 참조)

단백질의 칼럼 분리 정제 시 극대화해야 할 사항으로는 상기 4가지 항목이다. 컬럼의 처리용량이 클수록, 정제 처리 속도가 빠를수록, 정제 산물의 회수율이 높을수록, 정제 컬럼의 분리능이 좋을수록 고순도, 고수율의 정제원료를 획득할 수가 있으며, 각 4가지 요소를 동시에 만족시킬 수는 없으므로 정제의 목적에 따라 상기 4가지 항목의 적절한 밸런싱을 하여, 크로마토그래피 분리정제 공정을 디자인하는 것이 필요하다.

재조합 단백질의 분리정제 공정 개발 시 주요 체크 항목으로는 생물의약품의 개발 단계에 따라 그리고 정제물의 사용목적에 따라 품질수준이 달라질 수 있으므로 개발 단계와 정제목적을 명확히 해야 한다.

- 분리정제 최종 목표?
  - -개발 단계 및 정제물의 사용목적 고려 설정
  - -단백질 소요량(Protein Content)
  - -최종 순도(Purity), 활성(Activity)
  - -수율(Economy), 재현성(Reproducibility)
- 신속 간단한 주성분 단백질의 정량법(활성측정법)을 정제법 적용전 선확보
- 개발단계별 주사제용 재조합 단백질의 일반적 소요량 및 품질수준

목적	정제단백질의 양	순도	활성	수율	재현성
N말단, 내부서열, 조성분석	0.5-5mg	95%	유지 ×	저	저
펩타이드 맵핑	0.5-1mg	95%	유지 ×	저	저
항체제작	0.1-5mg	95%	유지 ×	저	저
고차구조 분석(CD)	1-5mg	95%	유지 ×	저	저
전임상전 약효평가	〉 수-수십 mg	95%	유지 ○	중	저
초기공정개발, 기시법	〉 수-수십 mg	98%	유지 ○	중	중
후기 공정개발 및 전임상	〉 수십 mg-수 g	〉 98%	유지 ○	고	고
임상 및 시제품 생산	〉 수십 g-수 kg	〉 98%	유지 ○	고	고

미야자키 고오: 단백질 실험노트 참조

▲ 분리 정제 공정개발시 주 체크 항목

정제공정을 개발하는 연구자가 유념해야 할 정제항목으로는 1) 정제 목적에 따른 정제물의 **소요량**의 산정 2) 정제 목적에 맞게 확보해야할 **순도**의 수준 3) **활성**의 유지 필요성 4) **수율**(Yield) 수준, 5) 공정의 **재현성** 확보(reproducibility)이며, 이 5가지 요소를 고려하여 정제 컬럼의 조합을 디자인해야 한다.

치료용 재조합 단백질을 고수율로 확보하기 위해서는 일차적으로 좋은 출발재료의 선택이 중요하다. 목적 단백질의 초기 절대량과 상대함량이 높고, 주성분의 활성을 제대로 보유한 발현산물의 확보가 필수적이다.

이를 위해서는 주성분 단백질을 고발현하는 생산균주/생산세포주의 확보가 가장 중요하며, 고품질의 활성분획을 가지는 생산 균주의 선별이 병행되어야 한다.

또한 정제공정 개발 초기부터 고려해야할 사항은 분리하고자 하는 주성분 단백질의 **안정화 조건**의 연구이다. 기 발표된 특허와 논문자료를 근거로 하여 활성을 유지하면서도, 변성, 분해, 흡착을 최소화시킬 수 있는 정제 조건을 찾는 것이 중요하며 가장 기본적으로는 온도, pH, salt 농도의 최적화시키는 것이다.

정제 초기단계에서 주성분 단백질의 안정화 조건을 확보한 이후에는 본격적으로 생물의약품의 원료(Drug substance)를 확보하기 위한 정제공정 연구를 착수한다.

- 좋은 출발재료 확보: 목적 단백질 초기 절대량 및 상대함량이 높아야 함. 주성분의 활성 제대로 보유해야 함.
  → 고발현 생산균주/생산 세포주 제조의 확보 여부
  → 고품질 활성분획을 가진 생산균주/세포주의 선별 여부

- 단백질 안정화 조건

기 발표 특허 및 논문 검토: 온도, 완충용액 및 부원료의 pH, 전도도(활성유지, 분해억제)
낮은 회수율 요인 → 실활, 변성: 저온 보관, 최적 pH, 안정화제
분해: 저온 처리, 단백분해 효소 저해제
흡착: 비 흡착성 용기사용
계면활성제 및 안정화제 첨가(HSA)

Ⓐ 분리 정제공정개발 시 초기 고려사항

의약품화를 위한 액체 크로마토그래피 분리정제공정은 크게 3단계 정제과정을 거쳐서 고순도의 원료를 확보하게 되는데, 그 단계로서는

1) **Capturing 단계**, 2) **Purification 단계**, 3) **Polishing 단계**가 이에 해당된다.

의약품으로서의 품질을 확보하기 위해서는 주사제로 투여하는 단백질의 속성상 순도 99% 이상을 주성분의 순도를 확보하는 것이 이상적이며, 통상적으로 98% 이상의 순도기준으로 원료를 정제하는 것이 일반적이다. 상용화를 위한 정제용 장비 칼럼, 레진 등을 공급하는 업체로서는 GE 헬스케어(구, 아머샴 파마시아나)나 멀티포아사가 주로 이용되며, 이 회사로부터 관련 제품정보와 기술정보를 입수하여, 분리정제 공정개발에 활용한다.

재조합 단백질을 의약품으로 허가 취득하여 상품화하기 위해서는 품질측면에서 고순도 원료의 확보 이외에 추가적으로 상기 4가지 항목을 더 염두해 두고 공정을 개발해야 한다. 또한 예기치 않은 바이러스의 오염으로 발현 배양액 내에 불순물로서 바이러스가 혼입될 경우라도, 크로마토그래피 분리정제공정이 오염 바이러스를 효율적으로 제거 및 불활화 시킴을 증명하는 공정 능력을 가질 수 있도록 의약품 용도에 맞는 크로마토그래피 분리 정제 공정으로 디자인하여야 하며, 이 부분은 규제기관인 식약처에

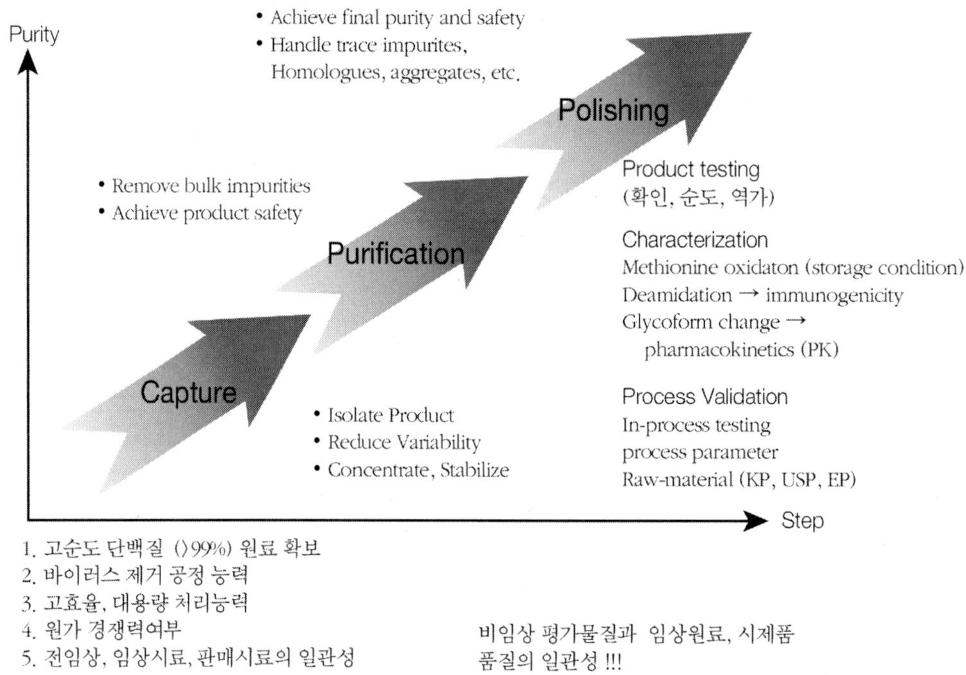

크로마토그래피 정제공정 시 고려사항

(GE Healthcare, Downstream process 참조)

서 안전성 확보측면에서 꼭 체크하는 사항이다. 주로 동물세포를 이용하여 재조합 단백질을 의약품화할 경우에는 정제공정이 바이러스의 제거능력(clearance)을 보증하는 시험자료를 허가자료로 필수적으로 구비하여 식약청에 제출토록 준비하여야 한다.

이외에 기업의 이윤확보를 위한 경제성의 측면도 공정개발에 주요하게 고려해야할 사항이다. 개발 품목이 타사의 동종 제품대비 시장경쟁력을 확보하기 위해서는 원가 경쟁력의 확보가 중요한 요소가 된다. 특히 항체의약품개발에 있어서는 경제성 있는 크로마토그래피의 분리공정의 디자인도 간과해서는 안 될 사항이다.

원가 경쟁력을 가진 고효율 대용량 정제공정의 개발과 함께 허가취득 측면에서는 전임상 시료와 임상 시료 그리고 판매용 시료의 품질의 일관성(Consistency)을 확보하는 것도 중요한 요소가 된다.

통상 전임상 및 임상단계와 판매 단계에서는 품목에 따라 정제공정의 Scale-up이 점진적으로 이루어지는 것은 필수적이며, 개발자는 규제기관에 Scale-up 공정 변화에 상관없이 재현성 있는 원료의 품질이 확보되었음을 증명하는 자료를 제시하여 허가를 취득하여야 한다.

일관성 있는 원료의 품질을 확보하기 위해서는 정제공정의 각 단계를 표준화하고 주요 공정항목에 대해서는 공정 중 조절 항목(In-Process control)을 두어, 공정변수의 변화에 따른 품질의 변화를 최소화하여야 한다. 그리고 정제에 사용되는 완충용액이나 시약 등의 조원료(raw material)도 약전규격으로 확보하여 사용함으로써, 예상치 못한 불순물의 혼입이 이루어지지 않도록 유의하여야 한다.

결론적으로 주성분 단백질의 허가취득에 적합한 단백질 원료를 확보하기 위해서는 경제성 및 일관성 있는 품질을 보증하는 scale-up 공정의 확립과 더불어 기본적으로 정제공정이 **의약품의 규격**(확인, 순도, 역가)시험과 **안정성시험**(Stability test)을 만족시킬 수 있는 수준으로 정제공정을 개발 확립하여야 한다.

3) 생산공정 개발 2단계(BP-2 step): 파일롯(Pilot-scale) 생산공정

바이오 의약품 생산공정 2단계는 파일롯 생산공정 개발단계 또는 비임상 연구 개발단계에 해당된다.

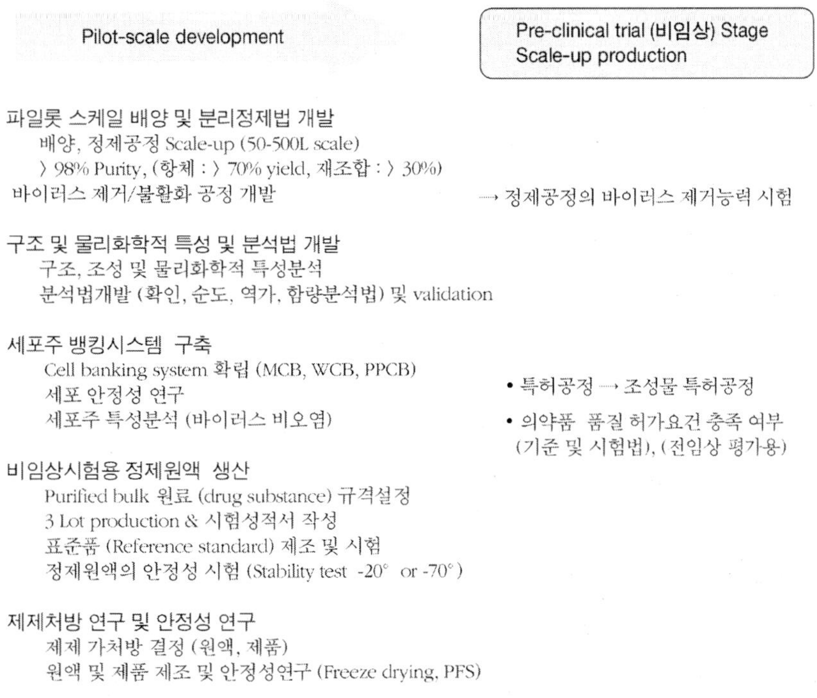

BP-2 Step(Process development-2): 비임상 개발단계-파일롯 스케일

이 단계에서는 비임상 동물시험 및 임상시험용 시료생산을 위한 의약품원료의 파일롯 생산공정(파일롯 배양 및 분리정제법 개발의 확립)을 확립하고 의약품 규격을 확립하기 위한 시험법을 개발하여 원료 생산 뱃치에 대한 각 시험항목별 시험기준을 설정하고, 주성분 단백질의 구조, 조성물리화학적 생물학적 특성을 규명하는 시험을 수행한다.

또한 **세포주 뱅킹 시스템**을 구축하여, 생산세포주의 안정성분석 및 세포주가 미생물이나 특정 바이러스에 오염되지 않았음을 증명하는 세포주 특성 분석시험을 수행해야 한다.

또한 **비임상시험용 원료**인 **drug substance**를 생산하여, 생산된 원료가 바이오 의약품수준의 규격기준에 들어가도록 시험성적서를 작성하여, 이 생산원료 중 대표적인 원료를 자가 표준품으로 설정한다. 또한 정제원액의 장기보관을 위해 일반적으로 −20° 혹은 −70°에 보관하여 보관안정성 시험을 수행한다.

바이오 신약인 경우에는 **제품의 안정성**을 위해 **제제 가처방**을 설정하여, 유통온도에서의 안정한 제제 개발을 수행한다.

이 단계에서는 특허적 측면에서는 조성물 특허를 준비하여야 하며, 허가적 측면에서는 의약품의 품질허가 요건을 충족시키기 위한 기준 및 시험법 및 전임상평가용 규격의 원료확보가 중요한 공정개발의 고려요소가 된다.

보통 비임상 연구단계에서 생산공정의 확립은 하기의 재조합 단백질 생산공정 개발용 연구장비를 활용하여 수행한다.

−170° 이하의 액체질소 탱크는 동물세포주의 보관용으로 사용하는데 주로 연구용 세포주뱅크(RCB), 마스터 세포주뱅크(MCB) 및 워킹 세포주뱅크(WCB)의 장기보관용도로 사용된다. Lab-scale 배양공정확립을 위해서는 2−10L 규모의 용기 내에 세포를 배양하는 동물세포배양기, 파일롯 배양을 위해서는 50L부터 크게는 500L 규모 이상의 배양기를 이용한다. 최근에는 일회용 비닐백에서 배양가능한 일회용 바이오리액터가 동물세포배양용으로 각광을 받고 있으며, 해외의 하이클론사, 엑셀러렉스사, 사토리우스사, PBS사 등에서 1회용 배양기 관련 제품들을 공급하고 있다.

비임상 및 임상단계에서의 단백질 정제공정 개발

비임상 및 임상단계에 진입하는 생물의약품의 원료물질 개발에 있어서는 특히, 불순물을 효과적으로 제거할 수 있는 분리정제 공정의 개발이 필수적이다.

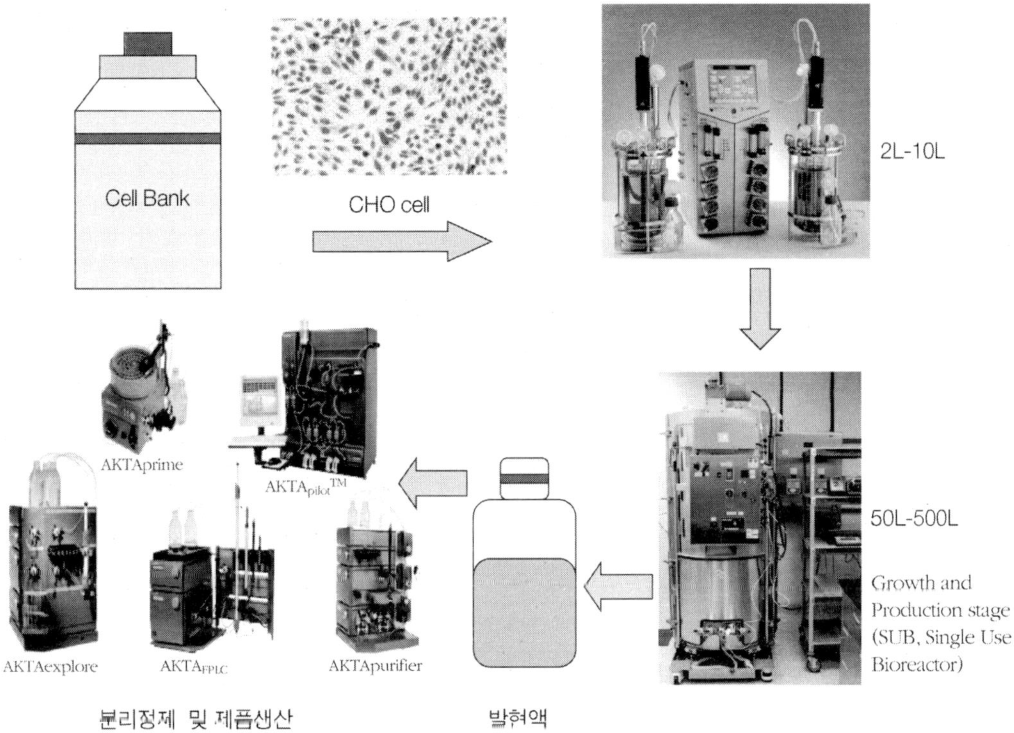

재조합 단백질 생산공정 개발용 연구 장비

- 불순물 제거 공정 개발 → 고순도 원료 및 제품 확보(〉 98% 순도)
  - 원료 의약품(Drug substance) 순도 → 규격 범위 이내 적합한 정제공정
  - 최종제품(Drug product) → 안전한 level까지 불순물이 제거된 정제공정

불순물 종류	기원	공정 조치
제조과정 중 의도하지 않게 도입된 오염물질	-미생물 유래(microbial species, Virus and mycoplasma) -미생물 유래 효소(microbial protease)(미생물)	유입차단: GMP 환경 멸균 세척 공정 나노/무균 필터 공정
공정 관련 불순 물질 (Process-related compound)	-생산세포주 유래 불순물 -배양 공정 유래 불순물 -정제 공정 유래 불순물(불순물질-단백질, DNA)	크로마토그래피 정제 공정/HPLC 분리 공정
제품 관련 불순 물질 (Product-related compound)	-주성분 단백질의 세포내 합성과정(post-translational modification), 정제 및 보관시 발생(주성분인 단백질의 변이체)	

단백질 의약품 원료 생산공정 개발: 고순도 원료확보

순도 98% 이상의 고순도의 원료를 확보하기 위해서는 정제공정 개발자는 주성분의 확보 관점에서 분리 정제공정을 바라보고 공정을 디자인하는 것과 병행하여 불순물의 양과 종류를 파악하여 불순물의 제거 관점에서도 크로마토그래피 분리정제 공정을 디자인하는 것이 매우 중요한 요소가 된다.

미생물 또는 동물세포를 이용하여 재조합 단백질을 발현시 발현액 내에 존재할 수 있는 불순물의 종류는 상기 표와 같이 크게 3 종류로 구분할 수가 있다. 1) 제조과정 중 의도하지 않게 도입된 오염물질, 2) **공정관련 불순물질**(Process-related compound) 3) **제품관련 불순물질**(Product-related compound)이 이에 해당된다.

1)번 항목의 제조과정 중 의도하지 않게 도입된 오염물질로는 공기나 물, 배양시 사용된 배지나 완충용액, 작업자와의 접촉 등으로 유입된 바이러스나 마이코플라스마와 같은 미생물 등이 이에 해당되며, 이와 같은 오염물질의 유입차단은 미생물을 여과 제거하는 헤파필터가 장착된 청정실(GMP 작업환경)에서 정제를 수행함으로써 방지할 수 있으며, 이외에 멸균 필터의 사용 및 멸균 세척공정의 작업을 통해 해결할 수가 있다.

2)번의 공정관련 불순물질로는 숙주세포로부터 유래된 단백질, DNA, 탄수화물(당류)과 세포배양공정을 위해 사용된 배지유래의 단백질, 펩타이드, 당류 및 아미노산, 지질성분을 함유한 배지용액, 정제공정을 위해 사용된 완충용액 내 불순물질(미생물)이 해당되며, 이와 같은 불순물질은 다단계 크로마토그래피 분리정제공정을 적용하여 제거할 수 있다.

3)번의 제품관련 불순물질로서는 주성분단백질의 분해에 의해서 주로 발생하는데 아스파라긴산의 deamidated form, 단백질 내 Methionine oxidation 등의 주성분 변이체가 이에 해당되며, 이러한 불순물질은 주로 분리능이 뛰어난 정제용 HPLC (Preparative HPLC) 컬럼 공정을 적용하여 주성분 변이체를 제거할 수 있다.

4) 생산기술 개발 4: 분석법 개발

재조합 단백질 의약품의 임상허가 및 품목허가 취득 및 판매를 위해서는 제조된 원액(Drug substance)과 제품(Drug product)이 의약품으로서의 품질기준을 충족시켜야 하며, 이를 위해서는 각 원액 및 제품의 시험항목별로 품질분석법의 개발이 필요하다.

생물의약품의 분석법 개발은 앞서 언급한 주성분 원액 및 완제 의약품의 기준 및 시험법의 확립을 위한 QC(Quality control) 분석과 원액의 주성분 단백질(혹은 당단백질)의 구조 및 물리화학적, 생물학적, 면역학적 특성 규명의 목적을 위해서도 전임상 원료 확보와 병행하여 준비해야 할 주요 개발 항목이다.

임상 1상 시점에서는 분석법의 밸리데이션까지 허가자료를 요구하지는 않으나 임상 3상 단계 이후의 원액과 제품에 대해서는 시험법의 밸리데이션을 요구하므로 최소한 임상 1상 단계부터 밸리데이션된 시험법의 확립을 위한 준비를 수행하여야 하며 시험법 확보는 일찍 하면 할수록 허가자료 구비에 유리하다.

바이오 신약의 개발에 있어서 가장 먼저 수행해야 할 분석항목은 **주성분 단백질의 특성 분석**이다. 바이오 신약 후보물질의 특성을 명확히 규명하고 의약품으로서의 허용기준을 규정해 놓아야, 제품의 품질과 일관성을 보증할 수가 있다.

대표적인 재조합 단백질의 특성분석 항목은 하기 표에 예시된 바와 같다.

■ 구조 및 물리 · 화학적, 생물학적 특성분석

구분	시험항목	확인사항
구소소성	아미노산 조성	이론값과 구성 아미노산 수의 동등성
	말단 아미노산	이론치와 N-말단, C-말단 아미노산 동등성
	디설파이드 결합부위	단백질내시스테인 간의 S-S 결합 위치
	펩타이드 맵	단백 분해효소에 의해 분해된 펩타이드 패턴
	아미노산 서열	이론치 대비 실측 아미노산 서열의 동등성
	당조성 및 당사슬 구조	당조성비, 당사슬 구조
물리 · 화학적 특성	분광학적 특성	단백질 고유의 UV스펙트럼
	분자량 및 전기영동적 특성	단백질의 분자량 및 아이소머
	등전점	단백질 고유의 등전점 확인
	액체크로마토그래피 법	겔여과분석 및 역상 크로마토그램
	고차구조(원이색성)	CD 스펙트럼확인을 통한 2차 구조
면역학적 특성	ELISA	항원 농도 별 항체와의 반응 특이성
	면역전기영동(웨스턴블럿팅)	항원에 대한 항체와의 반응특이성
생물학적 특성	생물학적 활성	세포증식 효과 혹은 리셉터 특이결합
	함량 및 순도(비활성)	ELISA, HPLC, UV 정량법으로 비활성

일반적으로 주사제로서 재조합 단백질의 주성분 원액에 대한 기준 및 시험방법은 하기 표에 예시된 바와 같이 성상, pH, 무균시험, 엔도톡신시험의 4가지 일반시험항목과 함께 다양한 분석법을 적용하여 확인, 순도, 역가(함량) 시험을 설정하여 시험하게 된다.

■ 재조합 단백질 의약품 원액의 기준 및 시험법

구분	시험항목	시험방법	기준(예시)
일반시험	성상	KP*	무색투명
	pH	KP	6.5±1.0
	무균	KP	무균
	엔도톡신	LAL시험법	10EU 이하/dose
확인시험	전기영동법	SDS-PAGE	표준품과 동일 위치
	웨스턴 블럿팅	Western blot	표준품과 동일 위치
	펩타이드맵핑	Digestion& RP-HPLC	표준품과 동일 패턴
	N-말단서열 분석	N-term sequencing	14개 아미노산 확인
	이성질체분포	모세관 전기영동법	표준품과 동일
순도시험	순도(이상 펩타이드 분포)	SE-HPLC	주피크 98.0% 이상
	숙주유래 펩타이드(HCP)	ELISA	100ppm 이하
	숙주유래 DNA(HCD)	Hybridization Dot blotting	1ppm 이하
역가	생물학적 활성	Invitro, in vivo 활성측정법	표준품 대비 80-125%
함량	단백질함량	UV흡광법, 브레드포드 측정법, HPLC법	80-120%

*KP: 대한 약전 시험법

생산공정 개발자는 바이오신약을 개발할 경우 최종원료의 순도와 활성의 수준을 어느 정도의 수준으로 맞추어야 하는지를 결정하는 것이 매우 중요하다.

단백질의 물리화학적 특성 및 효능에 기여하는 활성성질에 따라, 확보 가능한 주성분의 순도 수준은 품목 별로 다양할 수 있다. 특히 프로세스 유래 불순물과 주성분 유래 불순물(변이체)을 구분하여 최종 정제원액 내 프로세스 유래 불순물은 최대한 제거하는 공정개발 노력을 기울여야 한다.

그러나 주성분 유래 변이체 불순물의 경우에는 환경조건 및 시간경과에 따라 발생하지 않을 수 없으므로, 이 주성분 유래 변이체의 불순물의 수준을 파악하여 품목별로 최대한 확보 가능한 순도의 수준을 가늠하는 것이 중요하다.

통상적으로 다양한 배치의 전임상 및 임상시료 생산을 통하여 확보되는 순도 수준과 안정성시험을 통한 장기 유통 보관온도에서 확보되는 순도수준을 감안하여 최종 판매를 위한 출하 제품의 순도수준의 기준을 정할 수 있다. 순도항목 이외에 활성(역가) 등 타 항목들도 마찬가지 기준으로 고려하여 기준 설정에 반영하여야 한다.

■ 미 제약협회 신약개발 지표 통계(2011년)

항목	지표
의약품 개발 평균 기간	10-15년
의약품 한품목 발매 시까지 총 비용	2005년 → 13억 불 2001년 → 8억 불 1987년 → 3억 불 1975년 → 1.3억 불
미 제약기업 총 매출액 대비 평균 R&D 투자 비율	2010년 → 17%
미 전체 제약기업의 R&D 총 투자비	2010년 → 670억 불 2001년 → 470억 불
2000-2010년 간(미 FDA) 총 품목허가 의약품 수	333 품목
발매 의약품 중 R&D 투자액을 상회하는 성공 약물 수	10개 중 2개(20% 수준)
미 제약사의 개발 중인 신물질 의약품 개수	2010년 → 3,050개 2009년 → 2,040개

제약 상식

03

생물의약품 제품생산 프로세스

본 장의 생물의약품 제품생산 프로세스는 다음 그림의 의약품 전체 개발프로세스 중 제품제조(Manufacturing stage) 단계로서 제품화를 위한 마지막 개발단계에 해당된다.

이 단계에서는 임상시험을 위한 임상원료 및 임상제품의 생산과 제품 제조 및 판매 승인을 받기 위한 생산공정 인프라를 구축하는 단계이다.

이 단계부터는 바이오 공장에서 임상시료를 생산하기 위한 하드웨어인 바이오 GMP 공장구축 및 소프트웨어(임상제품 및 허가용 판매제품 생산공정의 확보 및 GMP 운영역량의 확보) 역량의 구축이 필수적이다.

바이오 의약품 원료를 제조하기 위해 생산균주의 배양, 정제 및 분석공정 등에 관여하는 연구인력들은 임상시료의 생산과정에서 공장의 생산인력에게 기술이전을 진행하면서 제조인프라 구축에 참여한다. 따라서 3단계 제조공정에 관여하는 연구인력은 GMP 공장에서 의약품 원료를 생산하는 데 필요한 기본적인 GMP 생산 지식을 원료생산의 기술이전 과정의 이전에 사전에 숙지토록 하여야 한다.

이를 위해 본 장에서는 임상 및 판매용 제품생산 개발 프로세스와 생물의약품의 제조를 위한 GMP의 개념 및 GMP 시설 및 품질관리기준에 대한 기본 지식을 소개하였다.

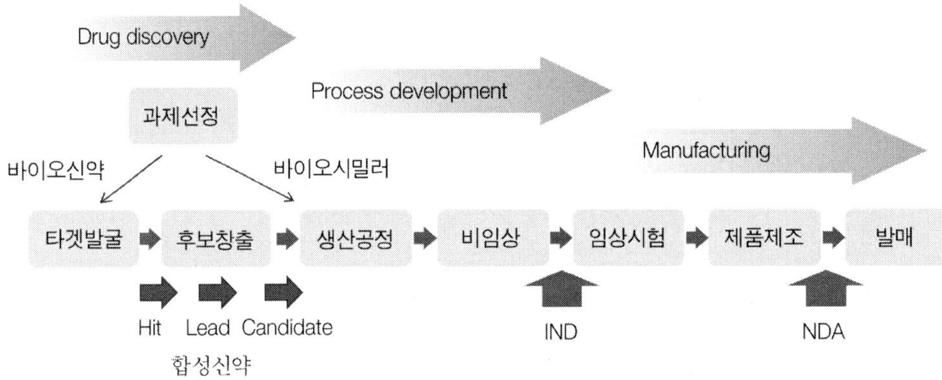

- 후보발굴 단계(Drug discovery Stage)
- 생산공정 개발 단계(Process development stage)
- 제품제조 단계(Manufacturing stage)
  -임상승인 신청(IND application, Investigational new drug application)
  -제품판매승인 신청(NDA New drug application)

바이오 의약품 개발프로세스

1. GMP 개론

1) GMP의 정의

GMP는 "Good Manufacturing practice"의 약어로서 우리말로는 우수의약품 제조 및 품질관리 기준으로 일컫는데, 자세한 정의는 하기 설명 자료와 같다.

> "GMP": "Good Manufacturing practice"(우수의약품 제조 및 품질관리기준)의 약어로서,
> 품질이 보증된 우수의약품을 제조하기 위해서 제조소의 구조 설비를 비롯하여 원자재의 구입으로부터 제조, 포장, 출하에 이르기까지의 제조 및 품질관리 전반에 걸쳐 준수해야 할 관리기준

"GMP"의 정의

인체 내에 투입되는 생물의약품은 고분자 물질이고, 경구 투여 시 위와 장에 있는 소화효소에 의해 쉽게 분해, 파괴되므로, 대부분의 제품은 무균상태로 인체의 혈액 속

으로 투여되는 주사제 제형으로 제조해야 한다.

생물의약품은 통상 정맥주사나 근육주사 혹은 피하주사 방식으로 투여되어 최종적으로 혈관으로 약물이 주입되므로, 주사제 제품 내에 예기치 못한 오염원(예; 세균, 바이러스, 발열성 물질, 고형이물질 등)이 혼입 되었을 때, 인체에 심각한 부작용을 야기할 수 있다.

따라서 정제, 캡슐제 혹은 외용액제 등 일반 의약품 제제에 비해, 최종제품이 무균의 상태로 제조되어야 하는 생물의약품의 경우에는 상당히 엄격한 제조 및 품질관리 절차에 따라서 의약품을 제조해야 한다. 이를 위해, 무균제조가 가능한 공장의 시설과 설비 구축의 하드웨어와 무균 제조를 위한 전문화된 제조 생산인력과 품질분석 평가를 위한 훈련된 전문인력 및 바이오 GMP 운용기술의 확보 등 소프트웨어 부분을 둘 다 제대로 갖추어야 만 생물의약품의 제품생산이 가능하며, 이를 위해서는 공장구축과 병행하여 최소 1-2년 간은 공장에서의 GMP 제조 운영 역량의 확보를 준비해야 한다.

2) 의약품 개발 단계별 허가 관리기준

타 의약품과 마찬가지로, 생물의약품은 식품의약품 안전청이 공표한 하기의 관리기준에 따라 의약품의 시험 및 생산이 이루어져야 정상적인 제조 및 판매허가를 취득할 수 있다. 해당 후보약물에 대한 독성시험을 포함한 주요 비임상시험은 GLP관리기준, 사람에의 시험물질 투여를 통한 임상시험수행은 GCP관리기준을, 임상시료 및 제품판

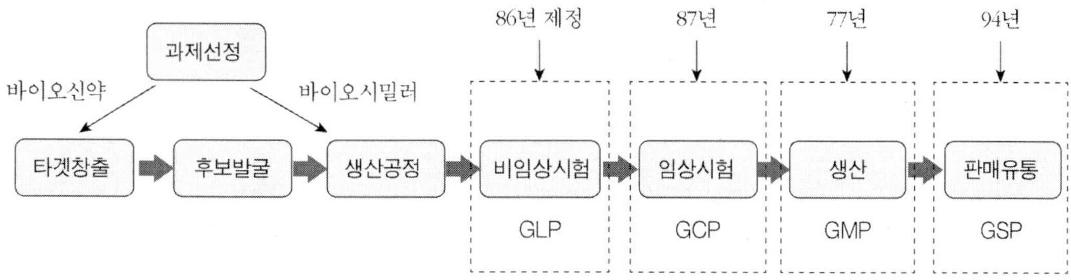

GLP: "Good Laboratory Practice" (비임상시험 관리기준, 식약청고시)
GCP: "Good Clinical Practice" (의약품 임상시험 관리기준 약사법시규)
GMP: "Good Manufacturing Practice" (의약품 제조 및 품질관리기준)
GSP: "Good Supplying Practice" (의약품 유통관리기준)

의약품의 개발단계별 의약품 관리기준

매를 위한 의약용 원료 및 완제품의 제조는 GMP관리기준을, 최종제품 발매 후의 의약품 유통에 있어서는 GSP관리기준을 적용하여 정부가 정한 규정사항에 맞추어 의약품 개발을 진행시켜야 한다.

국내 GMP제도인 KGMP는 1977년 보건사회부 예규 제377호로 발표되어, 1978년 KGMP시행지침이 발표되어 제조업소 자율로 실시토록 권장되다가, 1994년에 와서야 모든 제조업소를 대상으로 하여 KGMP실시가 허가요건으로 규정되어 의무적으로 실시토록 변경되었다.

이 규정은 1994년 7월 약사법 시행규칙 제22조의 별표 4의 "의약품 제조 및 품질관리기준"으로 의무 규정화되었고 현재는 제40조 제1항 제7호의 규정으로 개정되었다.

2000년에는 생물학적 제제의 GMP기준이 신설되었고, 2002년에 들어서 생물학적 제제 등의 품목별 사전 GMP평가제도가 도입되어 2003년에 시행하게 되었고, 2008년에는 품목별 사전 GMP평가대상이 일반제제에 까지 확대되어 GMP기준이 전면적으로 개정되었다.

국내 GMP의 관련규정은 크게 제조소의 구조 및 설비에 대한 하드웨어 부분은 대통령령으로 규정한 약국 및 의약품 등의 제조업 수입자와 판매업의 시설기준령과 보건복지가족부령의 동 시설 기준령 시행규칙의 규정(약국 및 의약품 등의 제조업 · 수입자 및 판매업의 시설 기준령 시행규칙 [시행 2011. 7. 7] [보건복지부령 제69호, 2011. 7. 7, 일부개정]에 적용을 받는다.

그리고 제조 및 품질관리 의무 준수사항에 해당되는 소프트웨어에 해당되는 규정은 약사법 제 31조의 의약품 등의 생산관리 의무 및 보고, 약사법 시행규칙 제43조의 제조업자의 준수사항, 약사법 시행규칙(별표 2)의 의약품 제조 및 품질관리기준과(별표 3)의 생물학적 제제 등 제조 및 품질관리기준, 식품의약품안전청의 고시인 밸리데이션 실시에 관한 규정의 적용을 받는다.

따라서 바이오GMP 공장을 구축, 운영시에는 상기의 GMP 제조소의 하드웨어, 구축 부분과 제조소의 운용관리에 관한 소프트웨어에 관한 허가 규정을 철저히 숙지하여 현장에서의 원료 제조 및 품질 관리시스템을 구축해야 한다.

역사적으로 GMP는 1961년 탈리도마이드에 의한 기형아 발생의 약화사고를 계기로 하여 1962년 미국에서 연방 식품, 의약품 및 화장품 법이 제정되면서 최초로 GMP란 용어가 공식적으로 사용되었다.

Kefauver-Harris의 개정법률안(Amendments)에 의하면 "의약품의 품질이 규격에 적합하도록 보증하는 cGMP(Current good manufacturing practice)에 맞지 아니하는 방법이나 시설로 제조, 포장 또는 보관된 의약품은 불량 의약품으로 간주하다는 내용이며, 미국에서는 cGMP 제도를 모든 의약품 제조에 적용토록 의무화 하였다. 1963년 미국은 FDA-GMP를 제정 공포하여 1964년부터 실시하였다.

미국의 cGMP에서의 "current"는 시대의 발전에 따라 새로운 기술이나 설비를 이용하고, 안전성에 대한 그 시대의 요구에 부응하도록 품질이 보증된 의약품을 제조한다는 의미를 내포하는 의미로 사용되었다.

1967년 WHO(World Health Organization, 세계보건기구)는 WHO-GMP를 작성하여 가맹국에 대하여 GMP 제도를 채택 실시토록 권고함으로써 의약품의 국제 간 거래에 있어서 GMP 규정을 근거로한 증명제도를 시행하도록 하였다.

미국, EU, 일본을 중심으로, 신약개발에 대한 국제적으로 통일화된 의약품의 허가절차를 규정하여, 원료의약품에 대한 각국별 통일된 허가지침을 2000년부터 공표하였는데 이 가이드라인을 ICH(International Conference on Harmonization, 공식명칭으로 International Conference on Harmonization of Technical Requirements for Registration of Pharmaceuticals for Human Use) 가이드라인이라 칭하고 현재 이 규정은 국제적으로 통용화된 기쥬으로 각국이 가이드라인을 적용활용하고 있다.

3) KGMP 적용 범위

약사법 시행규칙 별표 4에 의하면 KGMP의 적용대상 범위로는 완제의약품, 원료의약품, 생물학적 제제 등, 내용고형제 및 내용액제 중 의약외품이 이에 해당된다.

생물의약품의 경우에는 생물학적 제제 등 제조 및 품질관리 기준(제24조 제1항 제6호 및 제43조제6호 · 제9호 관련)의 적용을 받게 되어 허가 규정상 "생물학적 제제 등"에 해당되는데, 생물학적 제제 등이라 함은 생물학적 제제, 유전자 재조합의약품 및 세포배양의약품(치료용 단백질제제) 및 세포 치료제 및 유전자 치료제의 제조가 이에 적용된다.

■ KGMP의 적용범위

적용분야	비적용 분야
완제의약품	완제의약품 중 방사성의약품
원료의약품	원료의약품 중 한약재 및 약리활성 없는 제제
생물학적 제제 등	의료용 고압가스(예; 액체산소)
내용고형제, 내용액제의약외품	인체에 직접 적용하지 아니하는 제품 (예; 체외진단용의약품, 소독제)
	의약외품(단, 내용고형제, 내용액제 제외)
	동물용 의약품

4) KGMP의 주요소

WHO를 비롯하여 미국, EU 등 해외 여러 나라의 GMP는 그 운영면에서는 나라별로 약간씩 차이가 있으나, 내용에 있어서는 KGMP의 다음 3요소가 기본적으로 충족되어야 한다.

즉 1) **인위적인 과오(혼동, 실수)의 최소화**. 2) **오염, 품질변화의 방지** 3) **품질보증 체제의 확립**이다. 이를 위해서는 하드웨어로서 구조, 설비를 완비하고 소프트웨

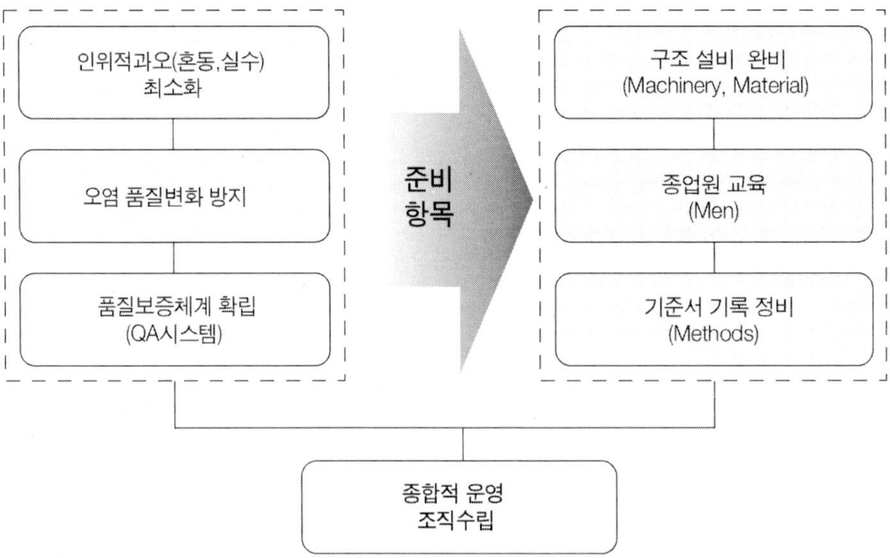

KGMP의 주요소

출처: GMP 개론, 한국제약협회 한국 제약산업교육원 참조.

어로서는 조직, 관리체제를 체계적으로 구축, 종합 관리함으로써, 안전성과 효과면에서 품질을 보증하는 의약품 제조가 가능하도록 한다.

KGMP의 3대 요소에 대한 세부지침을 하기 표에 구체적으로 정리하였다.

■ KGMP 관리지침: 인위적과오 최소화

항목	관리지침
구조 설비측면 (시설기준 및 동시행규칙)	① 작업장은 작업에 지장이 없는 크기로 할 것 ② 의약품의 제조에 필요한 시설을 설치할 것 ③ 작업의 종류에 따라 분리, 구획 또는 구분을 할 것
조직 관리측면 (약사법 및 동시행규칙별표 4)	① 제조관리부서, 품질관리부서를 독립하고 각각 책임자를 둘 것 ② 표준작업지침서(SOP) 작성하여 그대로 실시할 것 ③ 중요공정은 이중점검을 할 것 ④ 제조에 사용 중인 기계에는 품명, 제조번호 등을 표시할 것 ⑤ 기록을 정비하여 보관할 것 ⑥ 작업원에게 작업에 관한 교육 훈련을 철저히 할 것

■ KGMP 관리지침: 오염 품질변화 방지

항목	관리지침
구조 설비측면 (Machinery)	① 먼저 분진 등에 의한 공기오염을 방지하기 위한 시설을 할 것 ② 작업실의 전용화, 폐쇄식 기계의 사용 등으로 교차오염이 방지되도록 할 것 ③ 의약품이 접촉하는 기계부위는 의약품을 변화시키지 않는 재질을 사용할 것 ④ 작업실의 바닥, 벽, 천정은 청소 또는 소독이 쉽도록 할 것 ⑤ 무균제제 작업실은 무균실로 할 것
조직 관리측면 (Men)	① 작업실의 청소기계 세척은 표준작업지침서(SOP)에 따라 실시할 것 ② 작업원에 대한 위생교육을 철저히 할 것 ③ 작업원에 의한 제품의 오염을 방지하기 위해 위생관리를 철저히 할 것 ④ 작업원 이외의 자의 작업실 출입을 제한할 것

■ KGMP 관리지침: 품질관리체계 확립

항목	관리지침
구조 설비측면	① 작업실 및 기계설비가 제조공정의 흐름에 맞도록 배치할 것 ② 시험실의 크기가 충분하며, 필요한 시험을 할 수 있는 시험설비가 있을 것 ③ 제조단위 관리가 가능한 용량의 제조기계를 설치할 것
조직 관리측면	① 품질관리부서는 제조관리부서와 독립적 권한을 가질 것 ② 설비, 기계, 기구 등을 정기적으로 점검, 정비할 것 ③ 각 공정이 적절하게 밸리데이션되어 있을 것 ④ 제조단위의 추적이 가능하도록 작업하고 기록 유지할 것 ⑤ 제조공정별로 공정검사를 할 것 ⑥ 보관용 검체를 적당한 조건에서 보존할 것 ⑦ 불만정보를 수집하여 제조관리 및 품질관리 개선에 활용할 것

2. 생물의약품의 GMP시설 및 품질관리 기준

1) 바이오 GMP 공장에서의 시설 기준

바이오 의약품의 GMP 제조시설을 구비하기 위해서는 다음과 같이 공장 건물 내에 **작업소**, **시험실**, **보관소**의 세 가지 기능이 기본적으로 구비되어 있어야 한다.

작업소는 바이오 의약품의 drug substance에 해당하는 의약품 원료를 생산하는 기능에 해당되는 영역과 drug product에 해당되는 의약품 완제품을 생산하는 기능의 영역으로 크게 나누어진다. 이 작업소 공간은 공기의 청정도를 필수적으로 유지해야 하는 공간과 청정도를 유지하지 않아도 되는 공간으로 나뉘며, 시험실, 보관소 등은 일반적으로 청정도를 유지하지 않는다.

청정도를 요구하는 바이오 GMP 작업소는 제조과정에서 제조원액 및 완제품 내에 미생물오염원에 의한 오염의 위험을 최소화시키는 방식으로 구축되어야 한다. 이를 위해서는 오염원이 제거된 깨끗한 공기가 작업장에 유지되도록 해야 하며, 이러한 청정도의 수준을 조절하기 위하여, 0.3μm 이상의 입자를 99.99% 이상 제거하는 HEPA(High Efficiency Particulate Air) 필터로 여과된 공기만이 작업소 내로 순환되도록 하여야 한다. 이러한 입자제어 청정실(Clean room)은 주사제인 생물의약품 개발에 있어서는 반드시 필요한 제조지원 설비(Utility)에 해당된다.

■ 의약품 등 제조소 시설기준(시설기준령 제3조)

분류	용도	작업실 명
작업소 (분리, 구획, 구분)	제조작업을 수행	원료의약품: 균주(세포주) 접종실, 배양실, 정제1실, 정제2실, IPC실 완제의약품: 충전실, 1차 포장실, 2차포장실
시험실	원료, 자재, 및 제품의 품질관리	일반시험실, 무균시험실, 동물시험실
보관소	원료, 자재, 제품을 보관	원료보관소, 자재보관소, 반제품보관소, 완제품 보관소
기타 시설 및 기구	제조 및 품질관리 용	

주로 바이오 의약품의 원료 생산공정을 담당하는 생물공학자들이 GMP공장 제조소를 구축할 때에 주로 공장구축 팀원들과 주로 논의하는 사항은 생산하는 제품의 성격에 따라 작업소의 분리구축 여부에 대한 사항과 세포주(균주) 접종실 및 배양실과 정제실의 제품 생산공정에 따른 공정산물의 품질 요구수준에 따라 각 작업실의 청정도

등급의 설정에 대한 사항의 의사결정에 참여하게 되므로, 기본적으로 생물공학자들은 생산공정과 연계된 GMP의 기본이론 및 청정도에 대한 개념에 대한 숙지가 요구된다.

의약품의 제조소에 대한 하드웨어의 제조시설 기준은 하기의 시설기준령 시행규칙에 제시된 의약품 제조소 7개 시설구비항목이 충족되어야 한다. 특히 생물공학제품의 품질에 영향을 미치는 주요 시설 항목으로는 의약품 제조시 사용하는 주사용수 제조시설과 작업장으로의 오염원(미생물, 먼지입자, 타의약품의 교차오염)을 제거하고 작업장에서 작업원의 쾌적한 작업을 돕기 위한 공기조화장치(HVAC)의 환경시설이 주요한 제조시설 항목이 된다.

■ 의약품 제조소 시설기준(시설기준령시행규칙 참조)

분류	구비 항목
분리적용 작업소	무균제제, 페니실린제제, 성호르몬 제제, 생물학적 제제 및 기타제제의 작업소는 각각 분리되어 있을 것
구획적용 작업소	주사제, 점안제, 내용고형제, 내용액제, 외용액제, 연고제, 기타 제제의 작업소는 구획되어 있을 것
의약품제조용 용수시설	주사용수(WFI), 정제수(Purified water)
쥐, 해충, 먼지막는 시설	제조소로의 오염원 혼입을 막기 위한 제거시설
위생적 화장실, 탈의실, 수세시설	의약품의 제소과정 중의 오염을 막기 위한 작업원 위생관리시설
공조시설(HVAC) 및 조명시설	공기조화장치(Heating, ventilation, air-cinditioning)로 청정공기 공급 및 온습도 조절 및 적정 조명 유지 시설
소독시설	무균제제, 내용액제, 연고제의 경우에 적용

분리, 구획하지 않아도 되는 경우: 패쇄식 기계설비에 의하여 상호 교차오염의 우려가 없는 작업소

GMP 공장에서의 작업소의 요건을 지정하기 위한 기본 지식으로는 먼저 하기의 표에서와 같이 분리와 구획, 구분의 정의를 명확히 숙지하는 것이 필요하다. 개발하고자하는 생물의약품의 종류(예; 개발하는 제품이 사람에 질병을 야기시키는 미생물이나 바이러스를 생산하여 약독화하는 백신제제인지, 아니면 사람에는 무해하지만 제품에 혼입시 제품의 오염을 유발시키는 유전자 재조합의약품인지 여부에 따라서 분리의 수준 및 구획의 여부가 결정됨), 또한 생물의약품의 원료 생산방식 및 제조소에서의 오염 노출도 및 교차오염 가능성 여부 등에 따라, **작업소의 분리** 및 **구획**, **구분**의 여부가 결정된다.

■ 분리(分離), 구획(區劃), 구분(區分)

분류	용어 정의
분리	① 별개의 건물로 되어있고, 충분히 떨어져 공기의 입구와 출구가 간섭을 받지 아니한 상태 ② 동일 건물인 경우에는 벽에 의하여 별개의 장소로 나누어져 작업원의 출입 및 원자재의 반, 출입구역이 별개이고 공기조화 장치가 별도로 설치되어, 공기가 완전히 차단된 상태
구획	동일 건물 내의 작업소, 작업실이 벽, 칸막이, 에어 커튼 등에 의하여 나누어져 공정 간의 교차오염 또는 외부 오염물질의 혼입이 방지될 수 있도록 되어 있는 상태. 작업원과 원자재의 출입이나 공기조화장치를 공정성격에 따라 공유할 수 있음.
구분	선이나 줄, 그물망, 칸막이 등에 의하거나 충분한 간격을 두어 착오나 혼동이 일어나지 않도록 되어있는 상태

2) 생물의약품의 제조 및 품질관리 기준

생물의약품의 제조 및 품질관리기준은 약사법 시행규칙 제24조 1항 6호 및 제43조 6호, 9호, 14호 관련 별표(2)에 제시된 기준에 적용을 받게 되며, 다음 표로 그 핵심 내용을 요약하였다.

생물의약품의 제조 및 품질관리기준은 주요항목으로 1) 시설 및 환경관리, 2) 조직, 3) 기준서, 4) 문서, 5) 밸리데이션, 6) 품질관리, 7) 제조관리 8) 제조위생관리, 9) 원자재 및 제품의 관리, 10) 불만처리 및 제품의 회수, 11) 변경관리, 12) 자율점검, 13) 교육 및 훈련 14) 실태조사 항목이 주요 관리항목이며 각 항목별로 그 핵심내용은 하기와 같다.

■ 의약품 제조 및 품질 관리기준 I

항목	주 내용
시설 및 환경관리	시설관리, 자동화장치관리 환경관리
조직	조직 구성, 제조부서 책임자, 품질(보증)부서책임자, 위원회
기준서	제품표준서, 품질관리기준서, 제조관리기준서, 제조위생관리기준서 등의 4대 기준서
문서	문서의 작성, 문서의 관리
밸리데이션	공정 밸리데이션(예측적, 동시적, 회고적, 재밸리데이션), 시험방법 밸리데이션 세척 밸리데이션 제조지원설비 밸리데이션, 컴퓨터시스템 밸리데이션 설계 적격성(DQ), 설치적격성(IQ), 운전적격성(OQ), 성능적격성(PQ)
품질관리	시험관리, 안정성시험, 연간 품질평가
제조관리	제조공정관리, 포장공정관리, 반품 및 재포장

약사법시행규칙 제24조제1항제6호 및 제43조제6호・제9호・제14호 관련(별표 2)

■ 의약품 제조 및 품질 관리기준 II

항목	주 내용
제조위생관리	작업원의 위생, 작업소의 위생관리, 제조설비의 세척
원자재 및 제품의 관리	입고관리, 보관관리, 출고관리
불만처리 및 제품회수	불만처리위원회 구성, 출하된 제품에 중대한 결함이 있는 경우 신속히 조치
변경관리	기계설비, 원자재, 제조공정, 시험방법 등을 변경할 경우에는 제품의 품질 또는 공정의 재현성에 미치는 영향을 검토
자율점검	제조 및 품질관리 정기적으로 자율점검
교육 및 훈련	교육책임자 또는 담당자 지정, 교육 · 훈련규정을 작성교육 및 결과, 평가
실태조사 등	제출 자료 GMP 기준에 적합한지 여부를 품목별로 3개 제조단위로 평가 및 판정

약사법시행규칙: 제24조제1항제6호 및 제43조제6호 · 제9호 · 제14호 관련(별표 2)

3) 시설 및 환경 관리

청정도 관리

주로 성장호르몬이나 EPO와 같은 재조합 단백질 및 항체의약품의 임상원료나 판매용 원료를 한국의 GMP규정에 맞게 생산하기 위한 원료 생산 작업공간은 각 단위 작업 공간마다 하기의 예와 같이 작업실의 성격에 따라 청정도 등급을 설정하고, 그 청정도의 부합 기준에 맞게 작업소의 청정도를 유지해야 한다. 청정도란 말 그대로 깨끗한 정도인데, 1) 공기 중에 떠다니는 **분진**(먼지 등의 고형입자)이나 **미생물**(세균)의 수를 기준치 이하로 조절하여야 하며, 2) 생산공정 개발 시 사용하는 원자재로부터의 분진 및 미생물의 **오염원** 3) 생산 작업 시(in-operation) 생산 작업자로부터 발생하는 오염원을 최소화하여 각 작업실의 청정도를 규정치 이하의 수준으로 관리하는 것이 필요하다. 하기 KGMP 청정도 관리기준은 구 버전의 청정도 관리기준으로서, 2010년 10월부터는 한국 식약청에서도 EU의 청정도 관리기준에 준하여 운영하는 것으로 변경되었다(무균의약품제제 제조지침 안내서(가이드라인)의 청정도 관리기준 참조).

제조소 내 공기의 청정등급을 유지하기 위해서는 서로 청정등급이 다른 작업실 간에 공기의 차압이 유지되도록 해야 한다. 이를 위해서 청정도를 높게 유지해야 하는 작업소의 HEPA 필터에서 나오는 공기의 압력이 낮은 청정도 등급의 작업소에 비해 더 높도록 유지하여(통상 12.5Pa), 더러운 공기가 실안으로 들어오지 못하도록 관리해야 한다. 또한 실내의 온도도 평균적으로 15도에서 25도 사이를 유지하고 습도도 약 40~60% 수준으로 관리하여 작업자에게 쾌적한 작업환경과 미생물의 성장을 막는 환경조건을 제공해야 한다.

■ KGMP 청정도 관리기준

청정도 등급	Class (>0.5미크론 미립자수/ft^3)	해당 작업실	구조조건	환기횟수 (회/hr)	균관리	
					낙하균 개/hr	부유균 개/m^3
1A	100	-무균 원료 작업영역 -무균 완제 충전영역 -클린벤치, 클린부스 영역	-단일방향류 -HEPA 필터 -온, 습도조절	〉600	1	1
1B	10,000	-무균작업 관리구역 -무균 갱의실, 준비실 -균주접종, 최종원액필터 작업영역	-비단일방향류 -HEPA 필터 -온, 습도조절	〉20 (〉30)	5	20
2	100,000	-중앙칭량실 -배양실 -초기정제실	프리 + Medium 필터 -온도조절	〉10 (〉20)	20	200
3	-	-일반포장실 -보관실	프리필터 -온도 관리	환기	-	-

다음 EU GMP 청정도 관리기준의 경우에는 청정도의 등급을 A, B, C, D 등급으로 분류하고, 작업 진행시와 비 작업시에 따른 부유입자의 기준이 명시되어 있고, 균관리에 있어서도 9cm 직경의 세균 배양플레이트의 낙하균 수, 세제곱미터 당 부유균 수, 설비표면 및 장갑에 부착균수의 최소 범위를 규정하여 상세한 GMP 청정도 관리기준을 제시하고 있다.

■ EU GMP 청정도 관리기준(EU GMP Annex 1, 1997)

청정도 등급	비작업시(At rest)		작업시(In Operation)		균관리			
	>0.5미크론 미립자수/m^3	>5미크론 미립자수/m^3	>0.5미크론 미립자수/m^3	>5미크론 미립자수/m^3	낙하균 개/4hr (90 mm)	부유균 개/m^3	부착균	
							설비	장갑
A	3,500	0	3,500	0	〈1	〈1	〈1	〈1
B	3,500	0	350,000	2,000	5	10	5	5
C	350,000	2,000	3,500,000	20,000	50	100	25	-
D	3,500,000	20,000	-	-	100	200	50	-

출처: W. Whyte, Cleanroom Technology 참조.

조직

생물의약품을 포함하여 의약품의 GMP 제조에 참여하는 인력의 경우에는 공식적으로 제조관리 및 품질 관리 및 제조위생관리 교육을 공식적으로 이수한 자격요건을 갖추고 있어야 해당 업무에 투입할 수 있다. 특히 의약품제조에 있어서 작업원은 오염의 주요 원인요소가 되므로, 철저한 개인 위생관리가 요구된다. 감기 등 감염증에 걸린 작업원은 GMP 작업장에서의 작업을 금지하도록 하여 제품에의 오염을 최소화하는 관리가 필요하다.

기준서

의약품의 제조관리와 품질관리를 적절히 이행하기 위하여 제품표준서, 제조관리기준서, 제조위생관리기준서 및 품질관리 기준서의 4대 기준서를 작성하여 각 제조소마다 비치 운영하여야 한다.

제품표준서는 1) 품명, 제형 및 성상, 2) 허가연월일, 작성연월일, 3) 용법, 용량, 효능, 효과 및 사용상의 주의사항 4) 성분 및 분량, 5) 제조방법 및 공정검사, 6) 공정별 이론 생산량, 7) 작업 중 주의사항, 8) 원료 및 반제품 및 완제품의 기준 및 시험방법, 9) 제조 및 품질관리에 필요한 시설 및 기구, 10) 유효기간 또는 사용기간, 11) 보관조건이 기술된 문서로, 각 의약품 품목의 제조에 필요한 내용을 표준화함으로서 작업상의 착오가 없도록 하고 항상 동일한 품질의 제품을 생산하도록 하는데 그 목적이 있다.

문서

의약품 제조부서와 품질부서에서 사용되는 문서의 작성은 각 부서책임자의 서명 및 승인연월일이 기재된 문서로 작성 담당자의 서명과 함께 등록하여 사용토록 해야 하며, 문서의 관리는 해당제품의 유효기간 또는 사용기간 경과 후, 1년 간은 보존해야 한다.

밸리데이션

의약품 제조 및 품질관리기준에서 정의된 "밸리데이션"은 특정한 공정, 방법, 기계설비 또는 시스템이 미리 설정되어 있는 판정기준에 맞는 결과를 일관되게 도출 한다는 것을 검증하고 이를 문서화하는 것을 말한다.

밸리데이션의 적용대상은 1) 신규품목을 처음 제조하는 경우, 2) 의약품의 품질에 영향을 미치는 기계, 설비를 설치하는 경우, 3) 의약품의 품질에 영향을 미치는 제조공정을 변경하는 경우, 4) 제조환경을 변경하는 경우에 실시하게 된다.

밸리데이션의 실시는 먼저 **밸리데이션 실시계획서(Validation Master Plan)**의 작성을 통한 문서화 작업으로부터 시작한다. 밸리데이션 실시계획서에는 밸리데이션을 어떻게 시행할 지에 대해 밸리데이션의 목적, 조직, 담당인원의 책임, 밸리데이션 해야 할 대상 즉 시설(Facility), 제조지원 설비(HVAC System, Water system, gases) 및 제조환경(environmental control), 및 생산 및 분석장비(Production and laboratory equipment)와 생산 및 분석공정 등을 명시하여 밸리데이션 계획과 일정 및 변경관리프로세스 등이 포함된다.

보통 신규작업장에서 신규품목을 생산하게 될 경우에는 각 신규 작업소에 대한 공기의 청정도를 제공해주는 HVAC시스템 및 주사용수의 제조장치, 멸균기 및 건조기 등의 주요 제조지원 설비에 대한 밸리데이션을 수행하여 작업장이 무균작업이 가능한지, 규정된 청정등급에 부합되는 제조환경인지를 검증해야 한다. 또한 신규장비를 가지고 주원료의 생산 및 QC분석을 시행하게 될 경우에는 먼저 주원료의 생산 및 분석 전 각 장비에 대한 적격성 평가를 시행하여야 한다.

적격성 평가란 기계・설비가 설계한 대로 제작, 설치되고 목적한 대로 작동하여 원하는 결과가 얻어진다는 것을 증명하고 이를 문서화하는 것을 말한다. 이 적격성평가는 각 장비에 대해 **디자인 적격성(DQ, Design qualification)**, **설치적격성(IQ, Installation qualification)**, **가동 적격성(OQ, Operational qualification)**의 항목에 대해 실시하게 된다.

보통 DQ는 FAT(Factory Acceptance test)의 부분으로서 장비 공급자인 제조사에서 제공하게 되며, 이외 IQ, OQ, PQ는 제품을 생산해야할 GMP 제조소 내에서 실시한다.

생산 및 분석장비에 대한 적격성평가가 완료되면 이제 본격적으로 원료생산 공정에 대한 **공정 밸리데이션(Process validation)**을 수행하게 된다. 공정 밸리데이션은 미리 정해진 조건 내에서 작업하는 공정이 품질규격에 맞는 주원료를 재현성있게 생산할 수 있다는 것을 증명하는 과정이며, 통상 3로트(Lot)에 대해서 주원료 및 제품을 생산하여 생산공정의 일관성을 증명하게 된다.

공정밸리데이션과 함께 품질에 주요하게 영향을 미치는 장비에 대해서는 **세척 밸리데이션(Cleaning validation)**을 수행하여야 한다. 치료용 단백질이 주성분이 되는 생물의약품을 제조할 경우, 대장균 혹은 효모를 이용한 미생물 발효나 CHO 세포주와 같은 동물세포를 배양하는 세포배양기를 이용한 배양공정의 단계와 크로마토그래피 칼럼 및 정제시스템을 이용한 단백질 분리정제 장비의 활용이 필수적이며, 이 경우

주 생산 반응조 및 정제시스템 장비가 생산 후 잔여 단백질 및 미생물 성분에 의해 주요 오염원이 될 수 있다. 이러한 생물의약품의 장비들에 대해서는 CIP (Clean-in-place)라 하여 생산장비를 파이프(혹은 tube)로 연결시켜 컴퓨터시스템으로 세척용액이 생산장비까지 순환, 세척되도록 하여 세척 밸리데이션을 시행한다. 보통 세척 밸리데이션 실시에는 세척에 사용하는 세척액의 종류, 농도, 세척횟수 등이 결정하여 수행한다.

또한 시험법의 밸리데이션(Analytical method validation)은 각 원료와 제품의 기준규격에 대한 시험법에 대한 밸리데이션으로서, 약전 및 공정서에 수록되지 않은 시험법의 경우에는 시험방법에 대한 밸리데이션을 수행하여야 하며, 이 시험법을 밸리데이션을 수행 전에는 생산장비와 경우와 마찬가지로 분석기기에 대해서도 적격성 평가가 선행되어져야 한다.

3. 생물의약품 제품 제조(Manufacturing) 프로세스

생물의약품의 제품 제조 개발 단계로서는 3장에도 잠깐 언급하였듯이 하기의 임상시료 생산단계(BP-3)와 제품제조 단계(BP-4)에 해당된다.

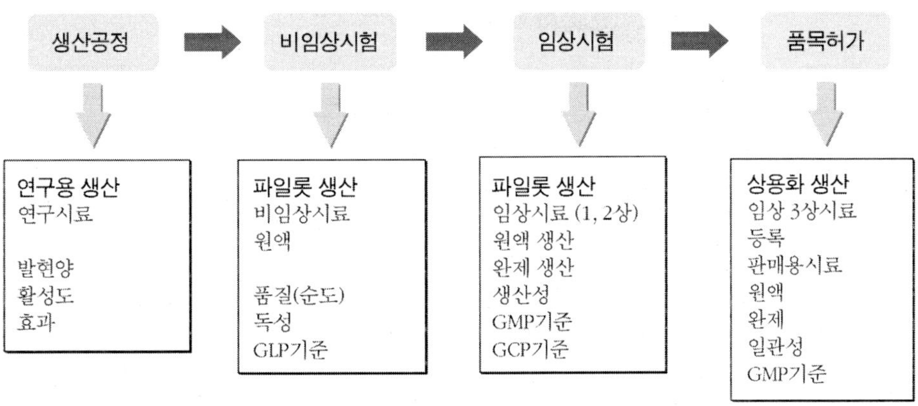

생산단계별 개발물질 및 주고려요소

1) 생산프로세스 3단계(BP-3 step): 임상시료 생산 단계

비임상시험을 위한 BP-2 step 개발단계 이후에는 본격적으로 사람에게 약물의 유효성과 안전성을 평가하기 위한 임상시험 개발단계에 진입하게 되는데, 제조공정 기술자에게 있어 이 단계는 공정개발 단계의 Manufacturing stage, BP-3단계에 해당된다.

임상원료 및 임상제품의 제조를 위해서는 제조시설도 연구소의 연구시설이 아닌 상기 언급한 바이오 공장의 특별한 시설인 바이오 GMP 생산시설에서 임상원료를 제조하여야 한다. 이는 앞서 언급한 바와 같이, 단백질 제제가 일반적으로 주사제 제형으로서 투여경로가 대부분 사람의 정맥이나 피하 혹은 근육에 직접 투여되므로, 정제나 캡슐제와는 달리 무균상태의 고품질의 수준으로 시료를 제조하여야 하기 때문이다.

이를 위해 상당히 까다로운 청정환경의 제조 환경에서, 일관성 있는 품질의 원료를 제조할 수 있는 생산설비 및 전문화된 주사제 제조장비의 구축과 바이오 의약품 제조기술을 필수적으로 확보하여야 한다.

이 단계에서 의약품 허가를 위한 공정개발 단계로서,

1) GMP 작업소에서의 임상원료 및 임상 완제품의 생산과 제조된 임상원료와 완제품의 QC분석, 2) 임상승인 계획서의 구비 및 신청, 3) 임상시료의 분석법 개발의 3단계 과정을 거쳐서 개발이 이루어진다.

Manufacturing stage → Clinical trial (IND approval)

1. Production of purified bulk and final product in GMP facility
   임상제품 제조기록서 준비
   GMP 시설 임상원액 3Lot 생산
   임상제품 3 Lot 생산 → 주사제 : 무균작업장 (Class 100) 제제화
   임상제품 분석 (품질분석 batch record- QC)

2. Preparation of IND document (임상승인계획서)
   임상승인계획서 작성 (임상팀, 임상수행병원 PI)

3. 임상 시료 분석법 개발 → 면역원성 (항체, 중화항체)
   임상샘플 반출 및 관리, 임상환자 혈액 확보 및 분석

- GMP공정 프로세스 : → 품질 일관성 (순도, 활성)
- 임상 시험전 면역원성 시험법 개발 및 밸리데이션

BP-3 Step(Manufacturing-1): 임상시료 생산 단계

BP-3 step에서는 주로 초기 임상 1상 및 2상을 수행하기 위한 원료확보가 주요 목표이므로 연구 개발자는 기본적으로 임상에 필요한 원료 및 제품의 용량(dose)별 소요량을 예상하여, 예상치보다 약 1.5-2배 수준으로 제조할 수 있도록 준비해야 하며, 병행하여 임상원료 및 임상제품의 안정성자료(Stability) 구비를 위한 소요량도 함께 감안하여 예상 생산규모를 디자인하여, 생산공정 개발에 반영하여야 한다.

또한 BP-3단계에서는 생산공정 개발 측면에서는 임상제품의 품질이 주사제용 의약품의 규격을 충족할 수 있는 수준의 순도와 활성을 보증하면서 상기의 시험을 충족할 수 있도록 고려하여 생산공정을 개발하여야 한다.

또한 이 시점에서는 임상 수행시 사람에서의 약물동력학 시험 및 효력확인시험과 병행하여 항체 형성의 부작용 여부를 확인하기 위하여 총항체 및 중화항체의 생성여부를 확인할 수 있는 시험법 개발을 임상시험 전에 사전에 확립할 수 있도록 연구개발자는 준비토록 해야 한다.

자체 바이오공장이 갖추어져 있지 않은 기업의 경우, 임상 1상 및 2상 시료 생산은 통상 임상 시료생산을 전문적으로 대행하여 주는 국내 및 해외 CMO 기관(Contract Manufacturing Organization)을 활용하여 생산하는 것이 일반적이다.

외부의 CMO를 이용하여 제품을 제조할 경우에도 공정개발자는 GMP생산개념에 기반한 일관성 있는 생산공정 개발을 전임상 단계에서 제대로 구축하는 것이 무엇보다도 성공의 중요 요소가 된다.

2) 생산공정 개발 4단계(BP-4 step): 품목허가용 시료생산

생산공정 개발 BP-4 단계에서는 주로 임상 3상용 및 품목허가 신청용 원료 및 완제품의 생산을 수행하게 된다.

바이오 연구 공정개발자는 최종 품목허가 신청과정까지 공장생산 및 QC와 QA 담당자와 유기적으로 협의하여 개발과정에 참여하게 된다. 품목허가를 취득하기 위해서는 일반적으로 판매하고자 하는 제품의 drug substance 원료물질과 drug product 제품을 생산하는 생산시설과 생산설비, 생산방법이 의약품의 제조기준에 적합함을 입증할 수 있도록 제조 품목별로 GMP 공장에서의 생산프로세스의 밸리데이션을 수행하여야 한다. 이를 위해서, 품목별 생산장비의 설치 적격성(IQ, Installation qualification), 가동적격성(QQ, Operation Qualification) 시험을 수행하여 생산장비가 적합하게 설치, 가동됨을 입증하고, PQ(Process qualification) 과정으로 **3 Lot 이상**

의 **Drug substance**와 **Drug product**를 제조하여 생산된 원료와 제품이 의약품의 품질 기준에 적합하게 생산됨을 입증하는 자료를 구비하여야 한다.

이 단계에서는 상용화 단계이므로 연간 예측판매량을 기준으로 산정된 생산량을 충족할 수 있는 수준의 제조생산성을 확보하기 위하여 효율적인 제조공정의 확보가 중요한 요소가 된다.

4. 생물의약품 제조 품목 허가신청

한국에서 생물의약품의 제조 판매 품목허가를 위해서는 바이오품목의 GMP 제조시설이 식약청이 요구하는 구비요건에 부합되도록 생산시설과 설비 및 GMP 운영방식을 규정에 맞게 확립하여 품목별로 원액과 제품을 제조한다.

이후 하기 7개 항목의 GMP 실시상황 평가 신청서의 주요 시험항목을 수행한 후, GMP 품목 허가신청서를 작성하여 제조업허가 및 품목허가 신청을 수행하여야 한다.

■ GMP 실시상황 평가신청서

항목	주 내용
의약품 제조 및 품질관리기준 실시상황 평가신청서	KGMP 제조품목 허가 신청서
신청품목 관련 제조소의 시설	제조소 평면도, 신청품목 관련 작업소 및 시설
GMP 조직 및 품질관리체계	KGMP 조직도, 제조관리부서 및 품질관리부서 관리체계
제조관리현황	제조관리기준서 및 규정, 제조공정 흐름도, 공정검사관리, 보관관리, 제조시설 및 제조공정에 대한 밸리데이션 규정 및 실시현황
제조위생관리 현황	제조위생관리기준서 및 규정, 작업소 구분 및 출입규정, 작업실 및 작업원 위생관리규정, 작업실 청소 및 소독 방법 및 관리, 기계, 기구의 위생관리, 청정고 구분 및 환경관리, 방충방서 관리 규정 및 실시현황
품질관리현황	품질관리기준서 및 규정, 품질관리 시험항목, 품질관리시설 및 기구의 보정규정 및 실시현황, 제조용수, 표준품 관리, 실험동물 관리현황
신청품목의 제품표준서, 제조 및 품질관리기록서	원료 및 완제품의 제조지시 기록서, 원료 및 완제품의 품질관리 기록서

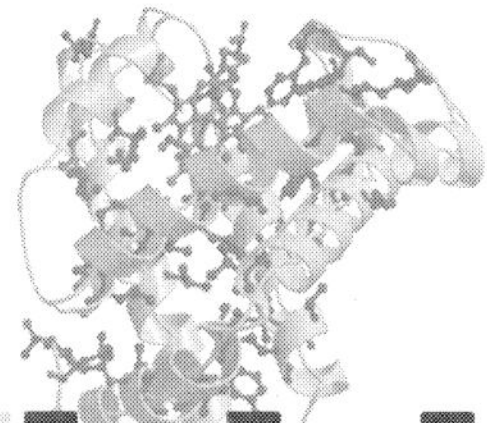

04

생물의약품 비임상시험 프로세스

1. 비임상시험 정의 및 시험기관

"비임상"시험이란 용어는 흔히 임상 진행의 전단계 시험이란 의미로 전임상(前 臨床) 혹은 비임상(非 臨床)이란 뜻으로 불리는데, 한국 식약청에 따르면 비임상시험은 "인간의 건강에 미치는 시험물질의 성질이나 안전성에 관한 각종 자료를 얻기 위하여 실험실적 조건하에서 시험계를 사용하여 실시하는 시험을 말한다"로 정의된다.

합성의약품과 마찬가지로 생물의약품의 비임상시험 프로세스도 시험물질의 성격에 따라 설치류로서 마우스나 랫드, 비설치류로서 토끼, 개, 원숭이 등의 동물을 대상으로, 신약 후보물질의 의약품으로서의 안전성(Safety)과 유효성(Efficacy)을 평가하는 단계이다.

이상적인 약물은 약효가 우수하고(potent and efficacious), 질환 타겟에만 특이적(specific)으로 작용함으로써, 질환부위 이외에는 작용하지 않아 부작용(side effect, toxicity)이 최소화되어야 한다.

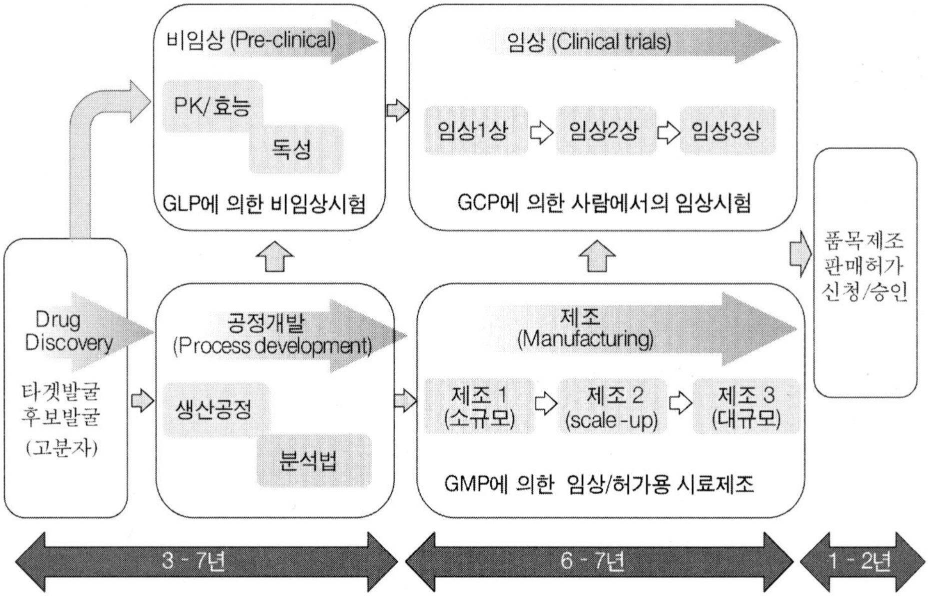

생물의약품의 비임상시험

그러나 부작용은 전혀 없으면서 효과가 우수한 이상적인 약물은 이 세상에서는 아직은 없으므로 비임상 연구개발 단계에서의 개발목표는 신규 후보물질의 동물에서의 안전성과 유효성에 대한 자료를 최대한 확보하여, 사람에서의 안전성과 유효성을 예측, 임상연구 개발에 비임상시험 결과를 최대한 활용하고자 하는 데에 있다.

의약품으로서 사람에서의 임상시험을 수행하기 위해서는 가능한 한, 사람에서의 투여경로와 유사하게 동물에 적용하여야 하고, 실험에 사용되는 동물 종의 선정은 약물에 대한 반응성이 사람과 유사한 동물을 대상으로 비임상 연구를 수행하여야 한다.

실험동물을 이용한 비임상시험의 실질적인 목적은 약물투여시 독성을 나타내는 잠재적인 타겟기관을 조사하고 타겟기관에 대한 독성이 가역적인지, 아니면 비가역적인지를 확인하고, 효과를 나타내는 안전한 투여 용량을 결정하고, 사람에서의 임상시험 모니터링시의 다양한 파라미터들을 확인하기 위함이다. 특히 생물의약품은 저분자 합성의약품에는 보편적으로 적용하기에는 어려운 바이오 의약품만의 특성이 있다.

그 하나로서 생물의약품은 분자크기가 큰 고분자 물질이고 대부분 주사제이므로, 체내 투여 시 발생하는 면역원성의 부작용 발생 가능성이 크므로, 대부분의 비임상시험에서는 면역원성 부작용의 발생가능성 및 부작용 발생 시의 부작용의 수준을 주의깊게 관찰하는 것이 매우 중요하며, 합성의약품과는 달리 종특이성 및 타겟 특이성이 크므로, 생물의약품의 약리작용이 작동될 수 있는 종을 선정해야 하는 것이 비임상시험에서 중요하게 고려해야할 요소이다.

예를 들어 인간항체의 경우, 마우스나 쥐와 같은 이종에 투여시, 항체와 결합하는 설치류의 항원이 사람의 항원과 많이 다를 경우, 제대로 된 항체의 약리작용을 살펴보기가 어렵게 된다.

비임상시험은 한국 식약처의 생물학적 제제 등의 품목허가 심사규정(식품의약품안전청 고시 제2010-6호, 2010. 2. 3, 개정) 및 **비임상시험 관리기준(GLP, Good Laboratory Practice)** 및 생물의약품의 비임상시험 가이드라인(2008년 간행), 의약품 등의 독성시험기준(식품의약품안전청 고시 제2009-116호, 2009. 8. 24, 개정)에 따라 시험을 수행하여 비임상 데이터를 확보하여야 한다.

일반적으로 GLP 가이드라인이라 함은 식약청에서는 "비임상시험 관리기준"("Good Laboratory Practice", 이하 GLP라 한다)"이라고 하여 "시험기관에서 수행하는 시험의 계획, 실행, 점검, 기록, 보고되는 체계적인 과정 및 이와 관련된 전반적 사항을 규정하는 것을 말한다"로서 정의한다.

특히 비임상시험 중 실험동물을 이용하여 시험물질의 독성을 확인하는 동물시험은 일반실험실이 아닌 국가가 인정하는 비임상시험 전문 시험기관(CRO)에서 수행하는 것이 필수 의무사항이다.

비임상시험 전문 시험기관은 체계화된 동물사육 및 전문화된 관리시설 등의 하드웨어시설과 비임상시험 분야(독성 및 PK/PD, 일반약리시험)에서 전문성을 보유한 인력에 의해 검증된 실험프로토콜로 시험)로 시험을 수행해야 한다.

많은 수의 신약을 개발하는 큰 규모의 제약회사에서는 별도의 GLP시설을 자체적으로 구축하여 비임상시험을 수행하기도 하지만, 특수화된 GLP시설을 구축하여 다양한 비임상시험항목을 수행하기 위해서는 오랜 기간 동안 비임상평가와 관련된 전문인력의 확보와 평가 및 분석기술의 전문성이 확보되어야 하고, 투자비용 또한 많이 들어가므로, 대부분의 국내제약사는 해외 및 국내의 비임상시험 전문CRO를 활용하여 위탁시험을 통해 비임상 허가자료를 구비한다.

2. 약리작용에 관한 시험

생물의약품의 비임상 약리작용에 관한 시험항목으로는 효력시험(Efficacy) 및 안전성약리시험과 약물동태시험(PK, Pharmacokinetic profile) 및 기타 약리작용에 관한 시험이 있으며 임상 및 품목 허가시 식약청에서는 하기 시험항목을 요구한다.

■ 생물의약품의 비임상시험

허가자료 구비 항목	시험항목	세부시험
약리작용 평가	효력 시험	생물학적 활성 평가(*in vitro*, in vivo)
	안전성 약리 시험	안전성 약리 필수시험(core battery) -심혈관계, 호흡기계, 중추신경계
	흡수(Absorption) 분포(Distribution) 대사(Metabolism) 배설(Excretion)	약물동태시험(Pharmacokinetic Profile) -약물의 분석방법과 밸리데이션
	기타 약리작용	약력학적 약물상호작용 약동학적 약물상호작용 기타 약동학 시험

1) 약물동력학(약력학)

식약청에서 언급하는 효력시험은 약물의 효과(drug effect)를 보는 시험으로서, 일반적으로 약력학 혹은 약물동력학(Pharmacodynamics, PD)이라 부른다.

약물의 효과는 일반적으로 약물의 용량 증가에 따라 비례하여 약리작용이 강하게 나타나는 경향을 그림에서와 같이 보이며, 대개는 포물선과 유사한 형태로 전개되며, 이를 대수열 축 위에 그려보면 S자형의 그래프로 나타난다. 이와 같이 효력시험의 약물용량-반응(dose-response) 또는 약물농도-효과(dose-effect) 간의 관계 그래프를 **용량-반응 곡선(dose-response curve)**이라고 한다.

PD, 즉 효력시험은 약물의 효과발현의 작용기전을 밝히는 연구를 통상 세포 등을 이용한 *in vitro* 시험계와 실험동물을 이용한 *in vivo* 시험계를 이용하여, 저농도, 중농도, 고농도 등 다양한 농도의 약물을 처리한 후 약물의 용량(dose) 대비 효과(response effect)에 관한 상관관계를 결정하여, 약물로서의 유효한 효과를 확인하는 시험이다.

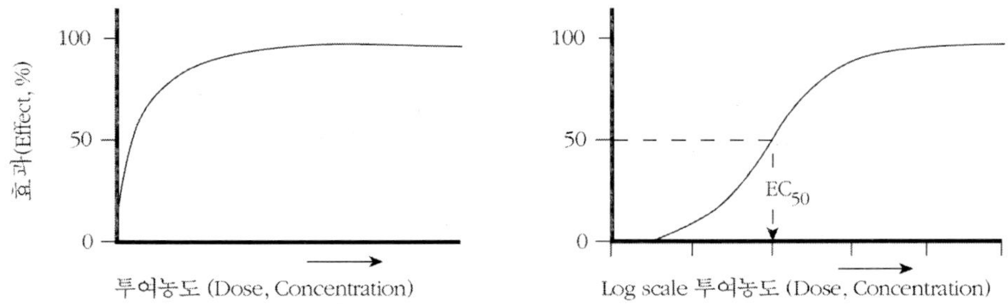

EC_{50}: the concentration of the drug that produces 50% of the Maximum effect.

약물동력학(약력학, Pharmacodynamics, PD)

효력시험 연구항목에서는 약물의 effectiveness, potency, safety margin과 Therapeutic index를 평가하여 기존 약물 대비 효능이 향상된 신약도출에 대한 객관인 데이터를 확보하게 된다.

약물의 effectiveness는 약물반응(response) 혹은 효과(effect)의 강도를 의미하여, 최대효과(Emax)에 근접하는 효과를 나타낼 때 통상 effective drug라 부른다.

Potent drug라 함은 적은 용량으로도 같은 효과가 나타날 때 potent drug라 부른다.

약물은 미량의 농도일 경우에는 약물의 효과가 나타나지 않지만, 투여용량(농도)이 높아지면서 치료효과가 나타나기 시작하여, 일반적으로 최대효과가 나타날 때까지 용량의존적으로 효과가 나타나다가, 최대효과를 나타내는 지점에서는 용량에 따른 효과가 동일하게 나타난다.

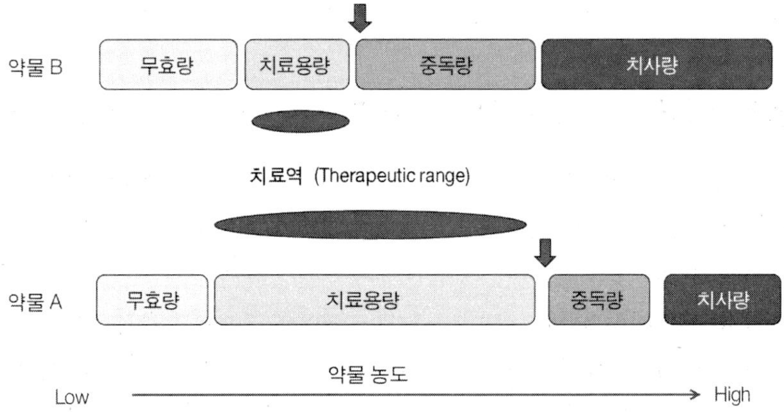

치료용량 범위(치료역, Therapeutic range)

즉 용량과 관계없이 그 약물이 일으킬 수 있는 최고의 효과를 최고효능, Maximal efficacy(effect)라 부르고 이 최고효능을 나타내는 투여용량을 최대유효량(Maximal effective dose)이라 한다.

반면 약리작용을 나타내는 최소의 용량을 최소유효량(Minimal effective dose, threshold dose)이라 부르고, 이보다 적은 용량을 무효량(subminimal dose)이라 한다.

질병 치료에 사용되는 용량을 치료용량(Therapeutic dose)이라 부르는데, 바로 최소유효량과 최대유효량의 사이 용량에 해당된다.

치료용량의 범위가 넓고, 치사량과 유효량과의 사이가 크면 클수록 위험성이 적은 약으로 간주(그림, 약물 A 참조)하며, 이 경우 안전역(safety margin)이 크다고도 부른다.

안전역이 큰 약물은 치료지수(therapeutic index)가 크다고도 표현하는데, 이는 일반적으로 중간치사량[LD_{50}: 50% 개체를 죽이는 용량(median lethal dose)]과 중간유효량(ED_{50}: 50%의 개체에서 효과가 나타나는 용량)의 비율로 표현되며, 치료지수가 클수록 안전한 약물에 해당된다.

$$\text{치료지수} = LD_{50}/ED_{50}$$

반면 과량의 투여용량에서는 부작용이 나타나면서, 심하게는 약물에의 중독증상(중독용량)이나 치사에 이르기까지 되므로(치사량), 가능한 적은 양을 사용하면서도 부작용 없이 충분한 효과를 낼 수 있는 치료용량 범위의 설정(therapeutic range)이 의약품 개발에 매우 중요한 요소이다.

2) 약물의 동태시험 – 약물동태학(약동학, Pharmacokinetics, PK)

약물이 효능을 발휘하기 위해서는 약물을 체내에 투여 후 타겟에 충분히 도달되도록 해야 한다. 생물의약품의 경우 주성분의 구성 성분이 대부분 펩타이드나 단백질로 이루어져 있으므로, 경구로 투여 시에는 위나 장에서 대부분 세포 내에 있는 단백질 분해효소에 의해 분해되므로 주성분의 약효를 충분히 발휘할 만큼 경구투여로는 체내로 주입하기가 어려워, 지금까지 발매된 대부분 생물의약품의 제형은 주사제 제형으로서 정맥 내주사(iv 주사, intravenous)나 피하주사(SC 주사, subcutaneous) 혹은 infusion으로 투여하는 경우가 대부분이다.

비임상 약리작용의 주요평가항목의 하나가 PK(Pharmacokinetics) 즉 **약물동태시험**으로서, 약물의 체내 투여시 약물의 체내흡수(Absorption), 분포(Distribution), 대사(Metabolism), 배설(Excretion)의 동태를 평가하는 시험으로 **ADME시험(약물동태시험)**이라고도 부른다.

단백질 성분으로 구성된 대부분 생물의약품의 경우, 대개 체내에 있는 내재 단백질과 동일하게 아미노산의 연결쇄로 구성되어 있으므로, 체내에 분포 후 대부분 비특이적 단백분해효소에 의한 분해과정을 거친다. 따라서 치료단백질의 생물의약품은 합성의약품과 같이 통상적인 간에서의 산화적 약물 대사를 거치지 않고 단순하게 펩타이드나 아미노산 형태로 분해되어 대사과정이 단순하고 예측 가능하다.

또한 단백질 의약품은 대부분 세포표면에 있는 수용체의 타겟 단백질에 특이적으로 결합하는 형태가 많고, 대부분의 단백질 의약품은 수용체에 결합 후, 세포 내로 들어간 후에 분해되어 제거되는 단순한 대사 경로를 보인다.

단백질 의약품의 대표적인 약물동태시험은 약물을 단회 및 반복 투여하여, 시간 경과에 따른 약물의 체내 혈중농도를 측정하여, 체내에서 흡수 후 대사되어 소실되는 프로파일을 파악하는 시험으로서, 이 실험을 통하여 투약 후 시간에 따른 약물농도의 합 AUC(Area under curve), 반감기(Half life), 최고혈중농도(CMAX) 등을 측정하여, 약물투여시 시간경과에 따른 최적의 약물의 효능을 나타내는 약물 유효농도를 결정할 수가 있다.

단백질의 PK 시험을 위해서는 혈액 내에 존재하는 투여된 단백질 약물의 혈액 내에서의 함량을 측정하기 위한 정량 시험법을 확립하고, 이 시험법을 검증하는 시험(밸리데이션)을 수행하여야 한다. 일반적으로 이 시험법은 투여 단백질에 특이적으로 결합하는 항체를 이용한 ELISA(Enzyme linked Immunosorvant assay) 시험법을 적용하여 정량한다.

3. 독성 작용에 관한 시험

비임상 단계에서 후보약물의 독성작용에 관한 시험의 목적은 사람에서의 임상시험을 실시하기 이전에 동물을 이용하여 약물의 안전성(Safety)을 확인하기 위함이며 독성평가는 하기 8가지 항목에 대한 시험이 있다.

■ 생물의약품의 비임상시험 항목

구비허가자료	시험항목
독성작용 평가	단회투여 독성(Single dose toxicity)
	반복투여 독성(Repeated dose toxicity)
	유전독성시험(Genotoxicity test)
	발암성 시험(Carcinogenicity test)
	생식 발생 독성시험(Reproductive toxicity)
	기타 독성시험-항원성 시험
	기타 독성시험-면역독성시험(Immunotoxicity)
	기타 독성시험-국소내성 시험(Local tolerance)

1) 단회투여 및 반복투여 독성

약물의 안전성을 평가하기 위하여, 가장 먼저 시험하는 항목으로는 단회투여 독성과 반복투여 독성이며 그 정의는 다음과 같다.

"단회투여 독성시험"(의약품등의 독성시험 기준, 2조2호)

"단회투여독성시험"이라 함은 시험물질을 시험동물에 단회투여(24시간 이내의 분할 투여하는 경우도 포함)하였을 때 단기간 내에 나타나는 독성을 질적·양적으로 검사하는 시험을 말한다.

"반복투여 독성시험"(의약품등의 독성시험 기준, 2조3호)

"반복투여 독성시험"이라 함은 시험물질을 시험동물에 반복투여 하여 중·장기간 내에 나타나는 독성을 질적, 양적으로 검사하는 시험을 말한다.

▲ 단회투여 독성 및 반복투여 독성의 정의

일반적으로 독성시험은 **치사용량(LD50, Lethal dose 50**: 시험동물의 50%를 치사시킬 수 있는 약물용량) 및 **무독성용량(NOEAL)**을 확인하기 위하여, 통상 임상 투여용량의 10배 혹은 100배 등의 고용량으로 시험물질을 투여한다.

단회 투여를 통한 급성독성시험의 목적은 반복투여 시의 용량결정, 독성에 영향을 받는 장기의 확인, 인간에서의 임상시험의 초기용량 설정 등에 찾고자 수행하는데, 통상 설치류 1종(마우스 혹은 랫드)과 비설치류 1종(토끼 혹은 개, 원숭이)을 대상으로 시험하도록 권고하고 있다. 동물은 보통 단회 투여 후 7-14일 동안 관찰하여 치사율의 확인 및 다양한 장기의 영향을 검토하며, 통상 이 단계에서 안전성 약리 시험항목(Safety Pharmacology)을 함께 체크한다.

단회 투여시의 투여경로는 일반적으로 2개의 경로로 시험하게 되며, 사람에서의 투여경로와 동일한 투여경로를 반드시 해야 하고, 다른 한 경로로는 사람에의 노출도가 가장 큰 정맥 내 투여(i.v 투여 intravenous)가 고려되어 지고 암수로 나뉘어 평가한다.

반복투여 독성시험의 경우에도 일반적으로 2종의 동물종을 선정하여 시험하는데 이 시험의 목적은 장기간에 걸친 약물투여시의 만성적 독성(long-term effect)을 평가함에 있다.

반복투여 후 혈장에서의 약물농도를 측정하여 약물동태 분석을 수행하고, 심혈관, 호흡계, 신경시스템 등의 다양한 기능(vital function)을 시험하여 장기간에 걸친 부작용을 모니터링한다. 독성의 회복을 관찰하기 위하여 시험기간 이후에도 동물의 회복기간을 두고 모니터링한다.

반복투여독성은 일반적으로 저용량, 중용량, 고용량으로 세 농도로 나누어 시험하며, 독성시험을 수행하는 기간은 일반적으로 임상투여 기간과 유사한 기간에서 수행한다.

생식 발생독성시험 및 유전독성시험은 다음과 같이 정의된다.

"생식 · 발생독성시험"(의약품등의 독성시험 기준, 2조4호)

"생식 · 발생독성시험"이라 함은 시험물질이 포유류의 생식 · 발생에 미치는 영향을 규명하는 시험을 말하며 수태능 및 초기배 발생시험, 출생 전 · 후 발생 및 모체기능시험, 배 · 태자 발생시험 등이 있다.

"유전독성시험"(의약품등의 독성시험 기준, 2조 5호)

"유전독성시험"이라 함은 시험물질이 유전자 또는 유전자의 담체인 염색체에 미치는 상해작용을 검사하는 시험을 말한다.

▲ 생식 · 발생독성시험 및 유전독성의 정의

2) 생식발생 독성

본 시험의 목적은 시험약물이 생식에 영향을 미치는지 여부를 확인하기 위함이다.

약물이 수컷 및 암컷동물의 생식에 미치는 영향(정자 및 난자 생산 및 성숙과정), 수태능, 초기배 및 태자 발생, 출산전후 발생 및 모체기능, 자손의 성장에 이르는 모든 단계에 미치는 영향을 평가하며, 랫드 혹은 토끼를 주로 시험동물로 사용한다.

3) 유전독성시험

유전독성시험은 신약후보물질이 유전자에 돌연변이를 야기할 수 있는지를 결정하는 시험법이다. 표준시험 방법으로는 에임즈 시험(Ames test)이라 하여 미생물(Salmonella typhimurium)의 복귀 돌연변이 시험으로 유전독성을 평가하는 방법과 마우스의 림포마 tk 테스트인 *in vitro* 시험을 수행하여 염색체의 돌연변이가 일어나는 지를 확인하는 시험법 그리고 설치류의 혈구세포를 이용하여 염색체의 손상을 확인하는 방법이 해당된다.

발암성, 항원성 및 면역독성에 대한 한국식약청에서 고시된 기준은 다음과 같다.

"발암성시험"(의약품등의 독성시험 기준, 2조 8호)

"발암성시험"이라 함은 시험물질을 시험동물에 장기간 투여하여 암(종양)의 유발여부를 질적, 양적으로 검사하는 시험을 말한다.

"항원성시험"(의약품등의 독성시험 기준, 2조 6호)

"항원성시험"이라 함은 시험물질이 생체의 항원으로 작용하여 나타나는 면역원성 유발여부를 검사하는 시험을 말한다.

"면역독성시험"(의약품등의 독성시험 기준, 2조 7호)

"면역독성시험"이라 함은 반복투여독성시험의 결과, 면역계에 이상이 있는 경우 시험물질의 이상면역반응을 검사하는 시험을 말한다.

▲ 발암성, 항원성, 면역독성의 정의

4) 발암성 시험

발암성 시험은 신규약물이 암을 발생시킬 수 있는 잠재능이 있는지 여부를 확인하는 방법이다. 약물은 적어도 6개월 간 연속적으로 투여하는데, 사람에게 투여하는 경로와 동일한 투여경로를 사용하여 주로 랫드를 대상으로 시험한다. 수집하는 시험 데이터는 주로 호르몬 수준, 성장인자류의 발현양, 조직 내 효소들의 활성 등에 대한 항목들이고, 최종 투여 후에는 쥐를 죽인 후 각 조직을 검사하여 암유발 여부를 검사하게 된다.

5) 항원성 시험

항원성 시험은 시험물질의 주성분이 항원으로서 작용하여 나타나는 항체생성 등의 면역원성을 시험하는 항목이다. 인간유래 재조합 단백질의 경우 동물의 유래단백질과 비교 시 아미노산이 완전히 동일하지 않으므로 종간차이가 클 경우에는 실험동물에 반복 투여 시에는 대부분 항체가 형성된다.

따라서 동물에서의 실험 결과로부터 인간에서의 항원성 즉 면역원성을 예측한다는 것은 사실 실질적인 의미는 없지만, 항체 형성 등의 면역반응 발생에 따른 파급효과 즉 투여의약품의 주성분 단백질의 중화에 따른 활성의 감소 혹은 동물에서의 쇼크 등 부작용의 발생수준과 강도를 판단함으로써, 인간에의 투여 시 발생할 수 있는 부작용의 강도와 범위를 예측하는 데 도움이 된다.

생물의약품의 경우 면역원성은 크게 2종류로 구분하여 항체 형성여부를 확인해야 하는데 그 하나는 주성분 치료단백질의 효력과 활성에 영향을 미칠 수 있는 타겟과의 결합부위에 대한 항체가 형성되는 경우(이 경우 중화항체가 형성되는 경우임) 와 주성분의 활성효력과는 상관없는 단백질의 여타부위에 항체가 형성되는 경우로 구분된다.

생물의약품의 경우 면역원성 시험을 부작용 모니터링 항목 중 중요한 시험항목 중의 하나로 평가하고 있다. 특히 사람의 몸 속에 있는 내인성 단백질과 거의 구조적으로 동일한 재조합 단백질의 경우에는 항체형성의 가능성이 적으나, 체내 반감기를 늘리기 위하여 폴리에틸렌글리콜이나 다른 융합단백질과 같은 물질을 재조합 단백질과 결합시켜 제조할 경우에는 해당 재조합 단백질의 입체구조의 변화가 발생할 경우에 기존에 체 내에 존재하는 내인성 단백질에 대한 항체형성의 발생위험이 있어 오히려 부작용으로 체내 내인성단백질의 제거에 따른 질병발생의 부작용의 위험성이 있어서, 비임상 및 임상단계에서 항체형성에 따른 부작용 생성 가능성에 대한 세심한 검토가 필요하다.

6) 면역독성시험

항체를 포함한 인간 재조합 단백질 의약품의 면역독성시험은 시험물질이 면역계에 이상을 일으키는지 여부를 확인하는 시험하는 항목이다. 주로 반복투여 독성시험에서 면역독성의 발생을 확인한다.

7) 국소독성시험

> "국소독성시험"(의약품 등의 독성시험 기준, 2조 9호)
> "국소독성시험"이라 함은 시험물질이 피부 또는 점막에 국소적으로 나타내는 자극을 검사하는 시험으로서 피부자극시험 및 안점막자극시험으로 구분한다.
>
> "국소내성시험"(의약품 등의 독성시험 기준, 2조 10호)
> "국소내성시험"이라 함은 시험물질이 실험동물에서 주사부위에서 나타내는 임상・병리학적 반응을 검사하는 시험을 말한다.

▲ 국소독성, 국소내성시험의 정의

국소독성은 피부에 도포하는 연고제와 같은 외용제로서 국부 투여 시, 발생할 수 있는 투여 부위에서의 국소자극을 확인하는 시험으로서, 주로 피부자극시험 및 안점막자극시험을 통하여, 외부 피부접촉 시 발생할 수 있는 부작용을 시험하는 항목이다.

반면 국소내성시험은 시험물질을 주사제로서 투여하는 제제인 경우 주사부위에서 나타내는 부작용 등의 반응을 검사하는 시험항목이다.

비임상 CRO 기관

비임상 독성시험은 한국 GLP 규정에 따라 시험된 자료만이 식약청의 허가자료로서 정식 인정되므로, 하기의 국내 및 해외 전문 CRO 기관들을 활용하여 시험자료를 구비한다.

■ 비임상 CRO 기관

단체명	홈페이지	소재지
안전성 평가 연구소	www.kitox.re.kr	한국
한국 바이오톡스텍	www.biotoxtech.com	한국
한국 캠온	www.chemon.or.kr	한국
코방스	www.covance.com	미국
엠피아이	www.mpiresearch.com	미국
할란	www.harlan.com	스위스
헌팅던	www.huntingdon.com	영국
찰스리버	www.criver.com	미국
퀸타일즈	www.quintiles.com	미국

05

생물의약품 임상시험 프로세스

1. 임상시험의 정의 및 주요용어

"임상"시험은 인간을 대상으로 약물의 효과 부분인 유효성(Effectiveness)과 독성 부분인 안전성(Safety)을 결정하기 위한 시험이다. 임상시험은 비임상시험 데이터를 기반으로 하여 판단 시, **약물의 위험도 대비 이점**(Risk-benefit ratio)이 상회하는 경우를 고려하여 과학적인 판단 하에 수행하여야 한다. 만일 임상시험에서 이점 대비 부작용이 더 클 것으로 의심되는 경우에는 임상시험을 수행하지 말아야 한다.

> "임상시험"(약사법 2조15호)
>
> "임상시험"이란 의약품 등의 안전성과 유효성을 증명하기 위하여 사람을 대상으로 해당 약물의 약동(藥動) · 약력(藥力) · 약리 · 임상적 효과를 확인하고 이상반응을 조사하는 시험을 말한다.
>
> Definition:
>
> A clinical trial is a type of research carefully designed to determine the effectiveness and safety of a drug or device in humans.

Ⓐ 임상시험의 정의

임상시험에서의 주요 용어

임상시험은 Clinical trial 혹은 Clinical study라 부르며, 인간을 대상으로 약물의 효력과 부작용의 수준을 평가하는 시험이므로, 임상시험의 시행은 식약청의 사전승인을 득한 후에 시험을 하여야 하며, 시험의 수행은 식약청이 고시한 Good Clinical Practice라고 하는 의약품 임상시험 관리기준의 방법과 절차에 따라 시험을 수행하여야 한다. 임상시험과 관련되어 주요 용어는 다음과 같다.

임상시험(Clinical Trial/Study)

임상시험계획서(Protocol)

임상시험결과보고서 (Clinical Trial/Study Report

시험자(Investigator)

피험자(Subject/Trial Subject)

피험자동의(Informed Consent)

증례기록서(Case Report Form, CRF)

무작위배정(Randomization)

눈가림(Blinding/Masking)

임상시험심사 위원회 (Institutional Review Board, IRB)

중대한 이상반응 (Serious AE)

이상약물반응(Adverse Drug Reaction, ADR)

임상시험과 관련된 주요용어

2. 임상시험 관련규정 및 가이드라인

한국에서의 임상시험은 하기의 식약청에서 고시한 임상시험에 관한 법규정 및 지침에 따라 시험하여야 하며, 하기 임상시험 관련 규정 및 가이드라인은 한국 식약처 홈페이지의 "법령 · 자료" 항목 내에 게시되어 있다.

약사법(제34조, 34조의 2, 제76조의 2)

약사법 시행규칙(제31조-34조, 별표 3의 2)

- 의약품 임상시험 관리기준(KGCP)(식품의약품안전청 고시 제2007-34호)
- 의약품 임상시험계획 승인 지침(식품의약품안전청 고시 제2010-63호)
- 의약품 임상시험 기본문서 관리에 관한 규정(식품의약품안전청 고시 제2011-36호)
- 의약품등 임상시험 실시기관지정에 관한 규정(식품의약품안전청 고시 제2010-14호)

"임상시험"에 관한 법규정 및 지침

출처: 식품의약품 안전청 생물의약품 정보방 고시전문

3. 임상시험의 종류 및 내용

임상시험은 임상 1상, 2상, 3상 및 4상 임상의 4단계로 나뉘어지며, 품목허가를 위해서는 임상 1상부터 3상의 임상시험을 거쳐야 한다.

최근에는 microdosing이라고 불리는 **임상 0상 시험**을 수행하여 인간에 대한 약물의 투여용량을 매우 낮은 용량에서(의도 하고자하는 임상용량의 약 1% 이하의 낮은 농도로 투여) 투여하여 임상효과는 기대하기는 어렵지만 민감한 분석방법을 활용, 매우 낮은 농도에서의 약물투여에 따른 PK 프로파일 및 세포반응 효과를 파악함으로써, 약물로서의 성공가능성을 미리 확인해보는 시험을 수행하기도 한다.

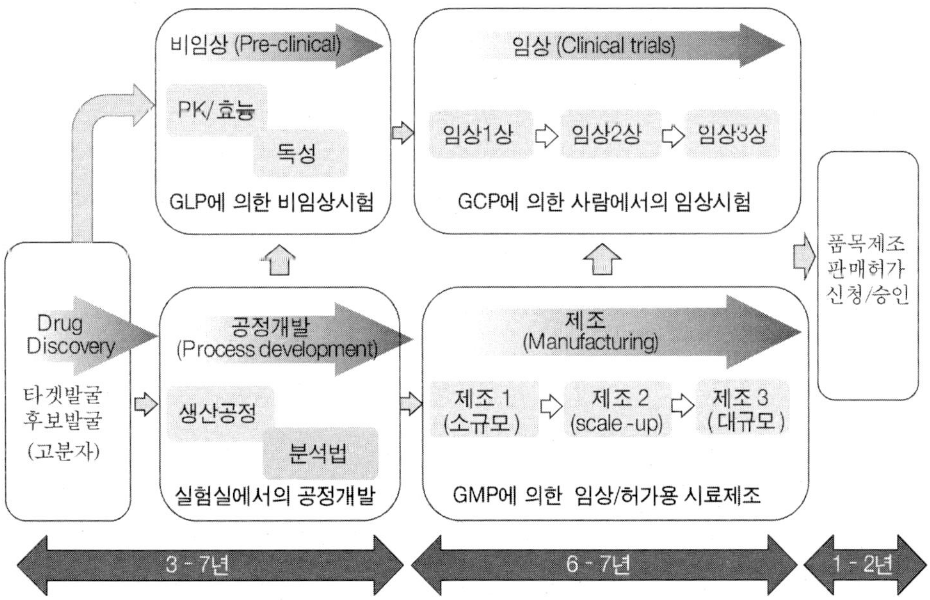

생물의약품의 임상시험

1) 임상 1상 시험

임상 1상 시험은 임상 약리시험(Human pharmacology studies)으로도 불리워지는데, 제1상 시험의 주목적은 시험약물의 인간에 대한 안전성을 평가하기 위함이다.

임상 1상은 비임상시험 결과를 근거로, 투여용량을 가장 낮은 농도에서부터 단계적으로 올려가면서 정상인을 대상으로 투여하여, 약물의 안전성과 내약성을 평가하고 단독 및 반복투여에 따른 약동학(Pharmacokinetics) 및 약력학 평가를 수행, 약물의 작용 및 약물대사와 치료효과의 추정 등을 연구 목적으로 한다.

■ 임상 1상 시험

시험 종류, 목적	임상 1상 시험의 종류
임상약리시험 (1상 시험)	용량 및 내약성(Tolerance, Safety) 임상시험
	약물동태학(Pharmcokinetics) 및 약물동력학(Pharmacodynamic) 임상시험
안전성 평가	약물 상호작용 임상시험(Interaction study) Drug-drug interaction, Food-drug interaction
내약성 평가	Bioavaliability(BA)와 Bioequivalence(BE) 연구
약동학, 약력학정의	Comparative PK studies(비교 PK 연구)
약물대사와 상호작용 조사 치료효과 추정	Special population studies Age, gender, etnic.

일반적으로, 임상 1상은 정상인을 대상으로 시험을 하지만, risk-benefit ratio를 고려할 경우 risk가 더 클 경우에는 환자를 대상으로 시험을 수행하기도 한다. 보통 임상 1상에서는 피험자가 자신이 투여받은 약물이 무엇인지를 미리 알고 투여받는 open label(공개)로 시험이 시행된다.

약물을 피험자에게 투여한 후에는 투여 전, 투여 후 일정 시간 간격으로 혈액과 뇨, 변을 채취하여 약물의 시간경과에 따른 혈중농도를 측정하여 Cmax, Tmax, Half-life, AUC 등을 측정, 이들 약물의 약동학적 결과로부터 약물의 흡수, 분포, 대상 배설경로를 파악하고, 약물 농도에 따른 부작용의 출현 및 내약성 등을 평가하게 된다. 또한 약물의 투여 후에 피험자가 느끼는 임상증상(두통, 통증, 열, 피로, 권태)과 혈압, 심전도 등의 변화 및 행동학적인 변화가 일어나는 지 여부도 함께 관찰하게 된다.

보통 임상 1상에서는 항암제의 시험을 제외하고는 통상 정상인을 대상으로 시험하게 되는데 환자수는 평균 20명에서 100명 범위에서 시행한다.

2) 임상 2상 시험

임상 2상의 목적은 타겟이 되는 질병에 대한 유효성과 안전성을 평가함을 목적으로 한다. 보통 임상 2상은 시험약과 함께 대조약을 가지고 시험하게 되는데, 음성 대조약(placebo, 약물의 효과가 없는 물질)을 사용하거나 현재 사용되는 표준 치료약을 대조약으로 사용한다.

시험약의 효능과 부작용을 객관적으로 평가하기 위해서는 임상시험의 타당성을 확보해야 하고 이를 위해서는 바이어스(Bias, 비뚤림)가 없는 임상시험의 디자인이 필요하다.

환자군의 배정은 무작위배정(randomization)의 절차에 따라, 환자군을 시험군 혹은 대조군에 무작위(random)하게 배정하여 시험하게 된다.

▪ 임상 2상 시험

임상시험 목적	임상 2상 시험의 종류
치료적 탐색시험 (Therapeutic exploratory study) 소수환자: 50-500명 목적: 임상2a -POC를 위한 연구 -용량결정 탐색연구 임상2b -3상 임상용 약물용량 결정용 평균기간: 2년	대리 약리학적 평가 임상학적 평가방법을 사용한 단기적 초기 임상시험 용량-반응 탐색 임상시험

임상 2상은 더 자세히는 임상 2상a의 전기 2상과 임상 2상b의 후기 2상으로 나뉘어 시험하게 되는데 임상 2a는 주로 소수의 환자를 대상으로 한 약물의 Proof of Concept(POC)를 입증하기 위한 연구와 용량 결정을 위한 탐색 연구이다. 반면, 임상 2b는 보다 많은 환자를 대상으로 하여, 3상 임상을 위한 치료적 약물 용량을 결정하기 위한 유효성 평가 시험이다. 즉 후기 2상 시험에서는 환자에서의 약물 투여용량과 반응관계를 탐색하여 최적용량을 결정하는 데 주안점을 둔다.

결국 2상 시험을 통해서는 약물의 유효성을 나타내는 적정농도, 용량, 투여 빈도 및 투여 기간 등을 파악할 수가 있다.

임상 2상에서는 임상결과에 대한 피험자 및 평가자의 주관적인 편견이 시험 결과에 반영되지 않도록 하기 위하여, 피험자가 어떤 약을 투여 받는지 모르도록 single-blind trial을 수행하거나, 혹은 평가자 및 피험자 모두 어떤 약을 주사 받는지 모르는 **double-blind trial(이중맹검 시험)**을 수행하여 평가하기도 한다.

임상 2상에서는 투여용량에 따른 질병이 치료되는지 여부를 파악하기 위한 결정시험이므로 이를 판단하기 위한 clinical endpoint marker가 사용된다.

항암제의 경우에는 직접적인 치료효과는 사망률(mortality)을 측정하는 것이고, 간접적으로는 surrogate marker로 암의 크기의 감소 혹은 암 연관 단백질인 p53, TGF-알파, VEGF 등이 될 수 있다.

임상 2상은 보통 1년에서 2년이 소요되며, 환자수는 보통 50명에서 500명 범위 내에서 수행하게 된다.

3) 임상 3상 시험

임상 3상 시험은 임상 2상에서 약물의 유효성이 밝혀지게 되었을 때, 보다 많은 환자수를 대상으로 임상시험을 수행하여 치료효과를 확증하는 목적으로 임상시험을 수행하게 되며 이와 같은 임상 3상 시험을 통상 "치료적 확증 임상시험"이라고 부르기도 한다.

임상 3상 시험은 임상 2상의 확장 개념이므로, 여러 병원에서 수행하여, 다양한 인종간 반응의 차이, 지역별 반응의 차이, 세밀한 질환 대상군에 따른 약물의 반응을 다양한 각도에서 평가하게 되며, 환자의 자유배정(randomization)과 이중맹검(double-blind trial)시험을 통해 평가하게 된다.

이 단계에서의 시험결과는 약물의 유효성을 결정하는 중요한 시험이므로 통상 임상 3상 시험을 약물의 성공 실패를 결정하는 주요한 시험으로서 pivotal trial으로도 부른다.

■ 임상 3상 시험

<table>
<tr><th>임상시험 목적</th><th>임상 3상 시험의 종류</th></tr>
<tr><td rowspan="6">치료적 확증 시험
(Therapeuric confirmatory Study, 3상 시험)

다수환자: 500-5,000명 이상

목적:
-유효성 입증/확증
-안전성 자료 확립
-용량과 반응 관계 확립

평균기간: 3-5년</td><td>유효성 확립을 위한 잘 통제된 임상시험</td></tr>
<tr><td>무작위배정에 의한 용량-반응 임상시험</td></tr>
<tr><td>안전성 임상시험</td></tr>
<tr><td>이환율/사망률을 위한 임상시험</td></tr>
<tr><td>비교 간단한 대규모 임상시험</td></tr>
<tr><td>대조군을 이용한 비교임상시험</td></tr>
</table>

만일 시험결과가 효과면에서 기존 치료법보다 의미 있는 이점을 제공해주지 못하면, 반응성이 더 좋은 그룹으로 처리대상을 세분화하여 보다 광범위하고 세밀한 임상 3상 시험을 수행하여야 한다. 임상 3상 시험을 통하여 최종적으로 정확한 대상 질환 타겟 환자군의 선정, 투여용량, 치료빈도 및 치료기간의 정확한 설정이 가능하게 된다.

임상 3상에 소요되는 환자수는 대상 질환 및 약물의 특성에 따라 수백 명에서 수천 명의 환자수가 필요하게 되며, 이는 통계적으로 유효성을 확보하기 위해 필요한 숫자에 해당된다고 볼 수 있다. 보통 임상 3상은 평균 3년에서 5년의 기간이 소요된다.

4) 임상 4상 시험

임상 4상 시험은 신약으로 품목 허가하여 발매된 품목에 대해 시판 후에 시행하는 임상시험으로서, 주로 PMS(Post-Marketing Surveillance study) 스터디라고 부른다.

임상 4상 시험에 대해 국내 식약청에서는 "치료적 사용시험"이라고도 부르는 데 본 시험의 목적은 임상 3상 시험으로 투여한 시험기간보다 더 오랜 기간 동안 치료약물을 환자에 투여해야 할 경우의 안선성(long-term safety)을 확보하기 위함이다. 장기간 환자에 투여 시에 임상 3상 기간 동안에 나타나지 않았거나 확인하지 못했던 중대한 부작용의 발생을 4상 시험을 통해 확인한 경우에는 시판 허가한 약물이라 하더라도 규제기관은 약물의 판매 및 사용을 중지시킬 수가 있다.

■ 임상 4상(PMS)시험

임상시험 목적	임상 4상 시험의 종류
치료적 사용 시험 (Post marketing Study, 4상 시험) 목적 -흔하지 않은 이상반응 확인 -추천되는 용량을 확인 -일반 또는 특정 대상군, 환경에서 이익과 위험에 대한 이해 사용 성적조사: 4년 또는 6년	대조군을 이용한 유효성 임상시험 이환율, 사망률에 대한 임상시험 부가적인 평가항목에 대한 임상시험 약물 경제학적 측면의 임상시험

06

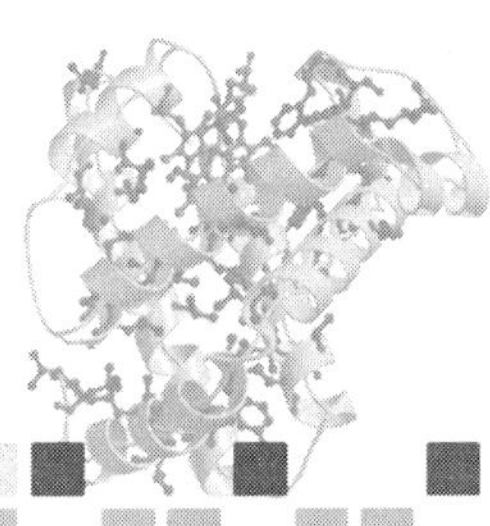

생물의약품 허가 프로세스

1. 한국 생물의약품 허가 심사부서

생물의약품 개발단계 중 신약의 발굴 즉 후보발굴(Drug discovery) 단계에서는 개발절차에 있어 특별히 준수해야 할 의무가 없으나, 의약품의 임상수행 및 판매를 위한 목적의 생물의약품의 생산공정 개발(Drug development) 단계 및 제품제조(Drug manufacturing) 단계에서는 약물의 임상 및 시판 허가를 담당하는 식약처에서 의무화하고 있는 엄격한 제조 및 품질 가이드라인을 준수하여, 식약처가 제시하는 개발 절차에 따라 연구개발을 수행하여야 한다.

통상 생산공정 개발 (전임상) 단계는 임상 전 동물시험을 수행하게 되는데, 동물에서의 약물의 독성평가를 통한 약물의 안전성을 확인하기 위한 모든 실험절차는 GLP 기준(Good Laboratory Practice)에 따라서 수행해야 한다. 보통 소수의 신약을 개발하는 회사의 경우 동물에서의 독성시험은 GLP 시스템을 잘 운영하고 있는 전문 CRO 기관에 의뢰하여 시험을 수행한다. 사람을 대상으로 한 약물의 임상시험은 GCP 기준(Good Clinical Practice)에 따라서 수행하여야 하며, 이를 위해 임상시험에 공급되는 의약품은 모두 GMP 기준(Good Manufacturing Practice)에 따라서 제조된 원료와 완제 의약품을 가지고서 임상수행을 수행해야 한다.

이 모든 개발과정에 대한 규정과 절차는 식품의약품 안전처(MFDS, Ministry of Food and Drug Safety; http://www.mfds.go.kr/index.jsp 구, 한국 식품의약품 안전청; KFDA, Korean Food and Drug Administration) 홈페이지의 "분야별 정보" 내 의약품 정보방 및 "법령·자료"에서 손쉽게 허가관련 자료 및 정보를 입수할

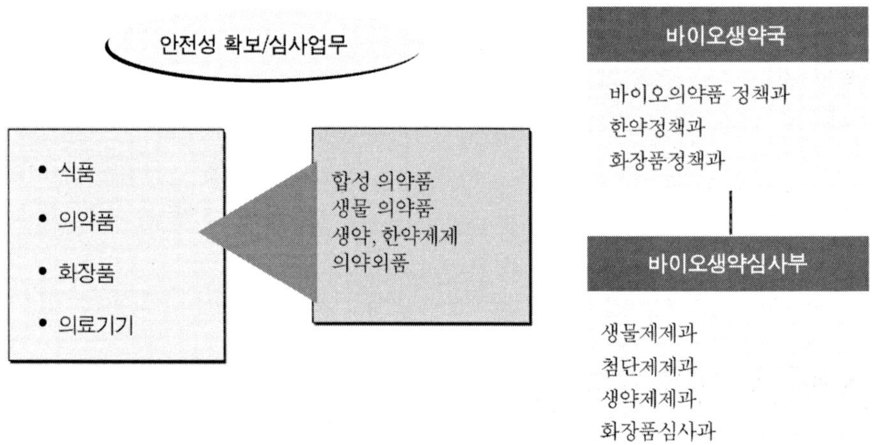

- GMP 제조 관리 실사 → 바이오의약품정책과
- 품질 및 비임상, 임상 허가자료 검토 → 생물제제과(백신 및 혈액제제)
  첨단제제과(재조합 단백질)

식품의약품 안전처(MFDS) 업무

수 있다.

생물공학의약품의 임상허가 및 제품의 제조 허가 및 판매 허가를 관장하고 있는 주무부서는 하기 모식도에 기술된 바와 같이 바이오생약국의 바이오 의약품 정책과와 미국의 경우 US Food and Drug Administration(FDA)이 의약품 허가 심사규제기관으로, CDER(Center for Drug Evaluation and Research), CBER(Center for Biologics Evaluation and Research), Center for Devices and Radiological Health, Center for Veterinary Medicine 및 Office of Regulatory Affairs의 5개 산하 기관으로 구성되어 있다.

미국 FDA의 CDER에서는 합성의약품뿐만 아니라, 하이브리도마 혹은 유전자재조합기술에 의해 제조된 고분자 단백질 의약품의 심사도 담당하여, IND신청에 대한 승인을 통해서 임상 1상의 시작에 관여하고, 비임상시험이 GLP 기준에 따라 수행되었는지를 체크하여 독성연구 결과가 받아들일 만한지 여부를 점검한다. 또한 임상시험의 수행도 GCP절차에 따라서 수행되는지를 체크하여, 수행한 임상연구 결과가 과학적 사실에 기초하여 약물로서 받아들인 만한지 아닌지를 점검한다.

2. 한국 식약처 생물의약품 심사 프로세스

생물의약품의 식약처의 허가 심사부서로서는 재조합 단백질, 항체, 유전자 치료제 및 세포 치료제를 심사하는 부서(첨단제제과)와 생물제제과는 백신과 항독소 등 혈액제제를 심사하는 부서(생물제제과)로 나뉜다.

스폰서인 생물의약품 제조회사가 식약처로부터 임상승인허가를 받기위해선 임상시험 계획서를 제출하여야 하고, 제조 및 판매를 위한 품목허가를 받기위해서는 의약품 제조 품목 허가 신청서를 제출하여야 하는 데 이를 위해서는, 하기와 같이 서류심사를 위한 세부 허가자료를 각 개발 단계별로 제출하여 서류심사를 통한 승인을 받아야 하고, 이를 위하여 연구개발자와 약사팀 약사담당자는 식약처가 요구하는 필수 서류 심사항목이 무엇인지를 제품개발 단계별로 검토하여 준비하여야 한다.

서류 심사항목은 크게 의약품의 1) 기준 및 시험법 심사, 2) 안전성 유효성 심사, 3) 제조 및 품질관리심사의 세 가지 항목에 대한 심사를 득해야 하며, 병행하여 의약품 제조소에 대한 GMP(Good Manufacturing Practice) 실사를 통해 의약품 제조 공장 및 제조능력에 대한 심사를 통해 품목 제조 허가를 받아야 한다.

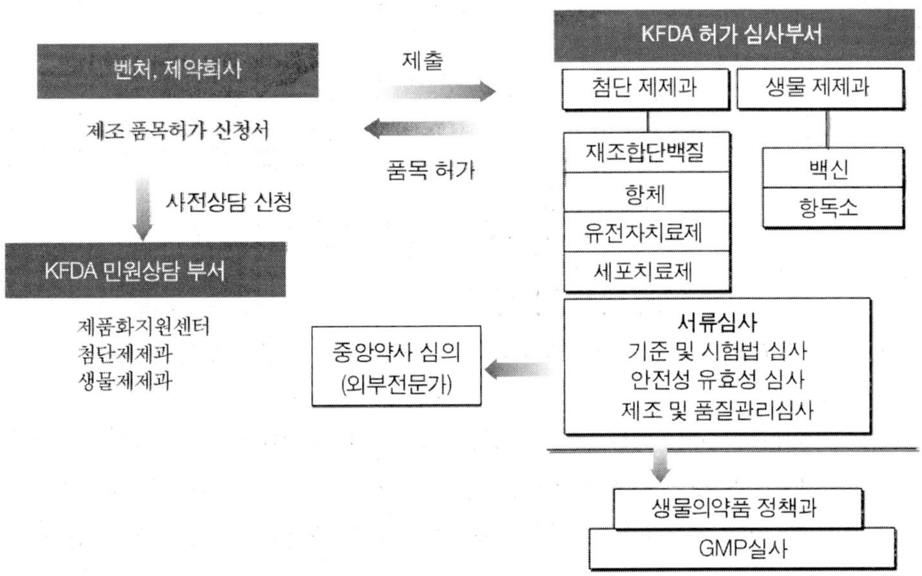

바이오 의약품 품목허가 심사 프로세스

3. 생물의약품 IND 신청 프로세스 및 신청자료

생물의약품의 IND 신청이란 영어로 Investigational New Drug(IND) application의 약자로서, 새롭게 제조한 생물의약품의 사람에서의 임상시험을 시행하기 위하여 식약처에 임상계획 승인신청을 서류로 제출하는 절차이다.

임상승인을 받기 위해선 제조사에서는 IND 허가자료를 식약처의 요구기준에 맞게 준비하여야 하며, 식약청에서는 하기 도표와 같이 심사서류 접수 후, 통상 30일 이내에 내용을 검토하여 임상계획승인 결정 혹은 자료가 미진할 경우에는 보완자료를 제출하도록 요구한다.

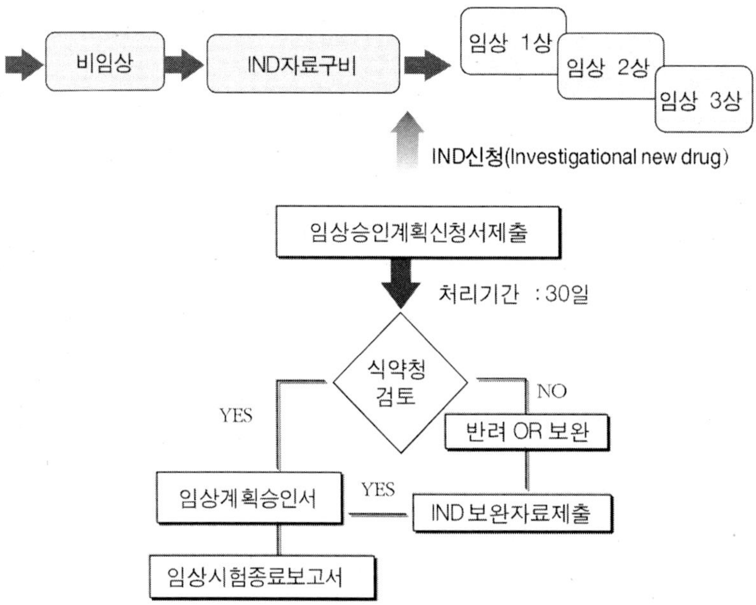

바이오 의약품 IND 신청 프로세스

생물의약품의 IND 신청을 위한 허가자료 구비항목으로는 다음과 같이 개발계획 및 제조방법 및 구조결정, 물리화학적 및 생물학적 성질에 관한 자료와 비임상시험성적에 관한 자료, 임상시험계획서 등의 자료를 구비하여 제출하여야 한다.

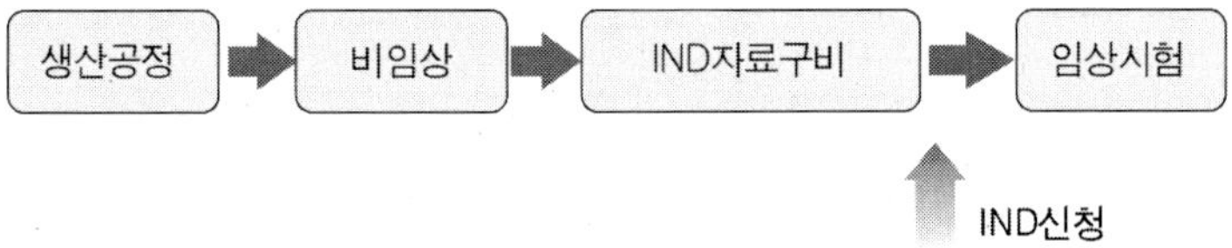

구비자료	주무부서
1) 개발계획	개발팀/생물공학팀
2) 서론	
3) 제조방법 및 구조결정, 물리화학적 및 생물학적 성질에 관한자료	생물공학팀
4) 비임상시험성적에 관한 자료	약리안전성팀
가) 약리작용	
효력, 약리, ADME	
나) 독성	
단회, 반복, 유전, 생식발생	
발암성, 기타독성	
5) 임상시험성적서에 관한자료	임상팀
6) 임상시험계획서	
7) 근거자료 목록	
8) 임상시험자 자료집	
허가자료 구비 종합, 제출	약사팀

생물의약품 IND(Investigational new drug) 신청자료

4. 생물의약품 NDA 신청 프로세스

생물의약품의 임상시험을 완료하여, 의약품으로서의 효능과 안전성이 검증되게 되면 최종적으로 의약품의 제조 및 판매 허가를 취득하기 위한 NDA 프로세스를 밟아야하는 데 이 과정을 NDA 신청, 영어로는 New drug Application이라 부른다. 특히 미국에선 생물의약품의 경우 BLA(Biologics License Application)로 구분하여 부르기도 한다.

NDA 신청을 위해서 제조회사가 준비해야 할 허가자료는 하기 그림에서와 같이 기준 및 시험방법 심사자료, 안전성, 유효성 심사자료, GMP 품목허가 신청자료를 구비하여 제출하여야 하며, 식약청의 심사부서에는 각 항목별로 검토하여 심사 적합여부

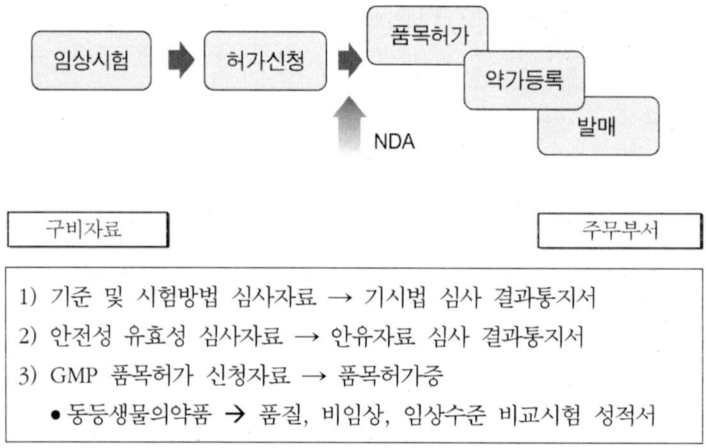

재조합 단백질 의약품 NDA(의약품 제조 품목허가) 신청자료

를 결정하여 해당회사에 통보하게 되며, 최종승인이 결정되면 품목허가증을 제조회사에 제공하게 된다.

서류 심사항목은 크게 의약품의 기준 및 시험법 심사, 안전성 유효성 심사, 제조 및 품질관리심사의 3항목에 대한 심사를 득해야 하며, 병행하여 의약품 제조소에 대한 GMP(Good Manufacturing Practice) 실사를 통해 의약품 제조 공장 및 제조능력에 대한 심사를 통해 제조 허가를 받아야 한다.

5. 생물의약품 허가요건

생물의약품의 품목허가를 취득하기 위해서는 하기 그림의 세 가지 허가요건을 충족시켜야 한다. 이 세 가지 요건으로서는 의약품으로서의 품질(CMC 자료 구비) 및 안전성 및 유효성(비임상 및 임상시험에서의 부작용 및 독성수준 및 약효관련 자료), 제조관리(GMP 제조공정)의 수준이 의약품으로서의 기본요건을 만족시켜야 한다.

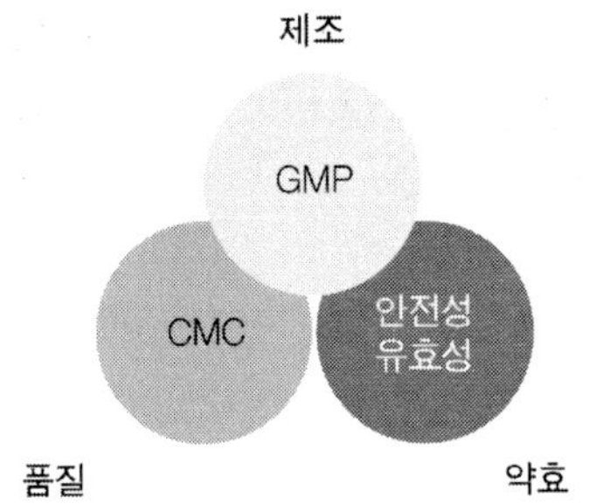

CMC: Chemistry, Manufacturing, and controls

생물의약품 허가 요건 세 가지

6. 생물의약품의 허가관련 주요 규정 및 가이드라인

유전자 재조합의약품의 임상허가 및 품목허가를 취득하기 위해서는 한국 식품의약품 안정청에서 공개한 허가자료 준비에 필요한 규정과 가이드라인을 숙지하여야 한다.

■ 허가 자료 구비를 위한 규정, 고시 및 가이드라인

기관	제목	개발단계	검토단계
KFDA ICH	1) 생물의약품의 생산에 사용되는 세포기질 가이드라인(2010년 개정)	공정개발	세포주 제조 시
	2) 생물의약품 외래성 바이러스 부정시험 가이드라인(2010년 제정)	공정개발	생산세포주 완료 후
	3) 정제공정의 바이러스 제거 확인 시험의 건	공정개발	생산공정 개발 시
	4) 당단백질 의약품의 당구조 특성분석 및 규격설정에 관한 가이드라인(2009년 제정)	공정개발	고순도 원료확보 후
	5) 재조합의약품의 면역원성 평가에 관한 가이드라인(2010년 제정)	비임상	생산공정 완료 후
	6) 생물의약품 비임상시험 가이드라인(2008년 제정)	비임상	생산공정 완료 후
	7) 비임상시험 관리기준(GLP)	비임상	생산공정 완료 후
	8) 임상샘플 생산용 품질평가 가이드라인(2010년 9월)	임상 개발	비임상 진행 후기
	9) 의약품 임상시험 관리기준(GCP)	임상	임삼시험 준비 시
	10) 의약품 임상시험 계획 승인지침	임상	비임상 후기
	11) 의약품 임상시험 실시기관지정에 관한 규정	임상	임산시험 준비 시
	12) 생물학적 제제 등의 품목 허가 심사 규정(고시 2009-56)	GMP 생산, CMC	전개발 단계
	13) 생물의약품 안정성 시험 가이드라인(2008년 제정)	GMP 생산	비임상 후기
	14) 생물학적 제제 등 제조지원 설비 밸리데이션 및 유지관리 등에 관한 가이드라인(2008년 제정)	GMP 생산	GMP 생산단계
	15) 의약품 등의 밸리데이션 실시에 관한 규정	GMP 생산	GMP 생산단계

생물공학 의약품제조를 위한 식약청 가이드라인 자료는 식품의약품안전처 홈페이지 내 "법령·자료"와 "분야별정보" 항목에서 다운받아 각 개발단계별로 허가자료를 검토 준비하여야 한다.

7. 생물의약품 CMC 자료구비

유전자 재조합 단백질 의약품의 품목허가를 위해서는 주성분으로 단백질 원료인 Drug substance와 안정화제 및 pH 조정제 등 부형제가 첨가된 완제인 Drug Product를 제조하여 이 두 물질에 대한 분석자료를 구비하는 것이 주요 목표이다. 생물의약품의 원료를 개발 제조하는 생물공학 연구자 및 완제품 주사제형을 개발하는 제제 개발자가 이 과정에 주요하게 관여하게 된다.

생물의약품의 주성분인 단백질 원료는 살아있는 생물체를 이용하여 복잡한 제조공정을 거쳐 제조해야 하고, 외부환경에 의해 변화되기 쉬워서 제조과정에서 품질의 변화가 발생하기 쉽다. 또한 생산 균주 혹은 생산 세포주를 배양 및 단백질을 정제하는 과정 중 외부에서 우연히 유입되는 외부 미생물(바이러스, 박테리아, 곰팡이 등)이나 배양시 첨가되는 배양배지 및 정제시 사용되는 다양한 완충용액으로부터 미생물 오염이 발생할 수 있다.

CMC는 Chemistry, Manufacturing and Control의 약자로서, 식약청에서는 생물의약품의 임상허가 및 판매를 허가해주기 위해서, 생물의약품 원료에 대한 구조 및 구성성분 및 물리화학적 및 생물학적 성질에 관한 자료 및 제조공정에 대한 기술자료 및 원료의 기준 및 시험방법 및 그 근거에 관한 자료, 시험성적서에 관한 자료, 표준품의 규격 및 관리방법, 설정근거에 관한자료, 원료보관 용기 및 포장에 관한 자료 등 광범위하게 원료에 대한 분석자료에 대한 정보를 포함하는 CMC 자료를 제조회사가 제출토록 요구한다.

또한 완제품에 대해서도 원료와 동일하게 제조방법, 기준 및 시험법 등 및 시험성적에 관한 자료 등의 항목을 준비해야 하며, 세부 구비항목을 다음 표에 예시하였다.

■ 재조합 단백질 의약품 CMC 구비항목(품질)

항목	물질	세부 시험 항목	신약	바이오시밀러
품질	가. 원료	(1) 구조 및 구성성분 등에 관한 자료	○	○*
		(2) 물리화학적, 생물학적 성질에 관한 자료	○	○*
		(3) 제조방법에 관한 자료	○	○
		(4) 기준 및 시험방법	○	○
		(5) 기준 및 시험방법에 관한 근거자료	○	○
		(6) 시험성적에 관한 자료	○	○*
		(7) 표준품의 규격, 관리방법 및 설정근거에 관한 자료	○	○
		(8) 용기 및 포장에 관한 자료	○	○
	나. 제품	(1) 원료약품 및 그 분량에 관한 자료	○	○
		(2) 제조방법에 관한 자료	○	○
		(3) 기준 및 시험방법	○	○
		(4) 기준 및 시험방법에 관한 근거자료	○	○
		(5) 시험성적에 관한 자료	○	○*
		(6) 표준품의 규격, 관리방법 및 설정근거에 관한 자료	○	○
		(7) 용기 및 포장에 관한 자료	○	○

*: 대조약과 비교 동등성 자료 요구 항목

■ 재조합 단백질 의약품 허가자료 구비(안정성)

항목	물질	세부 시험 항목	신약	바이오시밀러
안정성	가. 원료	(1) 장기보존시험	○	○
		(2) 가속시험자료	○	○*
		(3) 가혹시험자료	○	○*
	나. 제품	(1) 장기보존시험	○	○
		(2) 가속시험자료	○	○*
		(3) 가혹시험자료	○	○*

*: 대조약과 비교동등성 시험

8. 생물의약품 비임상 자료구비

"비임상시험"이라 함은 인간의 건강에 미치는 시험물질의 성질이나 안전성에 관한 각종 자료를 얻기 위하여 실험실적 조건 하에서 시험계를 사용하여 실시하는 시험을 말한다. 이는 식약청 고시(식품의약품안전청 고시 제2009-183호(2009. 12. 22, 개정)에서 정의되고 있다.

통상 생물의약품의 비임상은 임상 전단계에서 동물을 대상으로 타겟질환에 대한 약물의 치료효능과 독성 등 부작용의 수준을 용량별로 평가하는 시험이다.

이상적인 약물은 약물의 효능이 있으면서도 질환과 관련된 타겟에만 강력하게 작용하는 효과 즉 특이성이 높으면서도, 질환부위와는 다른 타겟에는 최소의 작용을 함으로써 부작용이 최소화된 약물이어야 한다. 그러나 실제로는 완벽하게 효능을 나타내면서도 부작용이 전혀 없는 100% 안전한 약은 존재하기가 어렵다.

생물의약품의 비임상자료 구비항목으로서, 하기 표에 제시된 바와 같이 크게 약리와 독성자료로 대별된다. 약리자료로서는 크게 약효 자료(Pharmacodynamics, PD)와 약물동태(Pharmacokinetics, PK) 자료를 구비하여야 하며, 이외의 다양한 안전성 약리시험 자료를 구비하여야 한다.

단순히 말하면 PD는 질환 타겟에 대한 약물의 작용을 다루는 반면에, PK는 약물에 대한 신체, 몸의 반응을 다루게 된다. 또한 비임상 단계에서의 독성연구는 말 그대로 약물의 신체에 미치는 독성의 정도를 평가하여 약물로서의 잠재성이 있는지 여부를 판단하게 된다. 즉 비임상 단계에서의 PD, PD, 및 독성자료는 임상시험을 위한 약물의 적정 투여용량 및 투여방법에 대한 정보를 제공해 준다.

■ 재조합 단백질 의약품 비임상시험 항목

항 목	세부 시험 항목	바이오신약	바이오시밀러
약 리	가. 효력시험	○	○*
	나. 안전성 약리시험	△	×
	다. 흡수, 분포, 대사, 배설	△	△(PK 항목: 비교시험 수행)
	라. 기타 약리작용	△	×
독 성	가. 단회투여 독성시험	○	○
	나. 반복투여 독성시험	△	○*
	다. 생식발생 독성시험	△	△
	라. 유전독성시험	△	△
	마. 발암성 시험	△	△
	바. 기타독성시험 (국소내성, 면역원성)	△	△

*: 표준물질과 비교 동등성시험을 요구

생물의약품의 비임상시험항목에 대한 시험 및 허가자료구비를 위해선 먼저 한국식약처에서 제공하는 생물의약품의 비임상시험 가이드라인을 숙지하여야 한다(미국의 경우, FDA 21 CFR Part58, Good laboratory Practice for Nonclinical Laboratory studies를 참조). 이 가이드라인은 생물의약품의 IND, NDA(BLA)신청을 위한 비임상시험 수행항목에 대한 상세한 내용을 소개하고 있다.

9. 생물의약품 임상 자료구비

생물의약품의 임상시험을 위한 허가자료 구비를 위해선 식약처에서 제공하는 가이드라인을 참조로 하여, 임상시료 제조에 대한 가이드라인과 임상평가에 대한 가이드라인을 기준으로 준비한다. 이를 위해서 2013년 3월 개정, 공지된 임상시험용 생물 의약품 품질평가 가이드라인과 의약품 임상시험 가이드라인(GCP)에 따라서, 임상시험을 수행하여 임상시험 계획서와 보고서 등의 임상자료를 구비한다.

바이오시밀러 재조합 단백질 의약품을 개발할 경우 약물의 효능 및 부작용이 이미 검증된 제품이므로, 임상단계에서의 환자의 국내 피험자수는 하기 표에 해당되는 수준으로 임상시험을 진행한다. 그러나 이제껏 없었던 새로운 신약 개발의 경우, 질환에 따라 훨씬 많은 수의 환자수를 대상으로 시험하여 각 약물의 안전성과 유효성을 입증하는 것이 보편적이며, 질환에 따라 환자수의 편차는 매우 크지만, 해외에서는 생물의약품의 경우 평균적으로 국내의 약 10배 수준인 1,500-5,000여 명 환자수를 대상으로 임상을 진행하는 것이 보편적이다. 또한 약물의 임상개발에 투입되는 비용은 전체 개발비용의 약 60% 이상을 차지하는 것이 통례이다.

■ 재조합 단백질 의약품 임상시험 항목

임상시험	임상 1상 (임상약리시험)	임상 2상 (치료적 탐색시험)	임상 3상 (치료적 확증시험)	임상 4상 (치료적 사용시험)
목적	약물 안전성 평가 안전성(Safety)평가 약물동력학 약물대사와 상호작용 내약성(MTD) 부작용 프로파일	약물 효능 탐색 효능(Efficacy)탐색 목표 적응증 탐구 용량-반응 탐색	신약승인 결정 효능 확증 유효성 입증 안전성 확립 용량-반응 확립	부작용 모니터링 시판 후 조사 PMS(post marketing safety surveillance)
시험대상	건강인	소수 환자	대규모 환자	환자
샘플크기	10-50명	80-150명	300-500명	다양
평가기간	1-2년	2-3년	3-5년	수년

참고문헌

생물의약품 산업

Rick NG, DRUGS, From Discovery to Approval, Wiley-Blackwell, 2009.

이정석, 바이오 의약품 산업육성과 식약청의 역할 한국바이오 의약품협회, 2012.

손여원, 한국바이오 의약품 허가 정책, 2012 Global Biopharma Technology Policy Forum 2012. 2. 29.

안도걸, 제약산업의 비전과 정책방향, 한국경제TV-식품의약품안전청 글로벌제약, 바이오포럼 2012. 6. 28.

이희성, 글로벌 제약-바이오사 도약을 위한 정부의 정책과 지원방안, 한국경제TV-식품의약품안전청 글로벌제약, 바이오포럼 2012. 6. 28.

B.G. Lee, Korean Biopharma Industry & GCC's Strategy. 2012 Korea Business News-KFDA Global Pharma-Bioforum. June. 28. 2012.

곽순헌, 제약산업 육성방안, 2012 Global Biopharma Technology Policy Forum 2012. 2. 29.

이동호, 신약개발 국가의 지원과 범부처 신약개발사업단, 한국경제TV-식품의약품안전청 글로벌제약, 바이오포럼 2012. 6. 28.

임교빈, 글로벌신약개발 패러다임 변화, 글로벌신약개발을 위한 추진전략, 한국신약개발연구자 협의회 포럼, 2010. 10. 13.

정지원, 바이오시밀러 허가 및 주요국과 규정비교, 동등생물의약품 연구개발 전문가 워크숍, 2012. 09. 21.

김재환, 글로벌 시장진출을 위한 의약바이오 연구개발 및 생산전략, 제 2차 의약바이오국제 심포지엄, 2012. 9. 12.

박윤제, 바이오 의약품의 현황과 개발동향 바이오 인 스페셜 웹진 2012 28호 생명공학정책연구센터.

세계 백신사업 및 주요기업 동향 BioINdustry No. 53, 생명공학정책연구센터, 2012.

강석연, KFDA's Role and Perspective on the development of vaccines, 제 2차 의약바이오 국제 심포지움, 2012. 9. 12.

Therapeutic cancer vaccine A turbulent path from bench to bedside DATAMONITOR 2010.

Steakholder Opinions, Threrapeutic vaccine A far-off promise of greatness DATAMONITOR 2009.

제약산업의 미래, 바이오 의약품 2.0 약사신문, 2012.

생물의약품 R&D 프로세스

전성수, Drug Research & Development, 한올바이오파마㈜.

박순재, 바이오시밀러의 연구개발과정 및 성공요인 바이오 인 스페셜 웹진 2012 28호 생명공학정책연구센터.

후쿠이 타다오키, 실전 R&D 매니지먼트, 한국산업기술진흥협회, 1995.

David J. King Applications and Engineering of Monoclonal Antibodies, Taylor & Francis Inc., 1998.

Roshni L. Dutton and Jeno M. Scharer Advanced technologies in bio-pharmaceutical processing Blackwell Publishing, 2007.

생물의약품 생산에 사용되는 세포기질 관리 가이드라인 식품의약품안전평가원, 2010.

생물의약품 외래성 바이러스 부정시험 가이드라인 식품의약품안정청 바이오생약심사부, 2010.

동등생물의약품 평가 가이드라인 식품의약품안전청 바이오생약심사부, 2009.

미야자키 코오, 김승호, 장규태 역, 단백질 실험노트 추출 분리 및 재조합 단백질의 발현. 2006.

제3차 유전자 치료제의 최신동향에 대한 국제심포지움, 식품의약품안전청, 2003.

줄기세포 치료제 동향보고서, 식약청 줄기세포 치료제 심사평가기반 연구사업단, 2011.

신유원, 2012 의약품산업동향 한국보건산업진흥원, 2012.

2012년 바이오시밀러 동향분석보고서 한국 바이오 경제연구센터.

2012 줄기세포 산업실태와 기술/시장성 분석 및 육성전략 세미나, 산업교육연구소, 2012.

홍효정, 항체의약품 개발현황 바이오 인 스페셜 웹진 2012 28호, 생명공학정책연구센터.

생물의약품 제품생산 프로세스

W. Whyte Cleanroom Technology, Fundamentals of Design, Testing and Operation John wiley & sons, Ltd.

김세중, GMP실사 가이드 Guide to Inspection. 2008.

GMP고급제조관리과정 한국제약협회, 2005.

차병훈 등, GMP 개론 서울보건대학, 2006.

생물의약품 제조시설의 GMP설계 한국생산기술 연구원, 2002.

생물의약의 생산시설(cGMP) 표준화 기반구축과제 심포지움, 한국생물공학회, 2009.

임상시험용 생물의약품 품질평가 가이드라인 식품의약품안전청 바이오생약국, 2010.

생물의약품 비임상시험 프로세스

성공적인 신약개발 제품화를 위한 길라잡이, 식품의약품안전 평가원, 2013.

요시다 저, 강호일 감수, 비임상시험 매뉴얼, 군자출판사, 2007.

비임상시험 관리기준 식품의약품안전청 고시 식품의약품안전처 고시 제2013-40호.

생물공학의약품의 약동학시험 가이드라인 식품의약품안전청, 2010.

재조합의약품의 면역원성평가에 관란 가이드라인(안) 식품의약품안전평가원, 2012.

박신영, 바이오 의약품의 비임상시 고려사항 한국바이오 의약품협회, 2013.

생물의약품 임상시험 프로세스

의약품 임상계획 승인에 관한 규정 식품의약품안전청 고시 식품의약품안전처 고시 제2013-51호. 2013.

생물공학의약품등의 1상 임상시험계획승인 신청시 고려사항 식품의약품안전청, 2004.

치료용생물공학의약품등의 2상 및 3상 임상계획승인 신청시 고려사항, 2004.

정재준 신약개발위한 벤처회사 제약사간 Win-Win 전략 제7차 바이오 의약품 포럼 한국제약협회/한국바이오협회, 2011.

유경상, 효과적인 약동학 임상시험 디자인, 한국바이오 의약품협회, 2012.

안형진, 바이오 의약품의 임상시험의 adaptive design, 한국바이오 의약품협회, 2012.

임지연, 임상시험디자인 다양성을 포괄할 수 있는 성공적 방안 한국바이오 의약품 협회 2012.

생물의약품 허가 프로세스

백선영, 재조합의약품 분야, 식약청 R&D 및 주요계획, 동등생물의약품 연구개발 전문가 워크숍, 2012. 09. 21.

Elaine Whitmore, Development of FDA-regulated Medical Products, 2004.

생물학적 제제등의 품목허가 심사규정 식품의약품안전청 고시제 2013-21호(2013. 4. 5 개정).

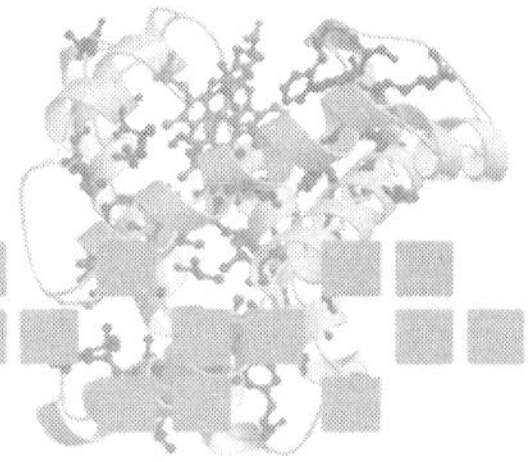

APPENDIX

부 록

부록 1: 생물학적 제제 등의 품목허가·심사 규정

부록 2: 임상시험용 생물의약품 품질평가 가이드라인

부 록 1

생물학적 제제 등의 품목허가·심사 규정

식품의약품안전청 고시 제2003-26호(2003. 5. 23, 제정)
식품의약품안전청 고시 제2005-29호(2005. 6. 1, 개정)
식품의약품안전청 고시 제2006-42호(2006. 9. 12, 개정)
식품의약품안전청 고시 제2007-37호(2007. 6. 12, 개정)
식품의약품안전청 고시 제2008-78호(2008.12. 8, 전부개정)
식품의약품안전청 고시 제2009-56호(2009. 7.15, 개정)
식품의약품안전청 고시 제2010-6호(2010. 2. 3, 개정)
식품의약품안전청 고시 제2010-50호(2010. 6. 29, 개정)
식품의약품안전청 고시 제2011-33호(2011. 7. 1, 개정)
식품의약품안전청 고시 제2011-52호(2011. 9. 19, 개정)
식품의약품안전청 고시 제2012-3호(2012. 2. 16, 개정)
식품의약품안전청 고시 제2012-101호(2012. 9. 6, 개정)

제1장 총칙

제1조(목적) 이 규정은 「약사법」 제31조, 제35조, 제42조 및 「약사법 시행규칙」 제21조, 제24조, 제28조부터 제30조까지, 제88조에 따라 생물학적 제제, 유전자 재조합의약품, 세포배양의약품, 세포 치료제, 유전자 치료제 및 이하 유사한 제제의 제조판매(수입)품목허가 및 변경허가에 있어 안전성·유효성과 기준 및 시험방법 심사에 관한 세부사항, 허가의 기준, 조건 등을 정함으로써 품목허가 업무에 적정을 기함을 목적으로 한다.

제2조(정의) 이 규정에서 사용하는 용어의 정의는 다음 각 호와 같다.

1. "신약"이란 「약사법」 제2조제8호에 따른 의약품으로서 국내에서 이미 허가된 의약품과는 화학구조 또는 본질 조성이 전혀 새로운 신물질의약품 또는 신물질을 유효성분으로 함유한 복합제제 의약품을 말한다.
2. "자료제출의약품"이란 신약이 아닌 의약품이면서 이 규정에 의한 안전성·유효성 심사가 필요한 품목을 말한다.
3. "임상시험자료집"이란 의약품의 약동학, 약력학, 용량반응, 안전성·유효성에 관한 정보가 포함된 국내·외 임상시험성적에 관한 자료를 말한다.
4. "외국임상자료"란 임상시험자료집 중 외국에서 얻어진 임상시험자료를 말한다.
5. "가교자료"란 국내·외에 거주하는 한국인을 대상으로 얻어진 시험자료로서 임상시험자료집에서 발췌하거나 선별한 자료 또는 가교시험으로부터 얻어진 자료를 말한다.
6. "가교시험"이란 의약품의 안전성·유효성에 관한 민족적 요인에 차이가 있어 외국임상자료를 그대로 적용하기가 어려운 경우 국내에서 한국인을 대상으로 가교자료를 얻기 위하여 실시하는 시험을 말한다.
7. "민족적 요인"이란 의약품의 안전성·유효성의 민족 간 차이에 영향을 미치는 요인으로서 유전적, 생리적 소인 등의 내적요인과 문화, 환경 등의 외적요인을 말한다.
8. "외국임상자료의 국내 적용"이란 외국임상자료를 한국인에 대한 의약품의 안전성·유효성 자료로 갈음하는 것을 말한다.
9. "생물의약품"이란 사람이나 다른 생물체에서 유래된 것을 원료 또는 재료로 하여 제조한 의약품으로서 보건위생상 특별한 주의가 필요한 의약품을 말하며, 생

물학적 제제, 유전자 재조합의약품, 세포배양의약품, 세포 치료제, 유전자 치료제, 기타 식품의약품안전청장이 인정하는 제제를 포함한다.

9의2. "개량생물의약품"이란 이미 허가된 생물의약품에 비해 다음 가목부터 다목까지의 어느 하나에 해당하는 제제학적 변경 또는 다음 라목에 해당하는 변경으로 이미 허가된 생물의약품에 비해 안전성·유효성 또는 유용성(복약순응도·편리성 등)을 개선한 것으로 식품의약품안전청장이 인정한 의약품을 말한다.

가. 유효성분의 종류 또는 배합비율

나. 투여경로

다. 제형

라. 명백하게 다른 효능효과를 추가

10. "동등생물의약품"이란 이미 제조판매·수입품목 허가를 받은 품목과 품질 및 비임상·임상적 비교동등성이 입증된 생물의약품을 말한다.

11. "생물학적 제제"란 생물체에서 유래된 물질이나 생물체를 이용하여 생성시킨 물질을 함유한 의약품으로서 물리적·화학적 시험만으로는 그 역가와 안전성을 평가할 수 없는 백신·혈장분획제제 및 항독소 등을 말한다.

12. "유전자 재조합의약품(이하 "재조합의약품"이라 한다)"이란 유전자조작기술을 이용하여 제조되는 펩타이드 또는 단백질 등을 유효성분으로 하는 의약품을 말한다.

13. "세포배양의약품"이란 세포배양기술을 이용하여 제조되는 펩타이드 또는 단백질 등을 유효성분으로 하는 의약품을 말한다.

14. "세포 치료제"란 살아있는 자가, 동종, 이종 세포를 체외에서 배양·증식하거나 선별하는 등 물리적, 화학적, 생물학적 방법으로 조작하여 제조하는 의약품을 말한다. 다만, 의료기관 내에서 의사가 자가 또는 동종세포를 당해 수술이나 처치 과정에서 안전성에 문제가 없는 최소한의 조작(생물학적 특성이 유지되는 범위 내에서의 단순분리, 세척, 냉동, 해동 등)만을 하는 경우는 제외한다.

15. "유전자 치료제"란 질병치료 등을 목적으로 인체에 투입하는 유전물질 또는 유전물질을 포함하고 있는 의약품을 말한다.

16. "희귀의약품"이란 적용대상이 드물고 적절한 대체의약품이 없어 긴급한 도입이 요구되는 의약품으로서 식품의약품안전청장이 지정하는 것을 말한다.

17. "첨부물"이란 제품의 사용에 필요하여 동일 포장 내에 허가받고자 하는 제품이외의 물품으로써 「약사법」에 따른 의약품, 의약외품 및 「의료기기법」에 다

른 의료기기에 해당하는 품목을 말한다.

18. "유효성분"이란 내재된 약리작용에 의하여 그 의약품의 효능·효과를 직접 또는 간접적으로 발현한다고 기대되는 물질 또는 물질군으로서 주성분을 말한다.
19. "복합제"란 2종 이상의 주성분을 함유하는 의약품을 말한다.
20. "실측치"란 실측한 값으로서 이상치를 제거한 실제 통계분석에 사용된 측정값을 말한다.
21. "실측 통계치"란 실측치로 분석한 통계 결과치를 말한다.
22. "검체"란 무작위 채취와 같이 합리적으로 채취된 시료를 말한다.
23. "원액"이란 주성분을 함유하는 제형화 전 상태의 것을 말한다.
24. "최종원액"이란 한 용기 내에서 조제되어 바로 분주할 수 있는 상태의 것으로서 그 내용의 어느 부분을 취하여도 성상 및 품질에 있어 균일하다고 인정되는 것을 말한다.
25. "단위별 심사"란 독성, 약리, 임상, 품질(기준 및 시험방법 포함)에 관한자료 능 의약품 품목허가에 필요한 자료를 의약품 제조업자, 위탁제조판매업자 및 수입자가 심사단위별로 품목허가 신청 전에 제출한 경우 식품의약품안전청장이 심사하는 것을 말한다.
26. "심사단위"란 의약품 품목허가 신청 시 제출하는 자료의 일부로서 독립적으로 자료의 적합성 여부를 판단할 수 있는 자료의 단위로 제33조에서 정한 제출자료 범위를 말한다.

제2장 품목허가신청서 작성 및 신청자료

제3조(품목 허가의 처리) ① 단위 제형 당 주성분의 규격 및 그 함량과 제형, 투여경로가 동일한 품목은 동일한 제조업자·위탁제조판매업자 및 수입자에 대하여 1개 품목으로 제조판매(수입)품목허가(변경허가를 포함한다. 이하 "품목허가"라 한다)한다. 다만, 제제의 특성이 인정되는 경우와 새로운 균주를 사용하거나 제조방법이 명백히 다른 별도의 품목으로써 국민 보건 상 따로 허가할 필요성이 인정되는 경우에는 그러하지 아니한다.

② 유전자 치료제는 다음 각 호의 어느 하나에 해당하는 경우에만 품목허가를 한다.

1. 유전질환, 암, 후천성면역결핍증 및 기타 생명을 위협하거나 심각한 장애를 초래하는 질환 치료제의 경우
2. 현재 이용 가능한 치료법이 없거나, 유전자 치료제가 현재 이용 가능한 다른 치료법과 비교하여 안전성·유효성이 명백하게 개선된 경우
3. 제1호 질환으로의 진행을 억제하는 치료제 등 기타 식품의약품안전청장이 질병예방이나 치료를 위하여 필요하다고 인정하는 경우

③ 제2항에도 불구하고 사람 생식세포의 유전적 변형을 통하여 치료하는 등 윤리적 문제가 우려되는 유전자 치료제는 허가하지 아니한다.

④ 수입혈장분획제제는 다음 각 호의 어느 하나에 해당하는 경우에만 품목허가를 한다.

1. 동일제제의 제조판매(수입)품목이 허가되지 아니한 경우
2. 이미 허가된 품목보다 안전성·유효성이 명백하게 개선된 경우
3. 이미 제조판매품목허가를 받은 자가 수급 차질에 대비하여 동일 제제의 품목허가를 받고자 하는 경우
4. 이미 허가받은 품목을 양도·양수하는 경우

⑤ 용법·용량 등이 동일한 품목의 경우(예; 혈액응고 8인자 250단위, 500단위 및 1000단위) 또는 주성분의 농도가 동일한 액상주사제의 경우(예; 1바이알(0.8mL) 중 재조합인슐린 400단위, 1바이알(1.6mL) 중 재조합인슐린 800단위의 경우)에는 이를 1개 품목으로 허가할 수 있다. 다만, 원료약품 및 그 분량 중 유효성분과 첨가제의 분량이 비율적으로 유사하여야 하며, 다른 경우에는 첨가제가 유효성분의 흡수에 영향을 미치지 않는다는 입증자료를 제출하여야 한다.

⑥ 사용직전에 서로 혼합하여 투여하거나 사용 시에 필요하여 첨부하는 첨부물(분말주사제와 주사용수, 프리필드시린지와 주사침 등)의 경우에는 1개 품목으로 허가할 수 있다.

⑦ 주사제는 단위 용기(바이알, 앰플, 프리필드시린지 등)별로 각각 허가한다.

⑧ 첨부물의 경우 허가된 품목임을 증명하는 자료(수입품목의 경우 해당국가에서 입증하는 자료) 또는 허가에 필요한 자료를 제출하여야 한다.

⑨ 수출만을 목적으로 하는 의약품인 경우「약사법 시행규칙」제24조제1항제1호 및 제2호에 따른 안전성·유효성 또는 기준 및 시험방법에 관한 자료 대신 당해 품목의 수입자가 요구하는 사양서 등을 첨부하여 허가신청을 할 수 있으며, 이 경우 식품의약품안전청장은 사양서 등의 내용을 근거자료로 허가할 수 있다.

제3조의2(품목 변경허가의 처리) ① 제9조에 따라 허가 받은 사항을 「약사법 시행규칙」 제88조제1항에 따라 변경허가를 받으려는 경우 변경사항은 이 고시 제10조부터 제22조까지의 규정에 적합하여야 하고, 제8조에 따라 국제공통기술문서를 작성하여 허가 받은 품목은 국제공통기술문서로 작성하여 변경허가를 받아야 한다.

② 제1항에도 불구하고 「약사법 시행규칙」 제88조제4항에 따라 변경내용을 기재한 문서(전자문서를 포함한다)를 제출하여 변경허가받은 경우로 하는 품질에 영향을 미치지 아니하는 경미한 사항은 다음 각 호와 같다.

1. 제품명(단일제로서 주성분명, 처방명을 제품명으로 사용한 경우에 한함), 원료약품 및 그 분량 또는 기준 및 시험방법 항목의 명칭 중 식품의약품안전청장이 고시한 「대한약전」, 「대한약전외 의약품등 기준」, 「생물학적 제제 기준 및 시험방법」 등 기준 및 「공정서 및 의약품집 범위지정」의 외국 공정서에 수재된 성분이나 제제의 명칭 변경에 따른 변경
2. 제조방법 중 품질에 영향을 미치지 아니하는 용기 · 포장(직접의 용기 · 포장 제외)의 변경
3. 제조방법 중 행정구역 변경에 따른 제조원의 소재지 변경
4. 효능 · 효과, 용법 · 용량, 사용상의 주의사항 중 「의약품 표시기재 지침」(식품의약품안전청 고시)에 따른 쉬운 용어를 사용하는 변경

③ 제2항 각 호에 따른 사항의 변경의 경우에는 해당 의약품 제조업자 · 수입자 등이 품목허가증 뒷면의 「변경 및 처분사항 등」 란에 변경일자와 변경내용을 기재하여야 한다.

④ 의약품 제조업자 · 수입자 등은 제2항에 따른 변경사항이 있는 모든 품목에 대하여 제4조제1항의 요령에 따라 변경사항이 기재된 변경신청서에 각 제조업자 · 수입자 등 별로 지정된 제출월로부터 1년 전까지의 변경내용을 전자적기록매체(CD, 디스켓 등)를 첨부하여 매년 식품의약품안전청장에게 제출하여야 한다.

제4조(품목허가신청서의 작성 등) ① 의약품의 제조판매품목허가 · 수입품목허가신청서는 이 규정에서 정하는 첨부서류 등을 근거로 적합하게 작성하여야 하고, 허가항목은 항목별로 제10조부터 제22조까지의 규정에 따라 기재하여야 한다. 이 경우 첨부서류 등을 제출하는 때에는 식품의약품안전청장이 정한 전용프로그램으로 작성된 전자적기록매체(CD, 디스켓 등)를 함께 제출하여야 한다.

② 외국의 자료는 원칙적으로 한글요약문(주요사항 발췌) 및 원자료를 제출하여야

한다. 다만, 한글요약문만으로 제출된 자료의 내용을 설명할 수 없는 경우 전체 번역문을 제출할 수 있다.

③ 수입품목의 경우에는 다음 각 호의 제조 및 판매증명서를 제출하여야 하며 각각의 서류는 신청일로부터 2년 이내에 발행된 것이어야 한다(해당 국가의 발급 관리체계에 따라 연수의 변경은 인정 가능하다). 다만, 신청 시에 제출하기 어려운 경우에는 그 신청 민원의 처리기한 내 제출할 수 있는 기한을 기재하고 그 제출기한 내에 제출할 수 있다.

1. 해당 품목의 제품명, 원료약품 및 그 분량(주성분 및 그 규격, 부형제, 색소 등 첨가제가 반드시 기재되어야 한다. 다만, 제2호의 판매증명서에 기재된 경우에는 생략할 수 있다), 제조원 및 소재지 등이 명기된 서류로서 해당 품목을 제조하고 있는 국가에서 적법하게 제조되고 있음을 증명하는 제조증명서
2. 해당 품목의 제품명, 원료약품 및 그 분량(주성분 및 그 규격, 부형제, 색소 등 첨가제가 반드시 기재되어야 한다. 다만, 제1호의 제조증명서에 기재된 경우에는 생략할 수 있다), 제조원, 소재지 등이 명기된 서류로서 해당 품목을 허가하거나 등록 받은 정부 또는 공공기관이 발행한 판매증명서

④ 「약사법 시행규칙」 제24조제1항제6호나목에 따른 별표 2 및 별표 3의 제조 및 품질관리기준 실시 상황 평가에 필요한 자료로서 허가받고자 하는 품목의 제품표준서, 제조 및 품질관리에 관한 기록들과 해당 품목 생산에 따른 각종 기준서 등을 제출하여야 한다. 다만, 제출서류 중 일부자료 제출이 어려운 경우에는 사유서를 첨부하고 실태조사를 받아 자료제출에 갈음할 수 있으며, 희귀의약품의 경우 동 규정을 적용하지 아니한다.

⑤ 제41조제1항제3호에 해당하는 의약품 중 제조업자·위탁제조판매업자 및 수입자 자신이 이미 허가받은 백신을 모형으로 하고 제형, 제조방법 및 제조원이 동일한 백신인 경우에는 이미 허가받은 백신의 허가 및 심사 당시 제출된 자료로서 품목허가신청서(변경허가를 포함한다) 또는 심사의뢰서의 제출자료 일부를 제출한 것으로 본다.

제5조(심사대상) ① 「약사법 시행규칙」 제24조에 따라 생물학적 제제, 유전자 재조합의약품, 세포배양의약품, 세포 치료제, 유전자 치료제 및 이하 유사한 제제(이하 "생물학적 제제 등"이라 한다)은 안전성·유효성 심사, 기준 및 시험방법 심사를 받아

야 한다. 다만, 다음 각 호의 어느 하나에 해당하는 경우에는 심사대상에서 제외한다.

1. 현재 허가되어 있는 품목과 유효성분의 종류, 규격 및 분량(액상제제의 경우 농도)과 제형이 동일하고 최종원액 및 완제품의 제조소가 동일한 생물학적 제제 등
2. 현재 허가되어 있는 인플루엔자백신으로서 해당연도 WHO에서 추천한 균주로 변경한 백신

② 제1항제1호에도 불구하고 다음 각 호의 어느 하나에 해당하는 경우에는 안전성・유효성 심사 또는 기준 및 시험방법 심사를 받아야 한다.

1. 희귀의약품지정을 해제하고자 하는 경우
2. 수출용 등을 국내 시판용으로 허가조건을 변경하고자 하는 경우
3. 임상시험결과보고서 등을 근거로 허가 조건 등을 변경하고자 하는 경우
4. 이 규정 제9조에 따른 허가 항목 중 제3호부터 제13호까지의 규정에 해당하는 사항을 변경허가 받고자 하는 경우. 다만, 단순한 정보사례 등을 근거로 허가 받은 의약품 등의 사용상의 주의사항 등을 변경하고자 하는 경우에는 「의약품 등 안전성 정보관리 규정」(식품의약품안전청 고시)을 적용한다.

제6조(심사자료의 종류) 「약사법 시행규칙」 제24조제1항, 제29조제1항 및 제30조제1항에 따른 안전성・유효성과 기준 및 시험방법의 심사를 위하여 제출하여야 하는 자료의 종류는 다음 각 호와 같으며, 자료의 범위는 별표 1부터 별표 3까지와 같다.

1. 기원 또는 발견 및 개발경위에 관한 자료
2. 구조결정, 물리화학적 성질에 관한 자료(품질에 관한 자료)
   가. 원료의약품에 관한 자료
      (1) 구조 또는 구성성분 등에 관한 자료
      (2) 물리화학적・생물학적 성질에 관한 자료
      (3) 제조방법에 관한 자료(제조 중에 사용되는 물질에 대한 자료 포함)
      (4) 기준 및 시험방법
      (5) 기준 및 시험방법에 관한 근거자료
      (6) 시험성적에 관한 자료
      (7) 표준품의 규격, 관리방법 및 설정근거에 관한 자료
      (8) 용기 및 포장에 관한 자료
   나. 완제의약품에 관한 자료

(1) 원료약품 및 그 분량에 관한 자료
(2) 제조방법에 관한 자료
(3) 기준 및 시험방법
(4) 기준 및 시험방법에 관한 근거자료
(5) 시험성적에 관한 자료
(6) 표준품의 규격, 관리방법 및 설정근거에 관한 자료
(7) 용기 및 포장에 관한 자료

3. 안정성에 관한 자료
가. 원료의약품에 관한 자료
(1) 장기보존시험
(2) 가속시험자료
(3) 가혹시험자료
나. 완제의약품에 관한 자료
(1) 장기보존시험
(2) 가속시험자료
(3) 가혹시험자료

4. 독성에 관한 자료
가. 단회투여독성시험자료
나. 반복투여독성시험자료
다. 유전독성시험자료
라. 발암성시험자료
마. 생식발생독성시험자료
바. 기타 독성시험자료
(1) 항원성시험
(2) 면역독성시험
(3) 국소독성시험(국소내성시험 포함)
(4) 의존성
(5) 기타

5. 약리작용에 관한 자료
가. 효력시험자료
나. 안전성약리시험자료 또는 일반약리시험자료

다. 흡수, 분포, 대사 및 배설시험자료

라. 기타 약리작용에 관한 자료

6. 임상시험성적에 관한 자료

가. 임상시험자료집

나. 가교자료

7. 국내 · 외에서의 사용 및 허가 현황 등에 관한 자료(기타 WHO 가이드라인 및 공정서 수재내용 등의 자료 등)

8. 기타 해당 의약품의 특성에 관한 자료(천연물과의 동질성을 확인할 수 있는 자료 등)

제7조(심사자료의 요건) 의약품의 안전성 · 유효성과 기준 및 시험방법의 심사를 위한 제6조 심사자료의 종류에 따른 자료 요건은 다음 각 호와 같다. 다만, 별표 4의 국제공통기술문서 작성방법에서 정하는 바에 따라 제출하는 경우에는 이 조의 규정을 따르지 않을 수 있다.

1. 기원 또는 발견 및 개발경위에 관한 자료

해당 의약품에 대한 판단에 도움을 줄 수 있도록 육하원칙에 따라 명료하게 기재된 자료(예; 언제, 어디서, 누가, 무엇으로부터 추출, 분리, 배양 또는 정제하였고 발견의 근원이 된 것은 무엇이며, 기초시험 · 임상시험 등에 들어간 것은 언제, 어디서 였나 등)

2. 구조결정, 물리화학적 성질에 관한 자료(품질에 관한 자료)

(1) 의약품의 기본적 요건에 대한 판단에 도움이 되는 안전성 · 유효성, 기준 및 시험방법 심사와 관련된 사항인 최종 원료규격의 기원, 본질, 조성, 제조방법, 유효성분 함량기준, 순도시험(비소 등 중금속 함유기준 등) 등을 기재한 구조결정 · 물리화학적 성질에 관한 자료와 생물학적 활성, 함량, 순도 등을 기재한 생물학적 성질에 관한 자료 및 심사대상품목의 품질수준과 규격 등을 확인할 수 있는 기준 및 시험방법, 국내 · 외에서 특허 등을 취득한 경우에는 특허등록 사본 등을 첨부한 자료

(2) 희귀의약품의 경우에는 제조과정 중에 사용되는 물질(세포기질, 배지 등), 내인성 · 외래성 미생물 부정, 바이러스 제거 검증, 무독화 검증 등 제품의 품질(안전성)을 확보하기 위한 최소한의 자료

(3) 기준 설정의 근거는 실측치, 실측 통계치, 안정성 시험결과 및 안전성 · 유

효성에 관한 고찰 등에 관한 구체적인 자료를 포함한다.

(4) 실측치 및 실측 통계치에 대한 자료는 제조번호, 로트크기, 제조년월일 및 제조장소를 포함한다.

(5) 실측치는 실 제조공정을 반영한 3로트 이상의 검체에 대하여 1로트 당 3회 이상의 자료를 제출한다. 수치로 나타나는 시험결과는 구체적인 값을 제출하여야 하며, 검체채취, 실측치의 처리에 사용된 통계방법과 실측 통계치를 제출한다.

가. 원료의약품에 관한 자료

(1) 구조 또는 구성성분 등에 관한 자료

(가) 각 제제에 따른 주요 구성성분 및 그 특성

(나) 그 외의 부수적인 구성성분(안정제, 흡착제) 및 그 특성

(다) 첨부용제의 성분 및 그 특성

(2) 물리화학적 · 생물학적 성질에 관한 자료

주성분의 물리화학적 · 생물학적 성질에 관한 자료는 각 제제의 특성에 따라 기준 및 시험방법의 시험항목 설정의 근거가 되는 자료를 제출하며 실측치에 대한 자료를 포함한다.

(3) 제조방법에 관한 자료(제조 중에 사용되는 물질에 대한 자료 포함)

이 규정 제14조 제조방법에 따라 단위공정별로 내용을 구체적으로 기재하고, 균주(생산균주), 배양세포, 혈장, 배지 등에 대한 특성 및 관리방법 등에 관한 내용을 각 제제 특성에 따라 다음 각 목의 어느 하나에 적합하게 기재한다. 이 경우, 별표 5 예시와 같이 작성할 수 있다.

(가) 품목에 따라 해당 균주명, 목적하는 펩타이드 또는 단백질의 구조 유전자 획득방법, 숙주벡터계의 종류, 종세포주의 명칭, 배지의 조성 등 배양방법, 정제방법, 제조원 등에 관한 자료

(나) 제조과정 중 사용하는 물질 등의 경우에는 사용목적과 명칭, 규격, 단위제형 당 사용량 등을 기재

(다) 단위공정별로 수행되는 공정검사에 대한 주요검사항목 및 검사방법

(라) 제조공정 중 생산된 반제품을 보관하는 경우에는 보관용기, 보관조건, 저장기간 기재

(4) 기준 및 시험방법

시험항목의 기준은 제조과정, 정량오차 및 안정성 등에 근거하여 품질을 보

증하는데 필요한 규격 값으로서 제조사의 기준규격에 따라 설정한다. 다만, 제조국 또는 원 개발국에서 허가된 기준이 있는 경우에는 따로 설정할 수 있다.

(5) 기준 및 시험방법에 관한 근거자료

근거자료가 시험자료인 경우 3로트 이상의 검체에 대하여 1로트 당 3회 이상 시험한 실측 통계치를 고려하여 기준을 설정할 수 있다.

(6) 시험성적에 관한 자료

시험자료, 시험결과 등이 기재된 시험성적서를 제출한다.

(7) 표준품의 규격, 관리방법 및 설정근거에 관한 자료

표준품의 역가(단위) 설정근거 및 규격, 관리 등에 관한 자료를 첨부한다.

(8) 용기 및 포장에 관한 자료

(가) 직접용기의 구성성분과 기준 및 시험방법을 포함한 용기 및 포장재에 대해 기재한다.

(나) 성상, 확인시험 및 필요시 주요 치수를 포함한 적합한 도면을 포함하고, 공정서 이외의 시험방법은 밸리데이션 자료를 제출한다.

(다) 적합성(suitability)은 재료의 선택, 습기나 빛으로부터의 보호, 용기 흡착, 유리 또는 구성성분의 안전성 등에 대하여 기재한다.

나. 완제의약품에 관한 자료

(1) 원료약품 및 그 분량에 관한 자료

주성분과 첨가제에 대한 제제학적으로 타당한 배합목적, 사용량 등에 관한 자료를 제출하고 첨가제의 규격에 관한 근거자료를 제출한다.

(2) 제조방법에 관한 자료

이 규정 제7조제2호가목(3) 원료의약품의 제조방법에 관한 자료와 같이 기재한다.

(가) 제제의 특성상 필요한 경우에는 제제설계항을 설정하여 제형선택 이유, 원료약품 및 그 분량의 설정이유 등에 관한 자료를 제출한다.

1) 특수한 제제가공법을 설정한 경우에는 제형의 선택, 의약품 첨가제의 선택 및 혼합비의 결정 등 원료약품 및 그 분량 설정 근거에 대한 자료를 제출하고, 필요에 따라 생물약제학적 평가결과자료 및 제제 설계의 타당성에 대한 자료도 제출한다.

2) 용출조절제제 등과 같이 특별한 제제기능을 갖는 경우에는 제제설

계과정의 제제평가결과 등을 포함하여 서방성 제제의 설계 및 평가에 대한 검토결과를 제출한다.

(나) 필요에 따라 최종제품을 방사선조사하여 멸균하는 경우에는 그 조건(방사선량, 시간 등)을 명기하되, 방사선을 조사한 제품과 조사하지 아니한 제품에 대한 분해산물 생성 유무 비교 등 안정성시험자료(3개 제조번호분)를 첨부하여야 한다.

(3) 기준 및 시험방법

이 규정 제20조의 기준 및 시험방법에 따른다.

(4) 기준 및 시험방법에 관한 근거자료

기준 및 시험방법의 설정근거를 나타내기 위한 자료로서 각 시험항목에 대하여 시험방법, 시험방법 선택이유, 시험조건 설정이유, 시험방법의 밸리데이션, 실측치, 기준치의 설정근거, 계산 예 등에 대한 자료를 포함한다.

(5) 시험성적에 관한 자료

(가) 제조공정 전 단계에 걸친 일반적인 시험방법 및 주요 시험방법에 대한 밸리데이션 자료

(나) 제조사의 검증된 시험법(Validated methods)에 의한 시험성적서. 다만, 생물학적 제제의 경우에는 제조 및 품질관리요약서(summary protocol) 추가

(6) 표준품의 규격, 관리방법 및 설정근거에 관한 자료

표준품의 역가(단위) 설정근거 및 규격, 관리 등에 관한 자료를 첨부한다.

(7) 용기 및 포장에 관한 자료

재료의 선택, 습기와 빛으로부터 보호, 직접용기 구성성분과 의약품과의 적합성(용기흡착, 유리포함), 직접용기 구성 재료의 안전성, 성능(첨부한 투약용기의 재현성 등)을 기재한다.

3. 안정성에 관한 자료

가. 「의약품등의안정성시험기준」(식품의약품안전청 고시)에 적합한 원료의약품 및 완제의약품에 관한 자료로서 국내에서 실시한 자료를 원칙으로 하되 시험 기초 자료를 첨부하여야 하며, 시험자료의 신뢰성을 입증할 수 있는 시험기관의 시험관련 책임자가 서명한 증명 서류를 제출하여야 한다. 다만, 신청일 이후 「의약품등의안정성시험기준」에 따른 연구를 추가로 진행하여 자료를 제출한 경우 이를 신청 시 제출한 자료로 볼 수 있다.

나. 제조방법 변경에 따라 안정성시험자료를 제출하여야 하는 경우, 6개월 이상의 장기보존시험자료와 제품의 안정성을 입증하기 위한 장기보존시험계획서를 제출함으로써 변경 이전의 사용기간(유효기간) 또는 그 이내의 기간 범위 내에서 사용기간(유효기간)을 인정할 수 있다.

다. 가목에도 불구하고 외국에서 시험한 자료는 그 내용을 검토하여 안정성을 확보할 수 있다고 판단되는 경우 인정할 수 있다.

4. 독성에 관한 자료

「비임상시험관리기준」(식품의약품안전청 고시)에 적합한 자료로서, 「의약품등의독성시험기준」(식품의약품안전청 고시)에 적합한 자료 또는 시험방법 및 평가기준 등이 과학적·합리적으로 타당성이 인정되는 자료를 제출하여야 한다.

5. 약리작용에 관한 자료

다음 각 목의 어느 하나에 해당하는 비임상시험자료로서 투여경로는 임상시험의 경우와 동일하여야 한다. 다만, 시험의 종류 및 체내 흡수율 등에 따라 적절히 다른 투여경로를 이용할 수 있으며 비임상시험으로 실시가 불가능하거나 실시하는 의미가 없는 것으로 인정되는 경우에는 임상시험 결과로 갈음할 수 있다.

가. 대학 또는 연구기관 등 국내·외 전문기관에서 시험한 것으로서 기관의 상이 발급하고 그 내용(이 경우 연구기관의 시험시설개요, 주요설비, 연구 인력의 구성, 시험자의 연구경력 등이 기재되어야 함)을 검토하여 타당하다고 인정할 수 있는 자료

나. 해당 의약품의 허가국에서 허가신청 당시 제출되어 평가된 모든 약리시험자료로서 허가국 정부(허가 또는 등록기관)가 제출받았거나 승인하였음을 확인한 자료 또는 이를 공증한 자료

다. 과학논문인용색인(Science Citation Index)에 등재된 전문학회지에 게재된 자료

6. 임상시험성적에 관한 자료

식품의약품안전청장이 지정한 임상시험실시기관에서 실시한 것으로서 「의약품임상시험 관리기준」(식품의약품안전청 고시)에 적합한 자료로 임상시험계획서의 변경사항, 각 기관별 임상시험심사위원회 일자별 심의결과, 최종 임상시험계획서 등이 첨부된 자료를 제출하여야 한다. 다만, 외국자료의 경우에는 다음 각 목의 어느 하나에 해당하는 자료를 제출할 수 있다.

가. 허가신청 당시 제출되어 평가된 임상시험성적자료로서 허가국 정부(허가 또는 등록기관)가 제출받았거나 승인하였음을 확인한 자료나 확인증명서를 발급하지 않음이 입증될 경우에는 공증 받은 자료

나. 과학논문인용색인(Science Citation Index)에 등재된 전문학회지에 게재된 자료

다. 그 내용을 검토하여 실시기관의 신뢰성이 인정되고 「의약품 임상시험 관리기준」에 의하여 실시한 것으로 판단되는 자료

7. 국내 · 외에서의 사용 및 허가 현황 등에 관한 자료

해당 의약품의 유용성에 대한 판단에 도움을 줄 수 있는 국내 · 외 사용현황에 관한 자료로서, 시판허가일자, 원료약품 및 그 분량(별첨규격인 경우 규격근거 자료 포함), 효능 · 효과, 용법 · 용량, 사용상의 주의사항, 저장방법 및 사용(유효)기간 등을 확인할 수 있는 자료와 각국의 의약품집, WHO 가이드라인 등에의 수재 및 사용현황 조사자료 및 기타 안전성 · 유효성과 관련된 각국의 조치내용 등 최신의 정보가 첨부된 자료

8. 기타 당해 의약품의 특성 등에 관한 자료

기존의 유사효능 의약품(수입품 포함)과 원료약품 및 그 분량, 효능 · 효과, 용법 · 용량, 사용상의 주의사항 등의 비교표를 작성하고 약리효과, 부작용 또는 안전성 등에 있어서 특징이나 결점 등을 비교 검토한 자료 등

제8조(국제공통기술문서 작성) ① 제6조에도 불구하고 신약, 자료제출의약품 중 전문의약품(희귀의약품, 수출용의약품은 제외한다)의 경우에는 의약품 국제공통기술문서(CTD, Common Technical Document)로 작성하여야 하며, 이 경우 세부 작성요령은 별표 4 국제공통기술문서 작성방법에 따른다. 다만, 신약, 자료제출의약품 중 전문의약품(희귀의약품, 수출용의약품은 제외한다) 이외의 품목은 신청인이 원하는 경우에 한하여 국제공통기술문서로 작성할 수 있다.

1. 제1부(신청내용 및 행정정보 등)
   - 1.1 제1부의 목차
   - 1.2 제조판매(수입)품목허가신청서 사본
   - 1.3 품목허가신청 자료의 수집 · 작성 업무를 총괄하는 책임자에 대한 정보 및 진술 · 서명 자료
   - 1.4 품목허가신청 자료 번역책임자의 진술 및 서명 자료(외국어 자료에 한함)

1.5 외국에서의 사용 상황 등에 관한 자료

1.6 국내 유사제품과의 비교검토 및 당해 의약품등의 특성에 관한 자료

1.7 수입품목의 경우에는 제4조제3항에 의한 제조 및 판매증명서

1.8 「약사법 시행규칙」 제24조제1항제6호나목에 따른 별표 2 및 별표 3의 제조 및 품질관리기준 실시 상황 평가에 필요한 자료. 다만, 제2부부터 제5부까지 중에 자료 내용이 포함된 경우에는 해당 자료의 위치를 참조토록 표시할 수 있다.

1.9 자료사용 허락, 양도 · 양수 계약서, 위 · 수탁계약서 등 증명서류(해당되는 경우에 한함)

1.10 비임상시험, 임상시험 등 자료제출 증명서(해당되는 경우에 한함)

1.11. 첨부문서(안)

1.12 기타(위 각호에 해당되지 아니하나 필요한 경우에 한함)

2. 제2부(자료 개요 및 요약)

2.1 제2부에서 제5부까지의 목차

2.2 머리말

2.3 품질평가자료 요약

2.4 비임상시험자료 개요

2.5 임상시험자료 개요(가교자료 · 가교설명서 포함)

2.6 비임상시험자료 요약문 및 요약표

2.7 임상시험자료 요약

2.7. R 지역별 정보

3. 제3부(품질평가 자료)

3.1 제3부의 목차

3.2 품질평가자료

3.2.S 원료의약품에 관한 자료

3.2.P 완제의약품에 관한 자료

3.2. R 지역별정보

3.3 참고문헌

4. 제4부(비임상시험 자료)

4.1 제4부의 목차

4.2 비임상시험자료

4.3 참고문헌

5. 제5부(임상시험 자료)

5.1 제5부의 목차

5.2 임상시험총괄표

5.3 임상시험자료

5.4 참고문헌

② 제1항에 따른 제출자료의 종류는 별표 6 심사자료와 국제공통기술문서 제출자료 목록 비교에 따라 제6조에서 정한 심사자료의 종류로 보고 별표 1부터 별표 3까지의 제출자료의 요건, 면제범위 등을 적용한다.

③ 영업상 기밀 등의 이유로 신청인이 직접 식품의약품안전청에 자료를 제출하기 곤란하여 별도의 제출기한을 명시하고 그 자료를 작성한 자가 직접 제출한 경우에는 이 자료는 신청인이 제출한 자료로 본다.

④ 제8조에 따라 작성하는 품목허가신청서는 식품의약품안전청장이 국제공통기술문서의 전자문서 작성요령을 공고한 경우 이 작성요령에 따라 전자문서로 제출할 수 있다.

제9조(허가항목) 의약품 제조판매품목허가증, 수입품목허가증에 기재하여 허가 또는 변경허가 대상으로 관리하는 허가항목은 다음 각 호와 같다.

1. 제품명
2. 분류번호 및 분류(전문 또는 일반의약품)
3. 원료약품 및 그 분량
4. 성상
5. 제조방법(주성분의 제조소와 모든 제조공정의 소재지를 기재한다)
6. 효능 · 효과
7. 용법 · 용량
8. 사용상의 주의사항
9. 포장단위
10. 저장방법 및 사용(유효)기간
11. 기준 및 시험방법
12. 제조판매품목허가증을 보유한 자(제조업자, 위탁제조판매업자), 수탁제조업자, 수입자(제조원을 포함한다)

13. 허가조건

제10조(제품명) ① 제품명은 이미 허가된 다른 의약품과 동일한 명칭을 사용하여서는 안 된다. 다만, 수입품목의 경우 서로 다른 수입자가 제조원이 같은 동일 품목을 수입하는 경우에는 다른 제품명 또는 수입자명을 함께 적어 구분하도록 하고 제조판매 품목과 수입품목을 함께 허가 받고자 하는 경우 혼돈의 우려가 없도록 제품명을 달리 하여야 한다.

② 제품명은 다음 각 호에 따라 기재하는 것을 원칙으로 한다.

1. 상표명을 기재하는 경우에는 제조업소(수입자를 포함한다. 이하 같다)명칭(고유의 약칭 또는 상징적 표현 등을 포함한다. 이하 같다)·상표명·제형의 순서로 기재한다. 다만, 제조업소명은 생략할 수 있으며, 단일제는 주성분명을, 식품의약품안전청장이 고시한 품목의 경우는 고시에 등재된 명칭을 각각 괄호로 함께 적어야 한다.
2. 상표명을 기재하지 아니하는 경우에는 제조업소명·주성분명(단일제에 한하며 원료의약품은 그 성분명을 말한다)의 순서로 기재한다. 다만, 생물학적 제제의 원료의약품은 원액 또는 최종원액 등으로 갈음할 수 있다.

③ 제형은 「대한약전」 제제총칙에서 정한 제형으로 표기하는 것을 원칙으로 한다. 다만, 새롭게 인정되는 제형 또는 분말주사·수성현탁주사 등과 같이 제제학적으로 특수성이 인정되거나 구분하여 관리할 필요가 있는 경우에는 이를 기재할 수 있다.

④ 수출명을 따로 기재할 필요가 있는 경우에는 수출명: ○○○과 같은 방식으로 괄호로 함께 적는다.

⑤ 제품명을 변경하고자 하는 경우에는 다음 각 호의 어느 하나에 해당하여야 한다.

1. 상표분쟁이 야기되거나 야기될 우려가 있어 변경의 필요성이 있다고 인정되는 경우
2. 안전성 또는 유효성의 문제로 인하여 식품의약품안전청장이 유효성분을 변경하도록 지시한 경우
3. 상호 또는 등록상표를 변경하였을 경우
4. 외국상표를 사용하는 제품명으로서 외국 상표가 변경되었거나 부득이한 사유로 외국 상표의 사용을 중지하고자 할 경우
5. 기업의 인수·합병 등 기타 식품의약품안전청장이 변경의 필요성이 있다고 인정할 경우

제11조(분류번호 및 분류) ① 분류번호는 「의약품등분류번호에관한규정」(식품의약품안전청 예규)에 따른다.

② 일반의약품 또는 전문의약품의 해당여부는 「의약품분류기준에관한규정」(보건복지가족부 고시) 에 따른다. 다만, 원료의약품은 분류대상에서 제외한다.

제12조(원료약품 및 그 분량) ① 원료약품 및 그 분량은 제제의 특성을 고려하여 제2항의 기재요령에 따라 각 성분마다 배합목적, 성분명, 규격, 분량(중량, 용량, 역가, 소요량 등)을 기재하여야 한다.

② 품목 또는 제제별로 유효성분과 부형제 등 성분의 배합목적을 명시하여 주성분부터 첨가제(통상 실제 제조시의 투여량 또는 투입순서 등에 따름)의 순서로 다음 각 호의 어느 하나에 따라 기재하여야 한다.

1. 주사제는 단위용기[1바이알, 앰플, 병 또는 프리필드시린지 등](용량 또는 질량 표기)중의 함량
2. 제1호 중 1회 용량의 개념이 없는 대용량 수액제류는 100밀리리터 중으로, 예방접종 등 특수한 목적으로 분할 투여하는 생물학적 제제 등의 주사제는 단위량(1밀리리터 또는 밀리그램)중의 함량(vol%, w/v,%)으로 각각 표기
3. 기타 제제의 경우 단위제형의 함량(정제, 캡슐제), 1회 용량 중의 함량(산제, 과립제) 또는 1그램 중의 함량(연고제) 등으로 제품을 적절하게 표시할 수 있는 방법으로 표기
4. 용제 등 첨부물의 경우에는 첨부물의 종류(성분, 규격)와 양을 표시

③ 각 원료약품의 성분명과 규격은 다음 각 호에 적합하여야 한다.

1. 성분명이 제2호가목부터 바목까지에 해당하는 경우는 각 해당 규격근거에 기재된 명칭을, 별첨규격에 해당하는 경우 일반명 또는 그 성분의 본질을 대표하는 명칭을 각각 한글로 기재한다.
2. 규격은 다음 각 목의 어느 하나와 같이 표기한다.
   가. 「대한약전」 수재 성분: "약전" 또는 "KP"
   나. 공정서에 수재된 성분: 해당 공정서 등의 명칭(또는 약칭)
   다. 「약사법」 제52조제1항에 따른 「생물학적 제제 기준 및 시험방법」(식품의약품안전청 고시)에 수재된 생물학적 제제 또는 그 원료의약품: "생기"
   라. 「약사법」 제52조제1항에 따른 「항생물질의약품기준」(식품의약품안전청 고

시)에 수재된 항생물질 및 그 제제: “항기”

마. 「대한약전외한약(생약)규격집(식품의약품안전청 고시)」에 수재된 성분: 생규

바. 「대한약전외의약품등기준」 수재 성분: “KPC”

사. 가목부터 바목까지에 해당하지 아니하는 것으로서 신청업소에서 직접 작성한 성분규격: “별첨규격” 또는 “별규”

아. 가목부터 사목까지의 규정에도 불구하고 주로 원형대로 건조 절단 또는 정제되고 품질이 미리 검증되지 아니한 생약은 “원생약”으로, 「식품첨가물의 기준 및 규격」(식품의약품안전청 고시)에 따른 식품첨가물 규격을 사용할 수 있는 첨가제(착향제 등)는 “식첨”으로, 외용제제의 첨가제로서 「화장품원료지정에 관한 기준」(식품의약품안전청 고시) 별표 1의 화장품원료기준, 일본의약부외품원료규격, 일본의약품첨가물규격, CTFA(Cosmetic, Toiletry, and Fragrance Association) 규격집 등에 등재되어 있는 성분으로, 그 규격이 정하여져 있는 성분은 “해당규격”으로, 원료의약품의 제조를 위한 공업규격 성분은 “해당 공업규격(KS, JIS 등)”으로 각각 기재할 수 있다.

④ 주성분 및 그 분량(질량, 용량, 역가, 소요량 등)에는 품목에 따라 해당 균주명(바이러스를 포함한다. 이하 같다), 숙주 벡터계의 종류, 종세포주의 명칭 등을 괄호로 주성분 및 함량 밑에 같이 쓰는 것을 원칙으로 한다.

⑤ 첨가제 및 그 분량은 다음 각 호에 적합하여야 한다.

1. 원칙적으로 모든 첨가제의 분량을 기재하여야 한다. 다만, 제제학적으로 그 타당성이 인정(예; 하절기 동절기에 따른 투입량 변동 등)되는 경우에는 주요 부형제 등에 대하여 일정 범위로 기재할 수 있으며, 다음 각 목과 같이 투입하는 첨가제 등은 적량으로 기재할 수 있다.

   가. 감미제, 착색제, 착향제

   나. 현탁화제, 유화제, 용해보조제

   다. 안정제, 등장화제, pH조절제, 점도조절제

   라. 용제, 기제(캡슐제 포함)

2. 보존제의 종류 및 함량은 「의약품등의 품목허가・신고・심사 규정」(식품의약품안전청 고시) [별표 8] 의약품용 보존제 및 그 사용범위에 적합하여야 한다. 다만, 근거자료 등에 의해 타당성이 인정되는 경우 그러하지 아니할 수 있다.

3. 의료보험용, 수출용, 군납용 등과 같이 용도를 구분하여 제조할 필요가 있는 경우에는 해당 첨가제에 대하여 "의료보험용", "수출용", "군납용" 등을 추가 기재할 수 있다.

제13조(성상) ① 성상은 그 품목의 외형적 특성과 형상이 잘 나타날 수 있도록 색, 형상 및 제형을 같이 표현하여야 한다.

② 주사제, 액상제제 등의 경우에는 직접용기(예; 바이알 · 앰플 · 병 · 플라스틱용기 · 프리필드시린지 등)의 색 및 형상을 동시 기재하여야 하며, 쓸 때 녹여 쓰는 주사제의 경우 녹이기 전 · 후의 성상을 기재한다.

(예; 무색투명한 액이 무색투명한 바이알에 든 주사제, 일정량씩 분무되는 용기에 든 노란색 현탁액제)

③ 제12조제5항제3호에 따라 용도를 구분하여 제조하는 품목의 경우에는 해당 의료보험용, 수출용 또는 군납용 등에 대한 용도를 같이 기재한다.

제14조(제조방법) ① 제조방법은 그 품목의 특성에 따라 현대과학기술 수준에서 합리적이고 타당하여야 하며, 전체 흐름도와 함께 순차적으로 단위공정별로 작성한다. 필요한 경우 연속되는 단위공정을 묶어서 하나의 공정으로 작성하거나 하나의 공정을 여러 단계로 나누어 표기할 수 있다.

② 단위 공정별로 다음 각 호의 어느 하나에 적합하게 내용을 상세히 기재하여야 한다.

1. 품목에 따라 해당 균주명, 목적하는 펩타이드 또는 단백질의 구조 유전자 획득 방법, 숙주 벡터계의 종류, 종세포주의 명칭, 배지의 명칭(성분명 포함) 등 배양방법, 정제방법, 제조(수입)원(원액, 최종원액, 완제품 제조원의 명칭), 제조소 소재지 등을 구체적으로 기재하여야 한다.
2. 제조과정 중 사용하는 용매 등의 경우에는 사용목적과 용매의 명칭, 규격 등을 기재하여야 한다.
3. 다른 의약품 등의 제조업자 등의 시설 및 기구를 이용하여 전부 또는 일부 공정을 위탁하는 경우에는 단위 공정별로 수탁자명, 소재지 등을 명확하게 기재하여야 하며, 수탁자는 「약사법 시행규칙」 제43조제6호 및 제9호의 규정에 적합하여야 한다.

③ 최종제품이 동물유래성분을 함유하거나 제조과정 중 동물유래성분을 사용하는

경우에는 기원동물 및 사용부위를 기재하여야 하며, 반추동물유래성분의 경우에는 전염성해면상뇌증(TSE) 감염을 방지하기 위한 원료선택(반추동물의 원산국, 반추동물의 연령 등) 또는 처리방법 등을 다음 각 호의 어느 하나와 같이 추가로 기재하여야 한다.

1. [기원동물의 명칭]의 [사용부위]에서 유래된 [동물유래성분]을 함유 또는 사용한다.
2. 전염성해면상뇌증 감염을 방지하기 위하여 [반추동물의 원산국]산 [반추동물의 연령]의 건강한 [반추동물의 명칭]에서 [사용부위]를 채취하여 [처리공정] 처리한 [동물유래 성분명]을 사용한다.)

④ 최종제품의 동등성을 입증할 수 있는 범위 내에서 두 가지 이상의 방법으로 제조하고자 하는 경우에는 제1법, 제2법 등으로 병기한다.

⑤ 필요에 따라 최종제품을 방사선조사하여 멸균하는 경우에는 그 조건(방사선량, 시간 등)을 명기한다.

제15조(효능 효과) 효능 · 효과의 기재는 다음 각 호의 어느 하나에 적합하여야 한다.

1. 해당제품의 약리작용에 따라 명확한 근거에 의하여 의학적 용어로 표시하여야 한다.
2. 막연하고 광범위한 의미로 해석되는 표현이나 과대, 강조, 중복 또는 국민에게 오해를 초래할 우려가 있는 용어를 사용하여서는 안 된다.
3. 성별, 연령층 등으로 적용대상이 한정되는 경우에는 그 내용을 명시하는 것을 원칙으로 한다.
4. 복합제의 경우에는 원칙적으로 각 유효성분의 효능 · 효과가 망라되어서는 안 되며, 별도의 근거가 없을 때에는 주성분의 효능 · 효과만을 인정하고, 상승 또는 상가작용은 객관성 있는 근거자료에 의해 기재한다.

제16조(용법 용량) 용법 · 용량 표시는 다음 각 호의 어느 하나에 적합하여야 한다.

1. 해당제품의 성분, 분량, 효능 · 효과, 성별 및 연령에 따라 약리학적으로 타당성이 있어야 하고, 사용시간과 사용횟수를 구체적으로 기재하여야 한다.
2. 소아용으로 사용할 수 있는 의약품은 연령구분에 따라 복용에 편리하도록 소아

용량을 명확히 기재하여야 하며, 별도의 소아 용량을 설정하기 어려운 경우를 제외하고는 성인 용량에 대한 적의 감량 등의 표현을 하여서는 아니 된다.

3. 소아용 등 분할 복용하는 경우에는 제제학적으로 이에 적합한 제제 또는 제품이어야 한다.
4. 오용될 여지가 없는 명확한 표현으로 기재하여야 하며, 남용을 초래할 위험성이 있거나 특성을 강조하는 표현을 하여서는 안 된다.

제17조(사용상의 주의사항) ① 사용상의 주의사항은 그 의약품이 안전하고 합리적으로 사용될 수 있도록 필요한 최신의 안전성 유효성 관련 사항(첨가제에 관한 사항 포함)을 모두 표기하되, 이 규정 제25조제4호에서 정한 순서와 요령에 따라 기재하는 것을 원칙으로 한다.

② 원료의약품의 경우 단일제로 사용례가 있는 성분에 대하여는 해당 사용상의 주의사항을 모두 표기하고, 단일제로 사용례가 없는 경우에는 보관 및 취급상의 주의사항만을 기재할 수 있다.

제18조(포장단위) ① 의약품의 포장단위는 용법 · 용량에 적합하여야 한다.

② 주사제는 제조(수입)되는 바이알, 앰플 또는 프리필드시린지 등의 용량 또는 질량(또는 주성분의 함량)으로 기재하여야 하며 그 외의 의약품 포장단위는 제조의 경우 "자사포장단위", 수입의 경우 "제조원 포장단위"로 기재할 수 있다. 다만, 제형이나 용법 · 용량 등으로 보아 특수성이 있거나 사용목적으로 보아 그 타당성이 인정되는 경우에는 예외로 할 수 있다.

제19조(저장방법 및 사용(유효)기간) ① 저장방법은 표기된 사용기간 동안 그 의약품의 안정성이 유지 보장될 수 있도록 밀폐용기, 기밀용기, 밀봉용기 등으로 구분하여 기재하고 동시에 구체적인 보관조건(온도명기)을 같이 기재[예; 실온(1-30℃)보관 등] 하여야 한다.

② 유효기간은 생물학적 제제에 대하여, 사용기간은 그 외의 제제에 대하여 각각 기재하며 "제조일로부터 ○개월"과 같이 기재하되, 안정성시험자료 또는 기타 공인할 수 있는 명확한 입증자료를 근거로 설정한다.

제20조(기준 및 시험방법) "기준 및 시험방법"은 품질관리에 적정을 기할 수 있는

방법으로 작성하여야 하며, “기준 및 시험방법”란은 “별첨” 또는 “기준 및 시험방법 심사결과 통지서 통지번호(제000과-000호, 2009. 00. 00)”로 기재한다.

제21조(제조원 등) ① 제조업자 중 제조판매품목허가증을 보유한 자의 경우에는 제조소 소재지를 기재하되, 위탁제조 시에는 수탁제조업소의 소재지, 완제소분제조 시에는 원 제조업소의 소재지를 각각 기재하여야 한다.

② 2개소 이상의 제조소에서 제조하고자 하는 경우에는 각각의 소재지를 기재하여야 한다.

③ 위탁제조판매업자의 경우에는 영업소 소재지 및 해당 품목을 위탁하여 제조 또는 시험하는 제조소의 상호 및 주소를 기재하여야 하며, 2개소 이상의 제조소에 위탁제조하고자 하는 경우에는 각각의 소재지를 기재하여야 한다.

④ 수입품목의 경우에는 제조증명서에 기재된 제조원 및 제조업소의 소재지를 기재하되, 수출국의 품목허가권 소유자와 제조업자가 다를 경우 이를 각각 기재하여야 하고, 품목허가권 소유국과 최종제품의 수출국이 상이한 수입품목의 경우에는 수출국의 소재지를 추가로 표기하여야 한다.

제22조(허가조건) ① 수출을 목적으로 하는 의약품과 군수 또는 관수를 위한 납품용의 경우에 구매공고 또는 사양서 등 명확한 근거가 있을 때에는 이 규정 제10조부터 제21조까지의 규정을 적용하지 아니할 수 있다. 다만, 수출용, 군수 또는 관수용으로 허가 받은 품목을 시판하고자 할 경우에는 「약사법 시행규칙」 제21조에 따라 품목허가가 제한되어 있지 않은 품목에 한하여 이 규정 제3장 및 제4장에 따른 안전성 · 유효성과 기준 및 시험방법을 재검토 받아 수출용, 군수 또는 관수용의 조건을 해제할 수 있다. 이 경우 제10조부터 제21조까지의 규정에 적합하여야 한다.

② 「약사법 시행규칙」 제88조에 따른 양도 · 양수에 따라 의약품의 품목허가를 신청한 경우에는 양도자의 모든 허가사항을 승계하는 조건으로 변경허가할 수 있다.

③ 유전자 재조합의약품은 수출만을 목적으로 하는 경우 당해 품목의 수입자가 요구하는 사양서 등을 제출하면 제1항에 추가로 「약사법 시행규칙」 제24조제1항제6호 중 [별표 2] 15.1 나목 본문의 평가시 적용 실적을 1개 제조단위 이상으로 할 수 있다. 다만, 이 경우 당해 품목을 국내에 시판하고자 할 때에는 제1항 단서에 추가로 「약사법 시행규칙」 제24조제1항제6호에 따른 의약품 제조 및 품질관리기준 실시상황을 재검토 받아야 한다.

제3장 안전성 · 유효성 심사

제23조(제출자료의 범위) ① 안전성 · 유효성 심사를 위하여 제출하여야 하는 자료의 종류는 이 규정 제6조와 같으며, 각 의약품의 특성에 따라 제출하여야 하는 자료의 범위는 별표 1부터 별표 3까지와 같다. 다만, 의약품 등의 안전성 · 유효성 심사의뢰서만을 단독으로 제출하여 심사를 받고자 하는 경우에는 이 규정 제6조제2호의 자료는 요약본(희귀의약품 제외)만 제출하여 심사 받을 수 있다.

② 국내의 사용례가 없는 새로운 첨가제를 배합하는 경우에는 다음 각 호의 자료를 추가로 제출하여야 한다. 다만, 「대한약전」 또는 공정서에 수재된 성분, 식품의약품안전청장이 고시한 성분 및 국내에서 사용례가 있는 성분과 이들 성분들로 조합된 혼합물질(착향제 포함)의 경우나, 외국의 공인할 수 있는 자료(외국의 의약품집, 제조증명서, 판매증명서 등)를 근거로 첨가제의 투여경로, 사용량, 사용현황 등을 종합적으로 고려하여 타당하다고 인정되는 경우에는 제출 자료를 면제할 수 있다.

1. 기원, 본질, 조성, 순도(비소 등 중금속) 등을 포함한 물리화학적 성질에 관한 자료
2. 독성에 관한 자료(보존제 및 타르색소의 경우에는 신약의 첨부자료에 준하며 그 외에는 단회투여독성, 반복투여독성, 기타 필요한 독성시험자료) 다만, 착향료는 제외한다.
3. 배합목적 및 용도에 관한 자료

③ 제5조제2항에 해당하는 경우에는 제1항에 따른 자료를 제출하여야 한다.

④ 제5조제2항제3호에 해당하는 의약품 중 효능 · 효과의 변경허가를 받고자 하는 품목의 경우는 해당 적응증에 대한 임상시험성적 등 관련 근거자료를 제출하여야 하며, 그 외의 경우에는 그 내용에 따라 심사에 필요한 국내 · 외의 새로운 임상시험성적에 관한 자료 또는 안정성에 관한 자료나 기타 충분한 근거자료를 제출하여야 한다.

제24조(제출자료의 면제 등) ① 제6조 및 제23조에도 불구하고 시험자체가 이론적 · 기술적으로 실시 불가능하거나 실시하는 것이 무의미하다고 인정되는 다음 각 호의 경우에는 해당 제출 자료를 면제할 수 있다.

1. 임부가 사용할 가능성이 없는 의약품인 경우 배 · 태자독성시험
2. 반복하여 복용할 가능성이 없는 의약품인 경우 반복투여독성시험
3. 자가유래 세포 치료제의 경우 임상시험성적에 관한 자료 중 가교시험

4. 기타 식품의약품안전청장이 실시 불가능하거나 실시하는 것이 무의미하다고 인정하는 시험

② 희귀의약품은 각 독성시험자료를 단회투여독성, 1-3개월 반복투여독성시험자료(표적장기독성 소견 포함)로, 약리작용에 관한 자료를 효력시험자료 또는 임상시험자료로 갈음할 수 있으며, 특히 생명을 위협하는 희귀한 질환이나 긴박한 상황 하에서 적용되는 희귀의약품의 경우에는 동 의약품의 특성에 적합한 치료적 확증 임상시험자료를 제출하는 것을 조건으로 하여 탐색적 임상시험자료를 치료적 확증 임상시험자료로 갈음할 수 있다.

③ 항암제 등과 같이 의약품 및 대상 질병의 특성상 치료적 탐색 임상시험이 치료적 확증 임상시험과 임상시험의 형태 및 목적이 유사한 경우에는 장기 생존율 등의 최종 임상적 결과변수(clinical end point, outcome)를 이용한 치료적 확증 임상시험자료를 제출하는 것을 조건으로 하여 종양 반응률 등과 같은 대리결과변수(surrogate endpoint)를 이용한 임상시험자료를 치료적 확증 임상시험 자료로 갈음할 수 있다. 또한, 외국 개발 신약의 경우 신속한 가교자료 제출을 조건으로 한다. 다만, 해당 의약품의 동일 약리기전에 의한 적응증을 추가하고자 하는 경우, 대리결과변수가 최종 임상적 결과변수와 밀접한 관련이 있다고 입증되는 경우에 한하여 대리결과변수를 이용한 치료적 확증 임상시험을 최종 임상적 결과변수를 이용한 치료적 확증 임상시험자료로 갈음할 수 있다.

제25조(심사기준) 식품의약품안전청장은 생물학적 제제 등으로서의 안전성 · 유효성이 확보될 수 있도록 품목별로 제출된 자료를 근거로 다음 각 호에서 정한 안전성 · 유효성 심사기준에 따라 심사한다.

1. 원료약품 및 그 분량
   가. 제제학적으로 합리적이고 타당하여야 하며, 안전성 및 안정성이 보장되고, 효능 · 효과, 용법 · 용량 등에 적합하여야 한다.
   나. 유효성분의 함량은 약리학적 자료 및 임상시험성적 등으로 보아 합리적이고 타당하여야 하며, 복합제의 경우에는 각 성분의 배합의의가 인정되어야 한다.
   다. 유효성분 이외의 첨가제는 「대한약전」 및 공정서에 수재된 첨가제, 「의약품 등의 품목허가 · 신고 · 심사 규정」(식품의약품안전청 고시)에서 정하는 제형별 의약품 첨가제 또는 그 외의 첨가제로서 국내 · 외의 공인할 수 있는 사

용 예 등으로 배합목적이 제제학적으로 타당하고, 직접적인 약리효과가 인정되지 아니하며 제제의 유효성을 저해하거나 품질관리상 지장을 주어서는 아니 된다. 다만, 주성분으로 사용되는 성분을 첨가제로 배합하는 경우에는 사용근거자료에 따라 첨가제의 1일 사용량이 1회 최저 상용량의 5분의 1을 초과하지 아니하여야 하며, 만일 초과하는 경우에는 국내·외에서 사용된 근거와 배합근거가 제제학적으로 타당하다고 판단되는 경우에 한하여 이를 인정할 수 있다.

라. 보존제의 종류 및 함량은 「의약품등의 품목허가·신고·심사 규정」(식품의약품안전청 고시) [별표 8] 의약품용 보존제 및 그 사용 범위에 적합하여야 한다. 다만, 근거자료 등에 따라 타당성이 인정되는 경우 그러하지 아니할 수 있다.

2. 효능·효과

가. 유효성이 명확하게 입증될 수 있는 질환명 또는 증상명 등을 의약학적으로 인정되는 범위에서 되도록 구체적으로 표시하여야 하며 근거가 불명확하거나 막연하고 광범위한 의미의 표현을 하여서는 아니 된다.

나. 중복되거나 지나치게 강조한 표현, 오해 또는 오·남용의 우려가 있는 표현 등을 하여서는 아니 된다.

3. 용법·용량

가. 약리학 및 제제학적 자료, 임상시험성적 등 명확한 근거에 따라 합리적이고 타당하여야 하며, 원료약품 및 그 분량, 효능·효과 등에 적합하여야 한다.

나. 사용량, 사용시간과 사용회수 등을 구체적으로 기재하여야 한다.

다. 오용될 여지가 없는 명확한 표현으로 기재하여야 하며, 남용을 초래할 위험성이 있거나 특성을 강조하는 표현을 하여서는 아니 된다.

라. 특정성별 또는 연령층에 한정하여 사용되는 경우에는 효능·효과를 고려하여 부적합한 용법·용량을 기재하여서는 아니 되며, 특히 유아 또는 소아에게 사용할 수 있는 의약품은 복용에 편리하도록 연령 등의 구분에 따른 용량을 명확하게 기재하는 것을 원칙으로 하고 특별한 경우를 제외하고는 성인 용량에 대한 적의 감량 등의 표현을 하여서는 아니 된다.

마. 분할 복용하는 경우에는 제제학적으로 이에 적합한 제제 또는 제품이어야 한다.

4. 사용상의 주의사항은 용법 · 용량 외에 안전하고 합리적인 사용에 필요한 최신의 안전성 관련사항(첨가제와 관련된 사항을 포함함)을 모두 기재하는 것을 원칙으로 하며, 다음 각 호에 따른 순서와 요령으로 기재하여야 한다.

가. 경고: 치명적이거나 극히 중독하고 비가역적인 이상반응이 나타날 경우 또는 약물유해반응이 나타난 결과 극히 중독한 사고에 관련될 가능성이 있으므로 특히 주의를 환기할 필요가 있을 경우를 기재하여야 한다.

나. 다음 환자에는 투여하지 말 것: 환자의 원질환, 증상, 합병증, 기왕증, 가족력, 체질 등으로 볼 때 투여하여서는 아니 되는 환자를 기재하여야 하며, "다음 환자에는 장기(과량)투여하지 말 것" 또는 "다음 부위에는 투여하지 말 것" 등으로도 기재할 수 있다.

다. 다음 환자에는 신중히 투여할 것: 환자의 원 질환, 증상, 합병증, 기왕증, 가족력, 체질 등으로 볼 때 다음에 기술한 이상반응에 따라 위험성이 높아 투여 여부의 판단, 용법 · 용량 등의 결정에 특히 주의할 필요가 있을 경우 또는 임상검사의 실시나 환자에 대한 세밀한 관찰이 필요한 경우를 기재한다.

(1) 약물유해반응이 빨리 나타나는 경우

(2) 약물유해반응 발현율이 높은 경우

(3) 중대한 약물유해반응이 나타나는 경우

(4) 비가역성의 약물유해반응이 나타나는 경우

(5) 축적작용에 의해 약물유해반응이 나타나는 경우

(6) 내성이 변화하는 경우

(7) 기 타

라. 약물유해반응: 의약품의 사용결과 발생할 수 있는 약물유해반응으로서 통상 아래와 같이 분류하여 기재하되 중독 또는 비가역적인 약물유해반응 또는 감량, 휴약 등의 조치를 수반하는 것은 될 수 있는 한 먼저 기재하며, 발현빈도에 따라 드물게(0.1% 미만), 때때로(0.1-5% 미만) 또는 이러한 용어가 없는 것(5% 이상이거나 빈도가 불명확한 경우)으로 구분 표현한다.

(1) 발현부위별: 정신신경계, 감각기계, 소화기계, 순환기계, 호흡기계, 혈액계, 비뇨기계, 내분비계, 자율신경계, 중추신경계, 피부, 점막, 눈, 귀, 위장, 간장, 신장, 생식기, 투여부위 등

(2) 약리작용별: 남성호르몬양작용, 여성호르몬양작용, 항콜린작용 등

(3) 투여방법별: 간헐투여, 장기투여, 대량투여

(4) 발현기전별: 약물 알레르기, 균교대현상 등

마. 일반적 주의: 중대한 약물유해반응이나 사고를 방지하기 위하여 의약품의 사용과 관련한 용법・용량, 투여기간, 투여할 환자의 선택, 검사의 실시여부 등의 판단에 극히 중요한 내용으로서 원칙적으로 그 제제의 약효군에 공통적으로 중요한 기본적 주의사항을 기재하며 필요한 경우 약물유해반응 등의 발생 시 처리방법 등도 기재한다.

바. 상호작용: 다른 의약품과의 병용 시 해당 의약품이나 병용약의 작용을 증강 또는 감약시키거나 약물유해반응의 증강이 일어날 경우 또는 새로운 약물유해반응이 발생하거나 원질환의 악화 등이 일어나는 경우로서 임상적으로 의의가 있는 사항을 기재한다.

사. 임부, 수유부, 가임여성, 신생아, 유아, 소아, 고령자에 대한 투여: 제형, 효능・효과, 용법・용량 등으로 볼 때 다른 환자에 비하여 특히 주의할 필요가 있다고 판단되는 사항을 기재한다.

아. 임상 검사치에의 영향: 의약품 사용결과 명백히 기질적 또는 기능적 장해와 관련 없이 임상검사치가 외관상 변동하는 경우에 기재한다.

자. 과량투여시의 처치: 과량투여시의 처치에 대한 사항이 설정되어 있는 경우 이를 기재한다.

차. 적용상의 주의: 투여경로, 제형, 주사속도, 투여부위, 조제방법 등 투여에 필요한 주의사항을 기재한다.

카. 보관 및 취급상의 주의사항: 의약품의 변질・변패를 방지할 수 있는 보관장소 및 보관방법을 기재하여야 하며, 다음의 사항을 기재하여야 한다.

(1) 어린이의 손이 닿지 않는 곳에 보관하도록 주의를 기재한다.

(2) 온도, 햇볕, 습도 등에 관한 주의가 있으면 기재한다.

(3) 다른 용기에 바꾸어 넣는 것은 사고원인이 되거나 품질 유지 면에서 바람직하지 않으므로 이를 주의하도록 기재한다.

(4) 휴대용기가 달려 있는 경우에는 그 용기 이외의 용기에 바꾸어 넣지 않도록 주의를 기재한다.

(5) 기타 필요한 사항이 있으면 기재한다.

타. 기타: 평가가 완료되지 않거나 의심스러운 정보사항(부작용 등) 또는 학회의 문헌보고 등을 기재한다.

5. 약리작용에 관한 자료

가. 효력시험자료

심사대상 효능을 포함한 효력을 뒷받침하는 약리작용에 관한 시험자료로서 효과 발현의 작용기전이 포함된 자료. 다만, 백신의 경우에는 감수성이 있는 실험동물에서의 면역 후 공격시험(Challenge Test)을 통한 방어여부를 확인할 수 있는 자료 또는 이와 동등한 시험을 통한 방어여부를 확인할 수 있는 자료로 갈음할 수 있다.

나. 안전성약리시험자료 또는 일반약리시험자료

(1) 안전성약리시험자료: 의약품을 치료용량 범위 또는 그 이상의 용량으로 노출시켰을 경우 생리적 기능에 나타날 수 있는 바람직하지 않은 잠재적 약력학적 효과를 평가하기 위한 자료로 필요시 적절한 추가시험 및 추적시험을 수행한다.

(2) 일반약리시험자료(안전성약리시험자료로 갈음할 수 있다): 「의약품 등의 일반약리시험 지침」(식품의약품안전청 고시)에 적합한 자료로서 독성시험 및 효력시험, 흡수 · 분포 · 대사 · 배설에 관한 시험을 제외한 신체 각 부위(계) 및 기능에 미치는 영향에 관한 시험자료 또는 시험방법 및 평가기준 등이 과학적 · 합리적으로 타당성이 인정되는 자료

다. 흡수 · 분포 · 대사 및 배설시험자료

약물의 흡수, 분포, 대사, 배설에 관한 내용을 포함하여야 하며, 분석방법과 밸리데이션 보고서를 제출하여야 한다.

라. 기타 약리작용에 관한 자료

약력학적/약동학적 약물상호작용에 관한 자료, 기타 약동학 시험에 관한 자료 등 약물상호작용 등에 관한 자료

6. 임상시험성적에 관한 자료

가. 임상시험자료집

임상시험 자료는 별표 8에서 정한 바와 같이 과학적 · 의학적으로 타당한 연구방법론에 의하여 「의약품 임상시험 관리기준」(식품의약품안전청 고시)에 따라 실시된 것이어야 하며, 다음의 (1)부터 (7)까지의 사항 중 어느 하나를 포함한다.

(1) 생물약제학에 관한 자료

(2) 인체시료를 이용한 약동학에 관한 사항

(3) 약동학(PK)에 관한 사항

(4) 약력학(PD)에 관한 사항

(5) 유효성과 안전성에 관한 사항

(6) 시판 후 사용경험에 관한 사항

(7) 증례기록서 양식과 개별 환자 목록

나. 가교자료는 별표 9에서 정한 바와 같이 임상시험 자료집에 근거하여 외국임상자료의 국내 적용을 타당하게 입증하여야 한다.

다. 임상시험대상 피험자 수

피험자 수는 의약품의 특성과 임상시험방법 등에 따라 합리적으로 결정되어야 한다. 탐색적 임상시험(예; 단회 또는 반복투여 약동/약력학 연구, 용량 내약성 연구, 약물상호작용연구, 용량반응탐색연구, 대리결과변수 또는 약리학적 임상적 결과변수를 사용한 단기간의 임상시험) 또는 가교 자료 수집을 목적으로 하는 임상시험의 경우에는 의약품의 특성과 임상시험방법 등에 따라 임상시험의 목적에 맞게 피험자수가 합리적으로 결정되어야 하며, 치료적 또는 임상적 확증 임상시험의 경우 가능한 평가방법에 따라 안전성·유효성이 입증될 수 있도록 피험자수가 통계학적으로 타당하게 확보되어야 한다.

라. 평가

제출된 임상시험성적에 관한 자료를 검토한 결과 해당 적응증 등에 대하여 임상적 유의성이 있는 경우 이를 인정한다.

제4장 기준 및 시험방법 심사(품질에 관한 자료 심사)

제26조(일반적 사항) 일반적으로 다음 각 호의 사항에 유의하여 작성한다.

1. 기준 및 시험방법은 「대한약전」의 통칙, 제제총칙, 일반시험법, 표준품, 시약·시액 등에 따르며, 생물학적 제제의 경우에는 「생물학적 제제 기준 및 시험방법」의 통칙, 제제규칙, 혈액제제 총칙, 일반시험법, 부록(시약, 시약 및 완충액, 배지)등에 따르는 것을 원칙으로 하고 제2호 이외의 경우 시험방법은 상세하게 기재한다.
2. 「대한약전」, 「생물학적 제제 기준 및 시험방법」, 공정서 등 식품의약품안전청장이 기준 및 시험방법을 고시하거나 인정한 품목의 경우(이하 "식약청 규격기준"이라 한다)에는 시험방법의 전부 또는 그 일부의 기재를 생략할 수 있으며, 그

일부를 준용하는 경우 그 기재는 다음과 같다.

예) 무균시험: 약전 일반시험법의 무균시험법에 따라 시험한다.

3. 기준 및 시험방법에 기재되는 시험방법은 「대한약전」의 의약품 등 분석법의 밸리데이션에 대한 지침 또는 공정서 등에 수재된 공인된 방법에 따라 검증되어야 한다. 다만, 식약청 규격기준에 수재된 시험방법은 이 규정에서 제외된다.
4. 식약청 규격기준에 수재되지 아니한 시약·시액, 기구, 기기, 표준품 또는 정량용 원료를 사용하는 경우, 시약·시액은 순도, 농도 및 그 제조방법을, 기구는 그 형태 등을 표시하고 사용법을 기재하며, 표준품 또는 정량용 원료(이하 "표준품"이라 한다)는 규격 등을 기재하며, 인체 및 환경에 유해한 시약(예; 수은화합물, 벤젠, 사염화탄소 및 1,4-디옥산 등)은 가급적 사용을 지양한다.
5. 기준 및 시험방법은 해당 의약품의 임상적 효능, 안정성, 생체이용률, 생물학적 동등성 및 공정 밸리데이션 등의 자료에 근거하여 설정한다.
6. 원료의약품의 별첨규격은 별표 10 또는 별표 11의 작성 예에 따라 작성하되, 기타 시험은 의약품 제제별 각 조에 따라 설정하도록 한다.
7. 원료의약품의 명칭 중 한글명은 식품의약품안전청장이 정하는 의약품 명명법 가이드라인에 따라 기재할 수 있으며, 영명은 국제일반명칭(INNPS: International Nonproprietary Names for Pharmaceutical Substances) 및 식품의약품안전청장이 정하는 의약품 명명법 가이드라인에 따라 기재할 수 있다.
8. 잔류용매는 제조공정 중에 사용된 용매에 대하여 「대한약전」 중 의약품잔류용매기준지침 또는 공정서 등에 수재된 공인된 방법에 따라 설정하여 기재한다.
9. 완제의약품의 기준 및 시험방법은 별표 12 또는 별표 13의 작성 예에 따라 기준과 시험방법을 분리하여 작성하되 기준의 항목과 시험방법의 항목과 순서는 동일하여야 한다.
10. 제제의 특성 또는 기능 등을 규정하기 위하여 필요한 제제학적 시험항목을 설정한다. 원칙적으로 설정할 필요가 있는 시험항목은 「대한약전」을 따르며, 「대한약전」 및 공정서 이외의 시험법은 세부사항을 자세히 작성하여 기재한다.
11. 보존제는 사용된 보존제에 대하여 백분율(%)로 표시하고 보존제명과( )안에 분자식과 분자량을 기재한다(예; 다음 시험법에 따라 시험할 때 ○○○(분자식: 분자량)은 확인되고 표시량의 80.0-120.0%이어야 한다). 시험방법은 「대한약전외 일반시험법」(식품의약품안전청 고시)에 따르며, 이 고시에 포함되지 않은

보존제 또는 시험방법에 대한 근거자료를 제출한 경우에는 따로 시험방법을 작성할 수 있다.

12. 원료약품 및 그 분량은 이 규정 제12조에 따라 작성한다.
13. 제조방법은 이 규정 제7조 및 각 제제별 심사요건에 따라 상세히 작성하되, 유전자변형생물체를 이용하여 국내에서 제조하는 경우에는 해당 유전자변형생물체의 위해성 평가에 필요한 별표 14의 내용을 포함하여 작성한다.
14. 저장방법 및 사용(유효)기간은 이 규정 제15조에 따라 작성한다.
15. 식품의약품안전청장이 기준 및 시험방법 심사에 필요한 관계문헌, 상용 표준품, 제제에 사용된 원료의약품, 시험에 필요한 특수시약, 기구, 균주 및 배지 등의 제출을 요구하였을 경우 이를 제출한다.

제27조(제출자료의 범위) 기준 및 시험방법 심사를 위하여 제출하여야 하는 자료의 종류는 이 규정 제6조와 같으며, 각 의약품의 특성에 따라 제출하여야 하는 자료의 범위는 별표 1부터 별표 3까지와 같다. 다만, 기준 및 시험방법 심사의뢰서만을 단독으로 제출하여 심사 받고자 하는 경우에는 이 규정 제6조제1호, 제2호, 제7호 및 제8호의 자료를 제출한다.

제28조(생물학적 제제의 심사기준) 생물학적 제제의 심사기준은 다음 각 호와 같다.

1. 구조 또는 구성성분 등에 관한 자료
   가. 구조 및 조성
      (1) 각 제제에 따른 주요 구성성분 및 그 특성
      (2) 그 외의 부수적 구성성분(안정제, 흡착제 등) 및 그 특성
      (3) 첨부용제의 성분 및 그 특성
2. 물리화학적 · 생물학적 성질에 관한 자료
   가. 물리화학적 성질(제제특성에 따라 적용한다.)
      (1) 분광학적 성질(자외부흡수스펙트럼 등)
      (2) 전기영동적 성질(폴리아크릴아마이드겔 전기영동 등)
      (3) 등전점(설탕밀도구배, 등전점전기영동 및 겔등전점전기영동 등)
      (4) 분자량(SDS-겔전기영동, 겔여과크로마토그래프법 및 초원심분리법 등)
      (5) 액체 크로마토그래프법 패턴 등

나. 면역화학적 성질: 제제의 특성에 따라 적당한 면역화학적 방법으로 검토한다.

다. 생물학적 성질: 생물학적 활성, 함량 및 순도(비활성 등) 등

3. 제조방법에 관한 자료

백신제제는 제조 시 사용된 균주, 바이러스주, 세포 등에 관한 유래, 특성, 배양, 보존방법 및 관리방법, 목적산물의 생산, 분리, 정제 등에 대하여 혈장분획제제는 원료물질의 수집 및 관리방법에 대하여 명시하고 각 제조공정에 대하여 상세히 작성한다.

가. 세균제제의 제조방법

(1) 제조용 균주의 유래 및 특성

(가) 균주의 기원과 역사. 균주의 유래, 수집방법 및 계대력에 관한 정보를 기재한다.

(나) 균주의 특성. 예로 형태학적 특성, 생화학적 특성, 증식특성, 세포유전학적 성질, 면역학적 표현형 및 목적산물의 생산능 등 제조용 균주의 성질을 기재한다.

(2) 제조용 균주의 배양, 보존방법 및 그 관리방법

(가) 마스터 균주(Master seed)의 조제, 보존방법 및 그 관리방법

(나) 제조용 균주(Working seed)의 조제, 보존방법 및 그 관리방법

(다) 최대 계대력 한도 설정을 포함한 제조용 균주에 대한 제조조건 설정근거를 기재한다.

(라) 각 단계에서 균주의 배양조건 및 배지조성에 대하여 기재한다. 생물 유래 또는 생물학적 원료 성분을 사용한 경우에는 시험성적서 등 안전성 관련 자료를 제출한다.

(마) (가), (나) 및 생산단계의 균주에 대하여 세균, 마이코플라스마 및 진균에 의한 오염이 없는 것을 확인한다.

(3) 목적산물의 생산, 분리 및 정제

(가) 제조공정을 제조방법 흐름도로 설명한다.

(나) 제조공정 중 목적물의 배양, 분리 및 정제 등에 관한 방법을 기재하고 검증자료를 제출한다.

(다) 제조과정에서 원료로 병원성 미생물을 사용하여 제조할 경우 무독화 과정(방법, 실시단계, 공정관리변수)을 기재한다.

(라) 제조과정에서 특수기술을 이용하였을 경우 이에 관련된 검증자료를 제출한다.

나. 바이러스제제의 제조방법

(1) 제조용 바이러스주의 유래 및 특성

(가) 바이러스주의 기원과 역사, 바이러스주의 유래, 수집방법 및 계대력에 관한 정보를 기재한다.

(나) 바이러스주의 특성. 예로 형태학적 특성, 생화학적 특성, 증식특성, 유전학적특성, 면역학적 표현형 및 목적산물의 생산능 등 제조용 바이러스주의 성질을 기재한다. 특히 약독화 된 경우에는 약독화 과정에 관한 자료 및 야생형 바이러스와 약독화 바이러스주를 비교 분석한 자료를 제출한다.

(2) 제조용 바이러스주의 배양, 보존방법 및 그 관리방법

(가) 마스터 바이러스주의 조제, 보존방법 및 그 관리방법

(나) 제조용 바이러스주의 조제, 보존방법 및 그 관리방법

(다) 최대 계대력 한도 설정을 포함한 제조용 바이러스주에 대한 제조조건 설정근거를 기재한다.

(라) 각 단계에서 바이러스주의 배양조건을 기재한다.

(마) (가), (나) 및 생산단계의 바이러스에 대하여 세균, 마이코플라스마 및 진균에 의한 오염이 없는 것을 확인한다.

(3) 종세포의 유래 및 특성

(가) 세포의 기원과 역사, 세포의 유래, 수집방법 및 계대력에 관한 정보를 기재한다.

(나) 세포의 특성, 예로 세포 형태학적 특성, 증식특성, 세포 유전학적 성질, 면역학적 표현형, 바이러스 유전체(genome)의 존재, 종양성 및 목적산물의 생산능 등을 기재한다.

(4) 종세포의 조제, 배양, 보존방법 및 관리방법

(가) 마스터 세포은행(Master cell bank)의 조제, 보존방법 및 그 관리방법

(나) 제조용 세포은행(Working cell bank)의 조제, 보존방법 및 그 관리방법

(다) 최대 계대력 한도 설정을 포함한 제조용 세포에 대한 제조조건 설정근거를 기재한다.

(라) 각 단계에서 세포의 배양조건 및 배지조성에 대하여 기재한다. 생물유

래 또는 생물학적 원료 성분을 사용한 경우에는 시험성적서 등 안전성 관련 자료를 제출한다.

(마) (가), (나) 및 생산단계의 세포에 대하여 세균, 마이코플라스마 및 진균에 의한 오염이 없는 것을 확인한다.

(바) (가), (나) 및 생산단계의 세포에 대하여 그 세포 유래 동물종의 바이러스 및 외래성 바이러스가 없는 것을 확인한다. 다만 제거할 수 있는 방법 등의 근거자료가 있는 경우에는 제외한다. 초대배양세포와 같이 동물에서 배양세포를 제조하는 경우는 그 동물종에 있을 수 있는 바이러스가 없음을 확인한다. 또한 사람에 병원성을 나타낼 가능성이 있는 바이러스가 존재하는 세포는 사용하지 아니한다.

(사) (가), (나) 및 생산단계에서 레트로바이러스 등의 내인성 병원체의 존재 유무를 감염성 시험법, 역전사효소 활성측정법 및 전자현미경 관찰법 등의 적절한 방법으로 확인하고 적당히 유발처리를 한 세포에 대해서도 같은 시험을 한다.

(5) 목적산물의 생산, 분리 및 정제

(가) 제조공정을 제조방법 흐름도로 설명한다.

(나) 제조공정 중 목적물의 배양, 분리 및 정제 등에 관한 방법을 기재하고 검증자료를 제출한다.

(다) 제조과정에서 원료로 병원성 미생물을 사용하여 제조할 경우 무독화 과정을 기재한다.

(라) 제조과정에서 특수기술을 이용하였을 경우 이에 관련된 검증자료를 제출한다.

다. 혈장분획제제의 제조방법

(1) 원료물질의 수집 및 관리방법에 관한 자료

(가) 수집된 혈장으로 생산되는 혈장분획제제 종류를 기재한다.

(나) 혈장의 기원

1) 혈장수집 및 관리방법에 대한 자료를 제출한다.

2) 특수혈장을 원료로 사용하는 경우 면역방법 등 혈장의 생산 경로를 기재한다.

(2) 제조공정

(가) 제조공정 흐름도: 제조공정을 제조방법 흐름도로 설명한다.

(나) 제조용 출발물질에 관한 자료

1) 제조용 원료혈장의 규격, 풀링(pooling) 방법, 저장 등 제조용 원료혈장에 관한 자료를 제출한다.

2) 안정제, 부형제 등의 규격 및 품질관리에 관한 자료를 제출한다.

3) 단클론 항체, 특수 시약 등 제조에 사용되는 물질의 규격 및 품질관리에 관한 자료를 제출한다.

(다) 제조과정

1) 제조방법 및 품질관리

제조공정에 대하여 상세히 기술하고, 공정별 품질관리에 관한 자료를 제출한다.

2) 바이러스 불활화 및 제거방법

바이러스 불활화 및 제거방법은 각각 최소 1단계 이상의 공정을 포함하도록 제조공정 흐름도에 표시하고, 공정 온도, pH, 시간 등 불활화 및 제거방법 조건을 상세히 기술한다.

3) 상기 1), 2)에 관한 검증에 필요한 자료

제조공정 검증자료로는 제조공정 검증 범위, 방법, 결과, 요약 등이 포함된 자료를 제출한다. 바이러스 불활화 및 제거 검증자료로는 바이러스 선정 및 기준, scale down 검증자료, kinetic study 자료, 결과 등이 포함된 자료를 제출한다.

4. 기준 및 시험방법

가. 원료의약품 기준 및 시험방법 작성요령

(1) 원료의약품의 주성분에 해당하는 별첨 규격은 별표 11의 기재 형식에 따라 작성하며, 그 외 기타 안정제, 보존제 등은 별표 10에 따른다.

(2) 원료의약품 주성분 별첨규격의 기재는 다음에 따라 순서대로 기재한다.

(가) 정의: 기원, 명칭 및 성상에 대하여 기재한다.

(나) 제조방법 및 시험기준: 각 제제의 특성에 따라 아래와 같이 기재한다.

1) 재료: 균주(생산균주), 배양세포, 혈장, 배지 등에 대한 특성 및 시험항목 설정 등 관리방법에 관한 내용을 각 제제 특성에 따라 기재한다.

2) 원액(원말 또는 원획분)

2.1 원액(원말): 균의 배양 및 부유액, 불활화, 추출 및 정제 등 각

제제특성에 따라 기재한다.

2.2 원획분: 원혈장의 분획방법 등을 각 제제특성에 따라 기재한다.

3) 원액(원말 또는 원획분)에 대한 시험: pH측정시험, 무균시험, 순도시험, 불활화시험, 무독화시험 등 각 제제특성에 따라 기재한다.

나. 완제의약품 기준 및 시험방법 작성요령

(1) 완제의약품(최종원액 포함)은 별표 13의 기재형식에 따라 작성하며 다음에 따라 순서대로 기재한다.

(가) 정의: 명칭, 성상 및 제제에 대하여 기재한다.

(나) 제조방법 및 시험기준

1) 최종원액: 보존제, 안정제, 흡착제 첨가 등의 제조방법을 각 제제특성에 따라 기재한다.

1.1. 최종원액에 대한 시험: 무균시험, 보존제 함량시험 등 각 제제의 특성에 따라 기재한다.

2) 완제의약품: pH측정시험, 보존제 함량시험, 확인시험, 무균시험, 이상독성부정시험, 발열성시험 또는 엔도톡신시험, 무독화시험, 순도시험, 역가시험 등 각 제제의 특성에 따라 기재한다.

(다) 기타: 용기, 용제 첨부, 첨부문서 등 기재사항, 표시사항 등 기타 사항을 기재한다.

5. 기준 및 시험방법에 관한 근거자료

기준 및 시험방법의 설정 근거를 나타내기 위한 자료로서 각 시험항목에 대하여 시험방법, 시험방법 선택이유, 시험조건 설정이유, 시험방법의 밸리데이션, 실측치, 기준치의 설정근거, 계산 예 등에 대한 자료를 포함한다. 근거자료가 시험자료인 경우 3로트 이상의 검체에 대하여 1로트당 3회 이상 시험한 실측 통계치를 고려하여 기준을 설정할 수 있다.

6. 시험성적에 관한 자료

가. 제조공정 전 단계에 걸친 일반적인 시험방법 및 주요 시험방법에 대한 밸리데이션 자료

나. 제조사의 원액(원말 또는 원획분), 최종원액 및 완제의약품에 대한 검증된 시험법으로 연속 3로트 이상, 1로트당 1회 이상 제조 및 품질관리요약서 및 자사시험 성적서

7. 표준품의 규격, 관리방법 및 설정근거에 관한 자료

가. 표준품의 역가(단위) 설정근거 및 규격, 관리 등에 관한 자료를 첨부한다.

나. 식약청 규격기준에 수재되지 아니한 표준품(상용 표준품) 또는 정량용 원료는 규격설정 등에 관한 자료를 제출하며 필요시 해당 표준품을 제출한다.

8. 용기 및 포장에 관한 자료

재료의 선택, 습기와 빛으로부터 보호, 직접용기 구성성분과 의약품과의 적합성, 직접용기 구성 재료의 안전성, 성능을 기재한다.

제29조(재조합의약품 및 세포배양의약품의 심사기준) 재조합의약품 및 세포배양의약품의 심사기준은 다음 각 호와 같다.

1. 구조 또는 구성성분 등에 관한 자료

가. 구조 · 조성

(1) 아미노산 조성

(2) 말단아미노산

(3) 디설피드 결합이 있는 경우에는 그 위치

(4) 펩타이드 분석

(5) 아미노산 서열(고분자의 경우에는 가능한 범위에서 말단아미노산 서열)

2. 물리화학적 · 생물학적 성질에 관한 자료

가. 물리화학적 성질

(1) 분광학적 성질(자외부흡수스펙트럼 등)

(2) 전기영동적 성질(폴리아크릴아미드겔 전기영동 등)

(3) 등전점(설탕밀도구배 등전점전기영동 및 겔등전점전기영동 등)

(4) 분자량(SDS-겔전기영동, 겔여과크로마토그래프법 및 초원심분리법 등)

(5) 액체크로마토그래프법 패턴

(6) 고차구조(선광분산, 원이색성 등)

나. 면역화학적 성질: 면역화학적분석 및 면역전기영동 등

다. 생물학적 성질

(1) 생물학적 활성, 함량 및 순도(비활성 등) 등

(2) 효소의 경우에는 효소화학적 성질

라. 천연물과의 동질성을 확보할 수 있는 다음 각 사항에 관한 자료

(1) 구성아미노산 조성

(2) N-말단 아미노산과 C-말단 아미노산

(3) 디설피드 결합이 존재할 경우 그 위치

(4) 펩타이드 분석도

(5) 당이 존재할 경우 당의 함량

3. 제조방법에 관한 자료

가. 재조합의약품의 제조방법

(1) 목적한 펩타이드 또는 단백질의 구조유전자

(가) 해당 구조유전자를 클로닝 하는 방법을 기재한다.

(나) 전체 염기서열을 기재한다.

(다) 클론화 유전자의 기능 및 염기서열의 안정성을 확인한다.

(라) 해당 구조유전자가 종양조직 유래일 경우에는 정상조직의 유전자와 동등함을 확인한다.

(2) 숙주 · 벡터계의 여러 가지 성질을 기재한다.

(3) 배양

(가) 재조합체의 안정성(예를 들면 재조합체의 보존, 계대시의 안정성 등)을 기재하며 대량배양의 경우도 고려한다.

(나) 재조합체의 동정방법과 그에 대한 자료를 제출한다.

(다) 배지의 조성에 대하여 기재한다.

(4) 정제

(가) 정제공정은 제조방법의 흐름도의 일부로 설명한다.

(나) 목적펩타이드 등과 미생물에서 유래하는 이종단백질 또는 다당류 등과의 분리방법과 검증자료를 기재한다.

(다) 세포 중에서 분해되기 쉬운 단백질의 안정화를 목적으로 N-말단에 부가된 여분의 펩타이드 등을 브롬시안 분해 등 화학적으로 분리하는 경우에는 그들 시약 및 분리된 펩타이드 등을 제거하는 방법과 검증자료를 기재한다.

(라) 프로인슐린(Proinsulin) 등 전구체로서의 고분자 단백질 등에서 목적 생성물을 분리하는 경우에는 분리에 사용한 효소 및 분리된 펩타이드 등을 제거하는 방법과 검증자료를 기재한다.

(마) 정제과정에서 특수한 기술을 이용하였을 경우 검증을 포함한 관련된 자료를 기재한다.

나. 세포배양의약품의 제조방법

(1) 종세포주의 유래 및 특성

(가) 세포의 기원과 내력: 세포의 유래, 수집방법 및 계대력 등에 관한 정보를 기재한다.

(나) 세포의 특성: 예로 형태학적 특성, 증식특성, 세포유전학적 성질, 면역학적 표현형, 바이러스 유전체의 존재, 종양성 및 목적산물의 생산능 등 세포의 성질을 기재한다.

(2) 세포의 조제, 배양, 보존방법 및 그 관리방법

(가) 마스터 세포은행의 조제, 보존방법 및 그 관리방법에 관한 자료

(나) 제조용 세포은행의 조제, 보존방법 및 그 관리방법에 관한 자료

(다) 의약품 제조조건을 초과하여 증식한 세포에 대해서 (1), (나) 세포의 특성항에 기재한 특성을 지표로 하여 안정성을 기재한다.

(라) 각 단계의 세포의 배양조건 및 배지조성에 대하여 기재한다. 생물유래 또는 생물학적 원료 성분을 사용한 경우에는 시험성적서 등 안전성 관련 자료를 제출한다.

(마) (가), (나) 및 생산단계의 세포에 대하여 세균, 진균 및 마이코플라스마의 오염이 없는 것을 확인한다.

(바) (가), (나) 및 생산단계의 세포에 대하여 그 세포유래동물종의 바이러스 및 외래성 바이러스가 없는 것을 확인한다. 다만, 제거할 수 있는 방법 등의 근거자료가 있는 경우에는 제외한다. 초대배양 세포와 같이 동물에서 배양세포를 조제하는 경우는 그 동물종에 있을 수 있는 바이러스가 없음을 확인하며 사람에 병원성을 나타낼 가능성이 있는 바이러스가 존재하는 세포는 사용하지 않는다.

(사) (가), (나) 및 생산단계에서 레트로바이러스 등의 내인성 병원체의 존재유무를 감염성시험법, 역전사효소활성측정법 및 전자현미경 관찰법 등의 적절한 방법으로 확인하고 또한, 적당히 유발처리를 한 세포에 대해서도 유사한 시험을 한다.

(3) 목적산물의 분리 및 정제

(가) 정제공정을 제조방법 흐름도의 일부로 설명한다.

(나) 목적물과 불순물(예; 불순단백질, DNA 등)과의 분리방법, 그 효율과 검증자료를 기재한다.

(다) 제조방법에 바이러스를 이용하는 경우 및 종세포주에 내인성 바이러스 혼입의 가능성이 있는 경우에는 그 바이러스의 불활화 또는 제거방법, 그 효율과 검증자료를 기재한다.

(라) 목적산물에 대해 필요에 따라 하이브리다이제이션법에 의해 레트로바이러스가 없는 것을 확인하고, 사람 항체의 경우는 EB바이러스 DNA가 없는 것을 확인하며, 또 제조를 위한 세포의 증식에 동물을 이용하는 경우에는 목적산물 중에 동물유래 바이러스가 없는 것을 확인한다.

(마) 정제과정에서 특수한 기술을 이용하였을 경우 검증을 포함한 관련된 자료를 기재한다.

4. 기준 및 시험방법

가. 원료의약품 기준 및 시험방법 작성 요령

(1) 시험항목은 (2)에 근거하여 설정한다. 이들 원료의약품(원액 또는 최종원액)에 관하여도 명확한 근거자료(시험성적서 포함)를 제출하고, 원료의약품을 최종제품으로 할 경우에는 이들 자료를 원료의약품의 기준으로 한다.

(2) 시험항목은 다음에 따라 순서대로 기재한다.

(가) 정의: 한글명, 영명, 기원 및 성분의 함량

(나) 분자식 및 분자량(당화(Glycosylation)된 부분은 제외)

(다) 구조식: 디설피드결합 등을 표현하는 단백질의 일차구조

(라) 성상

(마) pH

(바) 무균시험 또는 미생물한도시험

(사) 발열성물질시험 또는 엔도톡신시험

(아) 확인: 분자구조적인 특징을 확인할 수 있도록 물리화학적 시험(전기영동, 등전집속, 웨스턴 블롯, 모세관 전기영동, 기기분석 등), 생물학적 시험, 면역학적 시험 등을 설정한다.

(자) 순도: 숙주유래DNA, 숙주유래펩타이드, 벡터유래DNA, 항생제, 중금속, 정제용 단클론항체 등 제조공정관련 불순물, 이상펩타이드(산화형, 분해물, 변형체, 집합체 등) 등 제제관련 불순물과 비활성을 전기영동, 등전집속, 모세관 전기영동, 크로마토그래프법,

면역학적 측정법 등을 이용하여 제품의 특성에 따라 설정한다.

(차) 역가: 원칙적으로 생물활성을 확인할 수 있는 방법에 의한다.

(카) 함량: 단백질함량 등을 제품의 특성에 따라 설정한다.

나. 완제의약품 기준 및 시험방법 작성요령

재조합의약품 및 세포배양의약품 제제의 기준 및 시험방법에는 다음 각 항을 설정하며 기준의 항목과 시험방법의 항목과 순서는 동일하여야 한다.

(1) 명칭

(2) 성상: 색, 형상 및 제형에 대하여 순서대로 기재한다.

(3) pH

(4) 무균시험 또는 미생물한도시험

(5) 불용성이물시험

(6) 불용성미립자시험

(7) 발열성물질시험 또는 엔도톡신시험

(8) 이상독성부정시험: 제품의 특성에 따라 설정한다.

(9) 건조감량 또는 함습도

(10) 확인시험: 분자구조적인 특징을 알 수 있도록 물리화학적(전기영동, 등전집속, 웨스턴 블롯, 모세관 전기영동, 기기분석 등), 생물학적 시험, 면역학적 시험 등을 설정한다.

(11) 순도시험: 이상펩타이드, 분해산물, 숙주유래DNA, 벡터유래DNA, 숙주유래펩타이드 등을 전기영동, 등전집속, 모세관 전기영동, 크로마토그래프법, 면역학적 측정법 등을 이용하여 그 제품의 특성에 따라 공정관련불순물, 제제관련불순물 등에 대하여 설정한다.

(12) 역가: 물리·화학적, 면역학적 또는 생물학적 시험방법을 설정한다. 물리·화학적 시험 및 면역학적 시험에 의해 설정한 경우에는 생물학적 활성과의 상관관계를 확인한다.

(13) 함량: 단백질함량 등을 제품의 특성에 따라 설정한다.

5. 기준 및 시험방법에 관한 근거자료

가. 원료의약품의 기준 및 시험방법의 설정근거를 나타내기 위한 자료로서 각 시험항목에 대하여 시험방법, 시험방법 선택이유, 시험조건 설정이유, 시험방법의 검증, 실측치, 기준치의 설정근거, 계산 예 등에 대한 자료를 포함한다.

(1) 확인시험에 관한 자료: 확인시험은 원료의약품에 따라 다르며 원료의 분자 구조나 다른 특성에 따라 결정된다. 확인을 위해서는 하나 이상의 시험(물리화학적, 생물학적 또는 면역화학적)을 수행해야 한다. 확인시험은 본질적으로 정성적인 시험이 될 수 있다.

(2) 순도시험에 관한 자료: 재조합의약품 및 세포배양의약품의 절대 순도를 결정하기는 어려우며, 시험방법에 따라 그 결과가 달라진다. 결과적으로, 원료의약품의 순도는 항상 여러 시험방법을 조합하여 측정한다. 시험방법의 선택과 이의 최적화(optimization)는 제제관련 물질과 불순물로부터 원하는 제제를 분리시키는 데에 초점을 맞추어야 한다. 불순물은 공정관련 불순물과 제제관련 불순물로 구분한다.

(가) 원료의약품에서 공정관련 불순물이란 세포배양액, 숙주 유래 단백질, 숙주유래DNA, 정제에 사용된 단클론 항체 또는 칼럼 여과물질(chromatography media), 용매와 완충액 성분 등이 포함된다. 잘 관리된 제조 공정을 사용하여 이러한 불순물을 최소화 시키도록 한다.

(나) 원료의약품에서 제제관련 불순물이란 제조 과정이나 저장 기간 중 생성된, 원하는 제제와는 다른 성질을 지니는 분자 변형체이다.

(다) 이러한 불순물에 대한 분석 방법의 선택과 이의 최적화는 원하는 제제와 제제관련물질을 불순물로부터 분리하는데 초점을 맞추어야 한다. 불순물에 대한 개별적 또는 종합적인 허용 기준을 세운다. 경우에 따라서는 특정 불순물에 대한 허용 기준이 필요하지 않을 수도 있다.

(3) 역가시험에 관한 자료: 적절하고, 검증된 역가시험이 재조합의약품 및 세포배양의약품의 원료의약품에 대한 규격의 일부가 되어야 한다. 완제의약품에 대하여 적절한 역가 분석법을 사용했다면 대체 방법(물리화학적, 생물학적)을 통해 원료의약품 단계에서의 정량적 측정을 충분히 할 수 있다. 경우에 따라 비활성 측정도 가능하다.

(4) 함량시험에 관한 자료: 원료의약품의 함량은 일반적으로 단백질 함량 등의 적절한 분석법을 이용하여 결정한다. 완제의약품의 제조가 역가에 근거를 두었을 때 함량결정은 불필요할 수 있다.

나. 완제의약품의 기준 및 시험방법의 설정근거를 나타내기 위한 자료로서 각 시험항목에 대하여 시험방법, 시험방법 선택이유, 시험조건 설정이유, 시험방법의 검증, 실측치, 기준치의 설정근거, 계산 예 등에 대한 자료를 포함한다. 또한 제

제의 특성상 필요한 경우에는 제제 설계항을 설정하여 제형선택 이유, 원료약품 및 그 분량의 설정이유 등에 관한 자료를 제출한다.

(1) 확인시험에 관한 자료: 확인시험은 제제에 따라 다르며 분자구조나 다른 특성에 따라 결정된다. 확인시험은 본질적으로 정성적인 시험이다. 대부분의 경우에, 단일 시험이 적당하다고 알려져 있지만, 어떤 제제의 확인을 위해서는 하나 이상의 시험(물리화학적, 생물학적 또는 면역화학적)이 필요하다.

(2) 순도시험에 관한 자료: 완제의약품의 제조 또는 저장 과정 중에 불순물이 생성되거나, 증가될 수 있다. 이러한 불순물은 원료의약품과 동일하거나 자체 공정관련 또는 제제화 또는 저장과정에서 특이하게 생기는 분해물일 수 있다. 만약 불순물이 정량적이나 정성적으로(즉, 상대적인 양 또는 농도) 원료의약품속의 불순물과 동일하다면, 시험을 수행할 필요가 없으나 제제의 생산이나 저장 기간 중에 불순물이 유입되거나 생긴다면, 이러한 불순물의 수준을 결정하고, 허용기준을 설정해야 한다. 원료의약품의 제조와 저장 과정 중에 원료의약품에 변화가 있었는지를 측정해 보기 위하여, 제제에 대한 사전 경험에 기초하여 허용 기준과 분석 시험을 개발하고 타당성을 입증해야 한다. 분석 방법의 선택과 최적화는 분해물을 포함하는 불순물로부터 또 부형제로부터 원하는 제제와 제품 관련 물질을 분리하는데 초점을 맞추도록 한다.

(가) 설정한 한도치는 실측치 및 안정성시험 중 가혹시험과 장기보존시험의 결과와 안전성을 고려하여 타당성 있는 근거를 제시한다.

(나) 안정성, 안전성 및 임상시험에 사용한 모든 로트 및 실 생산 공정을 반영하는 로트에 대하여 화학구조 미지의 물질을 포함한 유연물질의 양 및 분석법을 로트번호, 제조규모, 제조년월일, 제조장소, 제조공정, 로트의 용도, 일람표 등의 형식으로 기재하여 제출한다.

(다) 실생산 로트와 기타 로트 사이에 유연물질의 종류 또는 양에 현저한 차이가 있는 경우에는 이에 대한 검토결과를 기재하여 제출한다.

(라) 시험방법에서 한도시험은 특이성(한도치 부근의 존재량에서의 회수율을 포함한다)과 검출한도에 관한 검증자료를 제출한다. 정량적인 시험방법은 그 양을 정확하게 측정할 수 있는 특이성에 대한 자료를 제출하며 상대적으로 유연물질을 측정하는 시험방법은 표준품으로 사용한 물질과 유연물질과의 검출감도를 비교한 자료를 제출한다.

(3) 역가시험에 관한 자료: 완제의약품에 대하여 적절한 역가시험을 설정하여야 한다. 원료의약품의 적절한 역가시험이 설정되었다면, 완제의약품에 대하여는 대체 방법(물리화학적, 생물학적)으로서 정량적 측정으로도 충분할 수 있다. 그러나 이러한 선택에 대한 근거자료를 제출하여야 한다.

(4) 함량시험에 관한 자료: 일반적으로 단백질 함량에 근거하는 제제 중의 원료의약품의 함량은 적절한 분석법을 이용하여 결정한다. 완제의약품의 제조가 역가에 근거를 두었을 때 함량결정은 불필요할 수 있다.

다. 제조공정 전 단계에 걸쳐 일반적인 시험방법 자료

라. 제조사의 원액(원말), 최종원액 및 완제의약품에 대한 검증된 시험법으로 3로트 이상, 1로트당 1회 이상 자가시험성적서

6. 시험성적에 관한 자료

가. 제조공정 전 단계에 걸친 일반적인 시험방법 및 주요 시험방법에 대한 밸리데이션 자료

나. 제조사의 원액(원말), 최종원액 및 완제의약품에 대한 검증된 시험법으로 연속 3로트 이상 자사시험 성적서

7. 표준품의 규격, 관리방법 및 설정근거에 관한 자료

가. 표준품의 역가(단위) 설정근거 및 규격, 관리 등에 관한 자료를 첨부한다.

나. 식약청 규격기준에 수재되지 아니한 표준품(상용표준품)은 규격설정 등에 관한 자료를 제출하며 필요시 해당 표준품을 제출한다.

8. 용기 및 포장에 관한 자료

재료의 선택, 습기와 빛으로부터 보호, 직접용기 구성성분과 의약품과의 적합성, 직접용기 구성 재료의 안전성, 성능을 기재한다.

제30조(세포 치료제 심사기준) 세포 치료제의 심사기준은 다음 각 호와 같다.

1. 구조 또는 구성성분 등에 관한 자료

가. 각 제제의 주요 구성성분 및 그 특성

나. 지지체 등 그 외의 부수적인 구성성분 및 그 특성

다. 첨부용제의 성분 및 그 특성

2. 물리화학적・생물학적 성질에 관한 자료

가. 물리화학적 성질

나. 면역화학적 성질: 세포 표현형 등에 대하여 면역화학적 방법(예; 유세포 분

석, 면역전기영동 등)으로 분석한 자료

다. 생물학적 성질

(1) 최종 제품을 구성하는 세포 및 최종 제품에는 포함되지 않으나 배양과정에 사용되는 세포의 형태학적 특성, 증식특성, 세포유전학적 성질, 종양성 등 그 특성에 관한 자료

(2) 세포가 생합성하는 특정물질로 인하여 치료효과가 나타날 경우 예측되는 작용 등 그 특성에 관한 자료

(3) 세포가 아닌 부수적인 구성성분을 포함하는 경우, 세포와의 배합 적합성 등을 분석한 자료

3. 제조방법에 관한 자료

가. 세포 채취

(1) 세포의 종류: 세포의 기원, 출처, 확인을 위한 자료

(2) 세포공여자의 선택: 공여자 제외기준, 공여자와 관련되는 특성, 공여자의 혈청학적, 진단학적 자료를 포함한 임상력 등에 관한 자료. 다만, 자가세포 치료제의 경우 공여자 제외기준에 관한 자료만을 제출한다.

(3) 조직 타이핑: 공여자와 수여자 간의 조직 적합성 항원, 조직 타이핑 과정 및 적합기준에 관한 자료. 다만, 조직타이핑이 고려하는 세포 치료제에 한한다.

(4) 세포채취 과정: 채취방법, 채취량, 사용한 재료 등

나. 세포배양

(1) 품질관리 과정: 배양 조건을 포함한 세포배양 방법, 세포배양과정에서의 품질관리 과정

(2) 세포배양배지: 제조 후 보관방법을 포함한 배지의 제조방법, 배지조성 및 그 특성에 관한 자료

(3) 외래성 미생물부정시험: 세균, 진균, 마이코플라스마, 외래성 바이러스 등 오염생물체가 없음을 입증하는 자료

(4) 세포의 확인: 세포배양과정에 따라, 세포의 표지물질 또는 기능을 정량적으로 조사한 세포 조성의 적합범위와 관련된 자료

(5) 세포배양 안정성: 배양세포에 대한 주요특성 분석 등, 배양기간 중 시간 또는 주기에 따른 안정성을 입증할 수 있는 자료

다. 세포은행 조제: 제조과정 중에 세포은행을 조제하는 경우 아래와 같은 자료를 제출한다.

(1) 세포의 기원 및 내력에 관한 자료

(2) 세포은행 조제과정: 세포은행 조제, 세포의 동결 및 해동 과정, 동결안정화제, 단일 로트로 저장된 바이알 수, 저장조건 등

(3) 세포의 특성: 유전자형 및/또는 표현형, 확인, 순도

(4) 외래성 미생물부정시험: 세균, 진균, 마이코플라스마, 외래성 바이러스 등 오염생물체가 없음을 입증하는 자료

(5) 세포은행의 동결 유효기간에 대한 자료

(6) 해동세포에 대한 시험: 해동 및/또는 증폭 후 세포의 확인, 세포의 기능시험, 생존세포 회수율, 무균시험

(7) 제조용 세포은행: 세포의 확인, 외래성 미생물 부정시험 등

(8) 생산종결세포(EPC): 세포의 확인, 외래성 미생물 부정시험 등

라. 제조과정 중 사용되는 물질에 대한 자료

(1) 물질의 규격에 관한 자료: 출처 및 로트번호를 포함한 구성성분의 확인, 순도, 역가 등에 대한 자료 및 동물유래물질은 외래성 미생물이 없다는 증명을 포함한 안전성 입증 자료 등

(2) 잔류물에 관한 자료: 잔류물질의 농도범위, 잔류물의 제거방법과 제거효과를 보여주는 시험 등

마. 제조공정도: 채취부터 최종 제품화 단계까지의 제조 공정명, 소요시간, 품질관리항목 등

4. 기준 및 시험방법

가. 일반사항

(1) 기준 및 시험방법은 작성요령의 각 항에 따라 순서대로 기재한다.

(2) 제조공정 중 원료의약품 제조과정이 포함되어 있다면 원료의약품의 기준 및 시험방법을 별도로 설정하여야 한다.(예; 제조 중 세포를 동결하거나, 세포와 지지체를 혼합하여 완제의약품을 제조하는 경우, 동결된 세포 또는 지지체 혼합 전의 세포는 원료의약품 기준 및 시험방법 별도 설정 필요)

(3) 제조규모, 제조방법, 공정 소요시간 등을 고려하여 원료의약품과 완제의약품에 대한 시험항목을 모두 시험하는 것이 무의미하다고 인정되는 경우 일부 또는 전체 시험항목을 생략할 수 있다.(예; 원료의약품 제조 후 세포를 세척만 실시하여 완제의약품으로 제조하는 경우에는 확인시험 등 일부 시험항목 면제 가능)

나. 원료의약품 기준 및 시험방법 작성요령

(1) 정의

(2) 성상

(3) 무균시험: 제조규모를 반영하여 검체수, 검체접종량을 조정하여 설정할 수 있다.

(4) 마이코플라스마 부정시험: 제품의 출하시기를 고려하여 신속검출이 가능한 시험법을 설정할 수 있다. 또한, 마이코플라스마의 오염이 없음을 증명하는 누적된 시험결과를 제출하여 해당 시험의 시험주기를 조정할 수 있다.

(5) 엔도톡신시험

(6) 외래성 바이러스 부정시험: 기준 및 시험방법에 본 항목을 포함하여 매 로트를 시험하는 것이 원칙이나, 외래성 바이러스의 오염이 없음을 증명하는 누적된 시험결과를 제출하여 해당 시험의 시험주기를 조정할 수 있다.

(7) 총세포수 측정시험

(8) 세포생존율시험

(9) 확인시험: 해당 세포의 확인을 위한 형태학적, 면역학적 또는 생물학적 특징이 유지됨을 보여주는 시험으로 하나 이상의 시험을 설정한다.

(10) 순도시험: 최종 제품에는 포함되지 않으나 배양과정에 사용하는 세포 등 주성분 외의 혼입세포 또는 공정관련 불순물에 대한 시험을 설정한다.

(11) 역가시험: 생물활성을 확인할 수 있는 시험으로 원칙적으로 정량적인 방법에 의한다.

다. 완제의약품 기준 및 시험방법 작성요령

완제의약품 기준 및 시험방법의 각 항에 대한 고려사항은 원료의약품 기준 및 시험방법의 고려사항과 동일하다.

(1) 명칭

(2) 성상

(3) 무균시험

(4) 마이코플라스마 부정시험

(5) 엔도톡신시험

(6) 외래성 바이러스 부정시험

(7) 총세포수

(8) 세포생존율시험

(9) 확인시험

(10) 순도시험

(11) 역가시험

5. 기준 및 시험방법에 관한 근거자료

기준 및 시험방법의 설정근거를 나타내기 위한 자료로서 각 시험항목에 대하여 시험방법, 시험방법 선택이유, 시험조건 설정이유, 시험방법의 검증, 실측치, 기준치의 설정근거, 계산 예 등에 대한 자료를 포함한다. 또한 제제의 특성상 필요한 경우에는 제제 설계항을 설정하여 제형선택 이유, 원료약품 및 그 분량의 설정이유 등에 관한 자료를 제출한다.

6. 시험성적에 관한 자료

가. 제조공정 전 단계에 걸친 일반적인 시험방법 자료 및 주요 시험방법에 대한 밸리데이션 자료

나. 제소사의 원료의약품 및 완제의약품에 대한 검증된 시험법으로 3로트 이상 자가시험성적서

7. 표준품의 규격, 관리방법 및 설정근거에 관한 자료

가. 표준품의 역가(단위) 설정근거 및 규격, 관리 등에 관한 자료를 첨부한다.

나. 식약청 규격기준에 수재되지 아니한 표준품(상용표준품)은 규격설정 등에 관한 자료를 제출하며 필요시 해당 표준품을 제출한다.

8. 용기 및 포장에 관한 자료

재료의 선택, 습기와 빛으로부터 보호, 직접용기 구성성분과 의약품과의 적합성, 직접용기 구성 재료의 안전성, 성능을 기재한다.

제31조(유전자 치료제 심사기준) 유전자 치료제의 심사기준은 다음 각 호와 같다.

1. 구조 또는 구성성분 등에 관한 자료

가. 각 제제에 따른 주요 구성성분 및 그 특성

나. 그 외의 부수적인 구성성분(안정제, 흡착제) 및 그 특성

다. 첨부용제의 성분 및 그 특성

2. 물리화학적·생물학적 성질에 관한 자료

가. 물리화학적 성질

(1) 벡터의 염기서열 및/또는 제한효소지도 등을 포함한 벡터의 특성

(2) 자료분광학적 성질(자외부흡수스펙트럼 등)

(3) 전기영동적 성질(폴리아크릴아마이드겔 전기영동 등)

나. 면역화학적 성질: 제제의 특성에 따라 적당한 면역화학적 방법으로 검토한다.

3. 제조방법에 관한 자료(생물학적특성에 관한 자료 포함)

가. 세포를 이용하는 경우 제출해야 할 근거자료

(1) 세포채취: 세포채취에 대한 세부사항에 대해 아래와 같은 자료를 제출한다.

(가) 세포종류: 세포의 기원, 출처, 확인

(나) 세포공여자의 선택기준: 공여자와 관련되는 특성, 공여자 제외기준, 공여자의 혈청학적, 진단학적 자료를 포함하여 임상력 등에 대한 자료

(다) 조직 타이핑: 공여자와 수여자간의 조직적합성 항원, 조직 타이핑 과정 및 적합 기준

(라) 세포채취 과정: 채취방법, 채취량, 사용한 재료 등

(2) 세포배양: 세포배양에 대한 세부사항에 대해서 아래와 같은 자료를 제출한다.

(가) 품질관리 과정: 세포배양 방법, 세포배양과정에서의 품질관리 과정

(나) 세포배양배지: 출처 및 로트 번호를 포함하여 배지 구성성분 관련자료, 안전성을 입증할 수 있는 자료

(다) 세포배양에서 외래성 미생물부정시험: 세균, 진균, 마이코플라스마, 외래성 바이러스 검사

(라) 세포의 확인: 세포 표면의 표지물질 또는 기능을 정량적으로 조사하여 배양세포 조성의 적합범위를 규정

(마) 치료효과를 갖는 물질의 특성: 세포가 생합성하는 특정물질이 있다면 구조 및 생물학적 자료

(바) 세포배양 안정성: 배양세포에 대한 주요특성 분석 등, 배양기간중 시간 또는 주기에 따른 안정성을 입증할 수 있는 자료

(3) 세포은행 과정: 세포은행 시스템의 제조 및 특성에 대하여 다음 자료를 제출한다.

(가) 세포의 기원 및 내력에 관한 자료: 세포의 출처 및 관련 참고 문헌 등

(나) 세포은행 과정: 세포은행 제조과정, 세포의 동결 및 해동 과정, 동결안정화제, 단일 로트로 저장된 바이알 수, 저장조건 등

(다) 세포의 특성: 유전자형 및/또는 표현형, 확인, 순도, 유전자 도입된 세포 또는 벡터 생산세포에서 벡터의 확인

(라) 외래성 미생물부정시험: 세균, 진균, 마이코플라스마, 외래성 바이러스, 복제 가능한 바이러스 등 오염생물체가 없다는 것을 증명

(마) 세포은행의 동결 유효기간에 대한 자료: 해동 후 적합한 활성을 보여주는 축적된 자료 등

(바) 해동세포에 대한 시험: 해동 및/또는 증폭 후 세포의 확인, 세포의 기능시험, 생존세포 회수율, 무균시험

(사) 제조용 세포은행: 세포의 확인, 벡터의 확인, 외래성 미생물 부정시험 등

(아) 생산종결세포(EPC): 세포의 확인, 벡터의 확인, 외래성 미생물 부정시험 등

(자) 세포은행을 사용하지 않는 경우 최종 세포제제의 특성관련 자료

나. 벡터를 이용하는 경우 제출해야 할 근거자료

(1) 벡터의 제조 및 특성결정에 관한 자료

(가) 벡터 구성성분의 유래 및 특성: 도입유전자, 조절인자, 선택표지인자 및 벡터구조를 형성하는 유전자의 기원, 입수방법 및 특성 등

(나) 벡터의 염기서열 및/또는 제한효소지도 등을 포함한 벡터의 특성: 벡터의 염기서열 및 벡터 도식화 자료

(다) 사용된 모든 벡터, 헬퍼 바이러스, 패키징 세포주, 최종벡터 생산세포주를 포함하여 벡터의 구축방법

(라) 숙주/벡터 시스템의 안정성: 숙주와 벡터간의 유전적 안정성 및 확인자료

(마) 도입 유전자 생산물의 구조와 특성: 생산물의 구조 및 생물학적 활성 등 특성을 확인할 수 있는 자료

(2) 벡터 생산시스템에 관한 자료

(가) 최종벡터의 선정과정: 구축된 최종 벡터의 선정과정 및 확인시험

자료

(나) 숙주세포로 벡터 전달방법: 전달방법의 근거 및 전달 효율을 포함한 자료

(다) 재조합 숙주세포 클론의 선정방법 및 특성: 선정방법, 선정근거 및 벡터의 카피수 등

(라) 숙주세포 내 벡터의 물리적 상태: 염색체내로 삽입 또는 염색체 외부 등

(마) 재조합 숙주세포 클론의 증식 및 증폭과정: 증식 및 증폭과정에 대한 양, 시간, 회수 저장을 포함한 설명 및 관련 자료

(바) 종세포주(seed stock) 설정 및 품질관리: 종세포주의 설정 방법 및 품질관리 시험에 관한 자료

(사) 세포배양 및 세포은행 과정: 세포제제의 세포배양 과정 및 세포은행 시스템 참조

(3) 마스터 바이러스은행(바이러스가 치료벡터 제조 시 종바이러스로 사용될 경우)에 관한 자료

(가) 벡터의 기원 물질: 플라스미드, 벡터, 올리고머 등에 대한 설명

(나) 종벡터 생산방법: 배양 규모, 조건, 보관 관련 정보 및 생산에 사용된 원료에 대한 규격 등

(다) 종벡터의 유전적 안정성 및 생물활성 자료: 벡터와 치료용 유전자에 대한 관련 시험 자료

(라) 세균, 진균, 마이코플라스마, 외래성 바이러스가 없다는 증명, 복제가능 바이러스 부정시험 등

(4) 핵산 복합체 관련자료: 유전물질이 양이온성 지질, 리포좀, 단백질 또는 기타 고분자 물질 등과 복합체를 형성하는 경우

(가) 벡터 디자인의 이론적 근거

(나) 복합체 구성성분의 조성, 유래, 제조방법, 정제법, 품질 등에 관련하는 자료

다. 제조과정 중 사용되는 물질에 대한 자료

(가) 물질 규격에 관한 자료: 출처 및 로트 번호를 포함한 구성성분의 확인, 순도, 역가 등에 대한 자료 및 동물유래물질은 외래성 미생물이 없다는 증명을 포함한 안전성을 입증할 수 있는

자료 등

(나) 잔류물에 관한 자료: 잔류물질의 농도범위, 잔류물의 제거방법과 제거효과를 보여주는 시험 등

4. 기준 및 시험방법

최종제품 및 생산과정 중에 적용되는 기준에 대하여 적합범위를 설정하고 품질관리 시험을 한다. 만약 의약품 원료와 최종의약품이 동일하다면, 한 셋트만 설정할 수 있다.

가. 원료의약품 기준 및 시험방법 작성요령

시험항목은 원액 또는 최종원액에 대하여 다음 각 항에 따라 순서대로 기재한다.

(1) 세포를 이용하는 경우

(가) 정의

(나) 성상

(다) 무균시험

(라) 마이코플라스마 부정시험

(마) 엔도톡신시험

(바) 외래성 바이러스 부정시험: 제품의 특성에 따라 시험주기를 설정한다.

(사) 복제가능 바이러스 부정시험

(아) 총세포수 측정시험

(자) 세포생존율시험

(차) 확인

(카) 순도

(타) 역가

(파) 동결 세포은행: 제품의 특성에 따라 설정한다.

(2) 벡터를 이용하는 경우

(가) 정의

(나) 성상

(다) 무균시험

(라) 마이코플라스마 부정시험

(마) 엔도톡신시험: 제품의 특성에 따라 설정한다.

(바) 외래성 바이러스 부정시험

(사) 복제가능 바이러스 부정시험

(아) 확인

(자) 순도

(차) 역가

나. 완제의약품 기준 및 시험방법 작성요령

다음 각 항을 설정하며 기준의 항목과 시험방법의 항목과 순서는 동일하다.

(1) 세포를 이용하는 경우

(가) 명칭

(나) 성상

(다) 무균시험

(라) 마이코플라스마 부정시험

(마) 엔도톡신시험

(바) 외래성 바이러스 부정시험: 제품의 특성에 따라 시험주기를 설정한다.

(사) 복제가능 바이러스 부정시험

(아) 총세포수 측정시험

(자) 세포 생존율시험

(차) 확인

(카) 순도

(타) 역가

(파) 동결 세포은행: 제품의 특성에 따라 설정한다.

(2) 벡터를 이용하는 경우

(가) 명칭

(나) 성상

(다) 무균시험

(라) 엔도톡신시험

(마) 이상독성 부정시험: 제품의 특성에 따라 시험주기를 설정한다.

(바) 복제가능 바이러스 부정시험

(사) 확인

(아) 순도

(자) 역가

(차) 제조과정 중 항생물질 사용 시 잔류 항생물질 시험

(카) 제조과정 중 유독성 화학물질 또는 유기용매 사용 시 잔류 화학물질, 잔류 유기용매 시험

(타) 핵산복합체 제제의 경우 핵산에 첨가되는 지질 등에 대한 함량, 확인

5. 기준 및 시험방법에 관한 자료
   가. 원료의약품의 기준 및 시험방법의 설정근거: 각 시험항목에 대하여 시험방법, 시험방법 선택이유, 시험조건 설정이유, 시험방법의 검증, 실측치, 기준치의 설정근거, 계산 예 등에 대한 자료
   나. 완제의약품의 기준 및 시험방법의 설정근거: 각 시험항목에 대하여 시험방법, 시험방법 선택이유, 시험조건 설정이유, 시험방법의 검증, 실측치, 기준치의 설정근거, 계산 예 등에 대한 자료. 또한 제제의 특성상 필요한 경우에는 제제 설계항을 설정하여 세형선택 이유, 원료약품 및 그 분량의 설징이유 등에 관한 자료를 제출한다.
6. 시험성적에 관한 자료
   가. 제조공정 전 단계에 걸친 일반적인 시험방법 자료 및 주요 시험방법에 대한 밸리데이션 자료
   나. 제조사의 원액(원말), 최종원액 및 완제의약품에 대한 검증된 시험법으로 3로트 이상 자가시험성적서
7. 표준품의 규격, 관리방법 및 설정근거에 관한 자료
   가. 표준품의 역가(단위) 설정근거 및 규격, 관리 등에 관한 자료
   나. 식약청 규격기준에 수재되지 아니한 표준품(상용표준품 등)은 규격설정 등에 관한 자료를 제출하며 필요시 해당 표준품 제출
8. 용기 및 포장에 관한 자료

   재료의 선택, 습기와 빛으로부터 보호, 직접용기 구성성분과 의약품과의 적합성, 직접용기 구성 재료의 안전성, 성능을 기재한다.

제5장 품목허가 신청 전 단위별 심사

제32조(단위별 심사를 신청할 수 있는 품목의 범위) 단위별 심사는 다음 각호의 어

느 하나에 해당하는 것으로서 단위별 심사를 신청한 품목에 적용한다.

1. 유전자 치료제
2. 세포 치료제
3. 동등생물의약품

제33조(심사단위별 제출자료) ① 심사의 단위는 다음 각호의 어느 하나와 같다.

1. 약리작용 및 독성에 관한 자료
   가. 약리자료(약력학, 안전성 약리, 약력학적 약물상호작용)
   나. 약동학적자료(흡수, 분포, 대사, 배설)
   다. 독성자료(단회투여독성, 반복투여독성, 유전독성, 발암성, 생식발생독성, 국소내성 등)
2. 임상약동학 및 약력학에 관한 자료
   가. 생물약제학적 자료
   나. 생체시료를 이용한 약동학(PK) 시험보고서
   다. 임상 약동학(PK) 시험보고서
   라. PK/PD를 포함한 임상 약력학(PD) 시험보고서
3. 구조결정, 물리화학적 성질에 관한 자료(품질에 관한 자료)
4. 임상시험에 관한 자료
   가. 치료적 탐색 임상시험
   나. 치료적 확증 임상시험

② 단위별 심사를 신청하는 자는 위 제1항의 각 호를 각각 또는 1개 이상의 심사단위를 동시에 제출할 수 있다.

제34조(단위별 심사 신청 및 처리 절차) ① 제32조의 규정에 따라 단위별 심사를 받고자 하는 자는 별지 1호의 서식에 의한 신청서에 다음 각호의 자료를 첨부하여 식품의약품안전청에 신청하여야 한다.

1. 기원 또는 발견 및 개발경위에 관한 자료
2. 구조결정, 물리화학적 성질 및 생물학적 성질에 관한 요약 자료
3. 심사단위 제출 계획서
4. 제33조 각호에 따른 하나 이상의 심사단위 자료

② 식품의약품안전청장은 위 제1항제4호의 자료에 대한 심사를 완료하면 보완사

항이나 검토의견을 포함한 심사결과를 신청인에게 문서로 통보하여야 한다. 이 경우 심사결과는 신청서 접수일로부터 60일 이내에, 제33조제1항제3호에 대한 심사결과는 120일 이내에 통보하여야 한다.

③ 제2항에 따른 심사결과를 통보받은 신청인은 보완사항이나 검토의견에 대한 자료를 최종 의약품의 제조판매품목허가·수입품목허가신청서 제출 시 구비서류로 제출하여 심사 받아야 한다.

④ 제2항에 따른 심사결과를 통보받은 신청인은 최초 단위별 심사결과를 통보받은 날로부터 2년 이내에 의약품의 제조판매품목허가·수입품목허가신청서를 제출하여야 한다.

제35조(단위심사결과의 변경) ① 제34조제2항에 의하여 문서로 통보된 심사결과는 다음 각호의 어느 하나에 해당하는 경우를 제외하고는 새로운 보완이나 변경을 할 수 없다.

1. 해당 의약품의 제형, 용법·용량 등의 변경이 있을 때
2. 해당 의약품의 안전성과 유효성에 중대한 영향을 미치는 과학적인 자료가 추가적으로 발견된 때
3. 신청인과 식품의약품안전청장이 협의한 결과 변경의 필요성이 인정될 때

② 제1항에 따른 보완이나 변경이 있는 경우 식품의약품안전청장은 제34조제2항에 의하여 통보된 심사결과들에 대하여 재검토할 수 있다.

제6장 보칙

제36조(신약의 지정 등) ① 식품의약품안전청장은 「약사법」 제31조 및 제42조에 따라 의약품 품목허가 시 「약사법」 제2조제8호에 해당하는 신약 및 신약과 동일한 제품을 양수·양도하는 경우 신약임을 허가증에 기재하여야 한다. 다만, 제2항에 따른 신약 해제 대상 의약품은 신약 지정에서 제외한다.

② 식품의약품안전청장은 제1항에 따라 지정된 신약 중 「약사법」 제51조의 규정에 의한 「대한약전」, 공정서에 수재된 품목, 1989년 이전에 신약으로 허가된 품목, 재심사기간이 종료된 품목 등에 대하여는 지정을 해제할 수 있다.

③ 식품의약품안전청장은 제1항 및 제2항에 따라 신약으로 지정되었거나 지정 해제된 품목을 검토하여 신약목록을 작성하고 이를 관련 협회에 20일 이상 열람을 거쳐

매년 12월 식약청 홈페이지를 통해 신약목록을 공고하여야 하며, 다만, 의약품 제조업자 또는 수입자는 열람 종료일로부터 10일 이내에 식품의약품안전청장에게 이의를 신청할 수 있다. 이 경우 허가증에 신약으로 기재된 경우라도 신약지정 목록에 포함되지 아니한 경우에는 신약지정이 해제된 것으로 본다.

제37조(허가항목의 재설정) ① 식품의약품안전청장은 각 제제별로 신약 등의 재심사, 의약품의 재평가, 안전성 · 유효성심사, 기타 안전성정보 평가 등을 통하여 허가항목(안전성 · 유효성 전반에 관한 사항을 포함한다)을 재설정(통일조정)할 수 있다.

② 「약사법 시행규칙」 제88조제1항 단서에 따라, 식품의약품안전청장이 제1항에 따른 허가사항을 재설정하고 약사법 제76조제1항에 따른 일정기한까지 해당품목의 허가항목을 변경하도록 지시한 경우에는 별도의 변경허가의 절차를 생략하고 품목에 따라 식품의약품안전청장이 변경허가한 것으로 본다. 이 경우 해당품목의 제조업자 또는 수입자는 반드시 품목허가증의 이면에 변경지시 기한, 변경 허가항목, 변경(문서번호 및 일자)를 기재하고 변경된 내용을 첨부하여야 한다.

제38조(자료의 보완 등) ① 식품의약품안전청장은 품목허가 및 심사 신청서 중 다음 각 호의 어느 하나에 해당하는 사유가 있는 경우 필요한 사항을 구체적으로 명시하여 자료 제출자에게 보완 요구하여야 한다.

1. 신청서의 첨부자료의 종류, 범위 또는 요건 등이 이 규정에 적합하지 아니할 때
2. 제출자료의 검토과정 중 안전성 · 유효성 및 품질에 대해 중대한 문제가 발생할 우려가 있어 이를 해소하기 위해 추가자료 등이 특별히 필요하다고 인정될 때

② 제1항에 따른 자료의 보완기간은 60일 이내로 한다. 다만, 보완요구를 받은 민원인이 보완요구를 받은 기간 내에 보완할 수 없음을 이유로 보완에 필요한 기간을 명시하여 기간 연장을 요청하는 경우에는 이를 고려하여 보완기간을 정하여야 한다. 이 경우 민원인의 기간연장 요청은 2회에 한하며, 기간 내에 보완 요구한 자료 중 일부 또는 전부의 자료가 제출되지 아니할 때에는 10일 이내에 다시 보완하도록 요구 할 수 있다.

③ 식품의약품안전청장은 자료의 심사 중 또는 심사결과 다음 각 호의 어느 하나에 해당하는 것으로 판단되는 경우 그 사유를 명시하여 자료 제출자에게 반려할 수 있다.

1. 제2항에 따른 보완 기간 내에 자료가 제출되지 아니할 때
2. 이 규정에 따른 심사기준에 적합하지 아니할 때

제39조(재신청서류의 처리) ① 식품의약품안전청장은 제38조제3항 규정에 따라 품목허가신청서(변경허가를 포함한다. 이하 이 조에서 같다) 또는 심사의뢰서가 반려된 품목으로서 반려사유에 해당하는 자료를 보완하여 반려일로부터 2년 이내에 재신청된 품목은 반려 전까지 심사 완료된 자료 이외의 자료만 검토하여 처리할 수 있다.

② 식품의약품안전청장은 품목허가신청서 또는 심사의뢰서가 심사 중에 신청 취하된 품목으로서 취하일로부터 2년 이내에 재신청된 품목은 신청 취하 전까지 심사 완료된 자료 이외의 자료만 검토하여 처리할 수 있다.

③ 제1항 및 제2항에도 불구하고 해당 의약품의 안전성과 유효성에 중대한 영향을 미치는 사항이 추가로 발견된 경우 등 자료의 추가검토가 필요한 경우에는 이를 적용하지 아니한다.

제40조(자문 등) 식품의약품안전청장은 이 규정에 따른 생물학적 제제 등의 안전성·유효성 심사를 위해 필요하다고 인정되는 경우에는 식품의약품안전평가원장의 의견을 듣거나 중앙약사심의위원회의 자문을 받을 수 있다.

제41조(신속심사 등) ① 식품의약품안전청장은 다음 각 호의 어느 하나에 해당하는 경우에는 이 규정에서 정하는 제출 자료의 일부를 시판 후 제출하도록 하거나, 우선적으로 신속하게 심사하여 허가할 수 있다.

1. AIDS, 암 등 생명을 위협하거나 심각한 질병에 대하여 치료효과를 기대할 수 있는 의약품
2. 내성이 발현되는 등 현존하는 치료법으로는 치료가 불가능하여 신속한 도입이 필요하다고 판단되는 의약품
3. 생물테러감염병 및 그 밖의 감염병의 대유행에 대한 예방 또는 치료효과를 기대할 수 있는 의약품

② 제4조제5항에 해당하는 백신의 경우는 이미 허가된 백신의 기준 및 시험방법, 안전성·유효성 심사자료 및 심사결과 등을 종합하여 신속하게 심사할 수 있다.

제42조(제조방법변경에 따른 장기보존시험계획 승인 후속조치) 제조방법 변경에

따라 장기보존시험계획서를 제출하여 변경 이전의 사용기간(유효기간) 또는 그 이내의 기간 범위 내에서 사용기간(유효기간)을 인정받은 경우, 장기보존시험계획서에 따라 시기별 시험을 실시하고 그 결과를 매년 12월 31일까지 식품의약품안전청장에게 제출하여야 한다. 다만, 그 결과가 부적합한 경우에는 식품의약품안전청장에게 이를 즉시 보고·제출하여야 한다.

제43조(외국의 규정 준용) 식품의약품안전청장은 새로운 생명공학기술을 이용하여 개발된 의약품을 허가·심사함에 있어 이 규정에 정하지 아니한 경우에는 의약품 국제조화회의(ICH)의 가이드라인 등 선진외국에서 인정하는 요건을 준용할 수 있다.

제44조(임상시험계획승인 후속조치) ① 식품의약품안전청장은 「의약품 임상시험 계획 승인 지침」(식품의약품안전청 고시) 제14조에 따른 사전상담결과에 따라 치료적 확증임상시험 등을 실시하고 임상시험결과를 통하여 기대하는 안전성·유효성 입증에 특별한 문제가 없는 한 추가의 임상시험자료 요구 없이 안전성·유효성 심사를 할 수 있다.

② 임상시험계획승인에 따라 임상시험을 실시하고 안전성·유효성 심사를 의뢰하는 경우 해당 적응증 등에 대한 치료적확증임상시험의 결과보고서와 함께 실시된 모든 임상시험자료를 제출하여야 한다.

③ 제2항에도 불구하고 현재 실시하고 있는 임상시험과 무관하게 안전성·유효성이 확보되었다고 판단되는 경우에는 임상시험완료 이전에 안전성·유효성 심사를 의뢰할 수 있다. 이 경우 실시중인 임상시험의 결과는 추후 식품의약품안전청장에게 제출하여야 하며, 필요한 경우 허가사항에 안전성·유효성에 관한 정보 등을 반영하여야 한다.

④ 식품의약품안전청장은 「의약품 임상시험 관리기준」(식품의약품안전청 고시)에 따라 임상시험에 대한 실태조사를 실시할 수 있다. 다만, 치료적 확증 임상시험 이외의 임상시험은 「의약품 임상시험 관리기준」에 따라 임상시험의뢰자가 점검확인서를 제출하는 경우 임상시험에 대한 실태조사를 실시하지 아니하며, 실태조사결과 필요하다고 인정되는 경우 전체 임상시험결과보고서에 대한 실태조사를 실시할 수 있다. 외국에서 실시한 임상시험자료를 제출하는 경우에는 제출된 자료가 제7조제6호에 해당됨을 판단하기 위하여 해당 임상시험자료에 대한 실태조사를 할 수 있으나 이 경우 실태조사에 필요한 경비는 의뢰인이 부담하여야 한다.

제45조(재검토기한) 「훈령 · 예규 등의 발령 및 관리에 관한 규정」(대통령훈령 제248호)에 따라 이 고시 발령 후의 법령이나 현실여건의 변화 등을 검토하여 이 고시의 폐지, 개정 등의 조치를 하여야 하는 기한은 2015년 9월 6일까지로 한다.

부칙<제2003-26호, 2003. 5. 23>

제1조(시행일) 이 고시는 고시한 날부터 시행한다.

제2조(경과조치) ① 이 고시 시행이전에 제조 · 수입품목허가를 받거나 안전성 · 유효성심사를 받은 품목은 이 고시에 의하여 허가를 받거나 심사를 받은 것으로 보며, 이 고시 시행이전에 식품의약품안전청장에게 제출되어 처리중인 생물학적 제제, 재조합의약품, 세포배양의약품, 유전자 치료제, 세포 치료제의 의약품 · 의약외품제조 · 수입품목허가(변경포함)신청서 또는 의약품등안전성 · 유효성심사의뢰서는 "의약품 · 의약외품제조 · 수입품목허가신청(신고)서검토에관한규정" 및 "의약품등 안전성 · 유효성심사에관한규정"에서 정한 바에 의한다.

② 이 고시 시행이전에 임상시험용의약품으로 품목허가를 득하고 허가조건을 삭제하고자 하는 품목의 경우 종전고시에 따라 검토할 수 있다.

③ 이 고시 시행이전에 제조(수입)품목허가를 받은 품목 중 제8조제2항제4호의 규정에 따라 원료약품 및 그분량에 첨부물을 표시하여야 하는 경우 이 고시 시행일로부터 1년 이내에 이 고시에 적합한 품목변경허가신청서를 식품의약품안전청장에게 제출하여야 한다.

④ 제21조 별표 5 제4호의 규정에 의한 독성에 관한 자료는 2002년 12월 31일까지 시험이 종료된 경우 또는 종료시기와 무관하게 2003년 1월 1일 이후에 비임상시험관리기관으로 지정받고 비임상시험관리기관으로 지정받기 위해서 제출한 시험결과보고서의 경우에는 적합한 자료로 인정할 수 있다.

제3조(다른 고시와의 관계) 이 고시 시행이후에 의약품 · 의약외품제조 · 수입품목허가신청(신고)서검토에관한규정 및 의약품등안전성 · 유효성심사에관한규정에서 규정된 생물학적 제제, 유전자 재조합의약품, 세포배양의약품, 세포 치료제에 대해서는 이를 적용하지 아니한다.

부칙<제2005-29호, 2005. 6. 1>

이 고시는 고시한 날부터 시행한다.

부칙<제2006-42호, 2006. 9. 12>

이 고시는 2006. 10. 2부터 시행한다.

부칙<제2007-37호, 2007. 6. 12>

이 고시는 고시한 날부터 시행한다.

부칙<제2008-78호, 2008. 12. 8>

제1조(시행일) ① 이 고시는 고시한 날부터 시행한다.

② 제1항에도 불구하고 제8조제1항의 국제공통기술문서 작성 적용대상 품목에 대한 개정 규정은 신약에 대하여 2009년 3월 1일, 자료제출의약품 중 전문의약품에 대하여는 2010년 3월 1일 이후 신청품목부터 시행한다.

③ 제1항에도 불구하고 제2조제12호의 세포 치료제에 대한 개정 규정은 이 고시 시행일로부터 6개월이 경과한 후부터 시행한다.

제2조(경과조치) ① 이 고시 시행 당시 종전의 규정 및 「의약품 등 기준 및 시험방법 심사의뢰서 심사규정」에 따라 식품의약품안전청에 접수된 의약품 품목허가, 안전성·유효성 심사, 기준 및 시험방법 심사는 종전의 고시에 따른다.

② 종전 규정에 따라 의약품의 안전성·유효성 심사를 받거나 기준 및 시험방법 심사를 받은 의약품은 이 고시에 적합한 것으로 본다.

③ 이 규정 시행일 이전에 품목허가를 받은 품목은 제조방법의 변경사유가 있을 때 이 규정 제14조에 적합하게 작성하여 변경허가를 받아야 한다.

제3조(다른 고시의 폐지) 이 고시 시행과 함께 「의약품 등 기준 및 시험방법 심사의뢰서 심사규정」(식품의약품안전청 고시)은 폐지한다.

부칙<제2009-56호, 2009. 7. 15>

이 고시는 고시한 날부터 시행한다.

부칙<제2010-6호, 2010. 2. 3>

이 고시는 고시한 날부터 시행한다.

부칙<제2010-50호, 2010. 6. 29>

제1조(시행일) 이 고시는 고시한 날부터 시행한다.

제2조(적용례) 이 고시는 고시 시행 전에 의약품 제조판매ㆍ수입 품목허가(변경허가를 포함한다), 안전성ㆍ유효성 심사, 기준 및 시험방법 심사를 신청한 자에 대하여도 적용한다.

제3조(경과조치) 이 고시 시행당시 종전의「생물학적 제제 등 품목허가 신청 전 단위별 심사에 관한 규정」(식품의약품안전청 고시)에 따라 단위별 심사결과 통보를 받은 품목은 이 고시에 의하여 통보된 것으로 본다.

제4조(다른 고시의 폐지)「생물학적 제제등 품목허가 신청 전 단위별 심사에 관한 규정」(식품의약품안전청 고시)은 이를 폐지한다.

부칙<제2011-33호, 2011. 7. 1.>

제1조(시행일) 이 고시는 고시한 날부터 시행한다.

제2조(적용례) 이 고시는 이 고시 시행 이전에 식품의약품안전청장에게 제출되어 처리 중인 유전자 재조합의약품 제조판매품목허가신청서에도 적용한다.

부칙<제2011-52호, 2011. 9. 19.>

이 고시는 고시한 날부터 시행한다.

부칙<제2012-3호, 2012. 2. 16.>

제1조(시행일) 이 고시는 고시 후 1개월이 경과한 날부터 시행한다.

제2조(적용례) 이 고시는 이 고시 시행 후 최초로 식약청장에게 제출되는 의약품 제조판매ㆍ수입품목 허가신청서(변경을 포함한다), 의약품 등의 안전성ㆍ유효성 심사의뢰서, 기준 및 시험방법 심사의뢰서(변경을 포함한다)부터 적용한다.

부칙<제2012-101호, 2012. 9. 6.>

이 고시는 고시한 날부터 시행한다.

[별표 1] 생물학적 제제, 유전자 재조합의약품, 세포배양의약품의 제출자료(제6조 관련)

[별표 2] 세포 치료제의 제출자료(제6조 관련)

[별표 3] 유전자 치료제의 제출자료(제6조 관련)

[별표 4] 국제공통기술문서 작성방법(제8조제1항 관련)

[별표 5] 제조방법 작성요령(제7조제2호 관련)

[별표 6] 심사자료와 국제공통기술문서 제출자료 목록 비교(제8조제2항 관련)

[별표 7] 삭제

[별표 8] 개발단계별 임상시험의 형태 및 종류(제25조제6호가목 관련)

[별표 9] 외국임상자료 등에 대한 검토 및 가교시험 결정방법(제25조제6호나목 관련)

별첨 1 외국임상자료 등의 평가방법

별첨 2 가교시험 결정을 위한 흐름도

[별표 10] 원료의약품의 별첨규격 작성 예(제26조제6호 관련)

[별표 11] 생물학적 제제 원료의약품의 별첨규격 작성 예(제26조제6호 관련)

[별표 12] 완제의약품의 기준 및 시험방법 작성 예(제26조제9호 관련)

[별표 13] 생물학적 제제 완제의약품의 기준 및 시험방법 작성 예(제26조제9호 관련)

[별표 14] 유전자변형생물체 위해성 평가를 위한 자료(제26조제13호 관련)

[서식 1] 생물학적 제제 등 품목허가 신청 전 단위별 심사 신청서(제34조제1항 관련)

[별표 1] 생물학적 제제, 유전자 재조합의약품, 세포배양의약품의 제출자료[1)-5)]

(제6조, 제23조제1항, 제27조 관련)

I. 신약

자료번호 / 구 분	1	2															3						4						5				6		7	8
		가								나							가			나			가	나	다	라	마	바	가	나	다	라	가	나		
		(1)	(2)	(3)	(4)	(5)	(6)	(7)	(8)	(1)	(2)	(3)	(4)	(5)	(6)	(7)	(1)	(2)	(3)	(1)	(2)	(3)														
1. 유전자 재조합의약품 및 세포배양의약품	○	○	○	○	○	○	○	○	○	○	○	○	○	○	○	○	○	○	○	○	○	○	○	△	△	△	△	△	○	△	△	△	○	○	○	○
2. 생물학적 제제																																				
가. 백신 · 항독소	○	○	○	○	○	○	○	○	○	○	○	○	○	○	○	○	○	○	○	○	○	○	○	△	△	△	△	△	○	△	×	△	○	○	○	○
나. 혈액제제																																				
1) 전혈장제제 및 성분제제	○	○	○	○	○	○	○	○	○	○	○	○	○	○	○	○	○	○	×	○	○	×	×	×	×	×	×	×	△	△	△	△	○	○	○	○
2) 혈장분획제제	○	○	○	○	○	○	○	○	○	○	○	○	○	○	○	○	○	○	○	○	○	○	○	△	△	△	△	△	○	○	○	△	○	○	○	○
다. 가목 내지 나목 이외의 생물학적 제제(치료용 항원류, 보툴리늄제제 등)	○	○	○	○	○	○	○	○	○	○	○	○	○	○	○	○	○	○	○	○	○	○	○	○	△	△	△	△	○	○	○	△	○	○	○	○

II. 자료제출의약품

1) 신규 품목

자료번호 / 구 분	1	2															3						4						5				6		7	8
		가								나							가			나			가	나	다	라	마	바	가	나	다	라	가	나		
		(1)	(2)	(3)	(4)	(5)	(6)	(7)	(8)	(1)	(2)	(3)	(4)	(5)	(6)	(7)	(1)	(2)	(3)	(1)	(2)	(3)														
1. 이미 허가된 의약품과 균주 및 제조방법 등이 다른 생물학적 제제	○	○	○	○	○	○	○	○	○	○	○	○	○	○	○	○	○	△	△	○	△	△	○	△	△	△	△	△	○	×	×	×	○	×	○	○
2. 이미 허가된 의약품과 제조에 사용되는 숙주, 벡터계 또는 DNA 입수방법이 다른 재조합의약품	○	○	○	○	○	○	○	○	○	○	○	○	○	○	○	○	○	△	△	○	△	△	○	△	△	△	△	△	○	×	×	×	○	×	○	○
3. 이미 허가된 의약품과 종세포주가 같음에도 불구하고 배양방법 또는 정제방법이 다른 세포배양의약품	○	○	○	○	○	○	○	○	○	○	○	○	○	○	○	○	○	△	△	○	△	△	○	△	△	△	△	△	○	×	×	×	○	×	○	○
4. 이미 허가된 의약품과	○	○	○	○	○	○	○	○	○	○	○	○	○	○	○	○	○	△	△	○	△	△	○	△	△	△	△	△	○	△	△	×	○	×	○	○

구 분 \ 자료번호	1	2															3						4						5				6		7	8
		가								나							가			나			가	나	다	라	마	바	가	나	다	라	가	나		
		(1)	(2)	(3)	(4)	(5)	(6)	(7)	(8)	(1)	(2)	(3)	(4)	(5)	(6)	(7)	(1)	(2)	(3)	(1)	(2)	(3)														
종세포주가 다른 세포배양의약품																																				
5. 최종 원액은 동일하나 완제품의 제조소가 다른 품목[6]	○	△	△	△	△	△	△	△	△	○	○	○	○	○	○	○	△	×	×	○	×	×	×	×	×	×	×	×	×	×	×	×	×	×	○	○
6. 동일 투여경로의 새로운 제제형태[7]	○	×	×	×	×	×	×	×	×	○	○	○	○	○	○	○	△	×	×	○	×	×	×	×	×	×	×	×	×	×	△	×	△	×	○	○
7. 개량생물의약품	○	○	○	○	○	○	○	○	○	○	○	○	○	○	○	○	○	△	△	○	△	△	○	△	△	△	△	△	○	△	△	△	○	△	○	○
8. 동등생물의약품[8), 9)] (유전자 재조합의약품)	○	○	○	○	○	○	○	○	○	○	○	○	○	○	○	○	○	△	△	○	△	△	△	○	△	△	△	△	○	×	△	×	○	×	○	○
9. 기타 따로 분류되지 않은 품목	○	○	○	○	○	○	○	○	○	○	○	○	○	○	○	○	○	△	△	○	△	△	○	△	△	△	△	△	○	△	△	△	○	△	○	○

2) 당해품목 허가변경

구 분 \ 자료번호	1	2															3						4						5				6		7	8
		가								나							가			나			가	나	다	라	마	바	가	나	다	라	가	나		
		(1)	(2)	(3)	(4)	(5)	(6)	(7)	(8)	(1)	(2)	(3)	(4)	(5)	(6)	(7)	(1)	(2)	(3)	(1)	(2)	(3)														
1. 새로운 효능·효과	○	×	×	×	×	×	×	×	×	×	×	×	×	×	×	×	×	×	×	×	×	×	×	×	×	×	×	×	○	×	△	×	○	×	○	○
2. 새로운 용법·용량	○	×	×	×	×	×	×	×	×	×	×	×	×	×	×	×	×	×	×	×	×	×	×	×	×	×	×	△	△	×	△	×	○	×	○	○
3. 유효성분의 새로운 조성	○	△	△	△	△	△	△	△	△	△	△	△	△	△	△	△	△	×	×	○	×	×	△	×	×	×	×	△	△	×	×	△	○	×	○	○
4. 유효성분의 함량만의 변경	○	×	×	△	△	△	△	△	△	○	○	○	○	○	△	△	○	×	×	○	×	×	△	×	×	×	×	△	△	×	×	×	○	×	○	○
5. 새로운 투여방법[8)]	○	×	×	×	×	×	×	×	×	×	×	×	×	×	×	×	×	×	×	×	×	×	△	△	×	△	△	×	○	△	○	×	○	×	○	○
6. 제조방법 변경[9), 10)]	△	△	△	△	△	△	△	△	△	△	△	△	△	△	△	△	△	×	×	△	×	×	△	△	△	△	△	△	△	×	△	×	△	×	△	△
7-1. 최종 원액은 동일하나 완제품의 제조소 추가 또는 이전	△	×	×	×	×	×	×	×	×	△	△	△	△	△	△	△	×	×	×	△	×	×	×	×	×	×	×	×	×	×	×	×	×	×	×	×
7-2. 제조소 추가 또는 이전	△	△	△	△	△	△	△	△	△	△	△	△	△	△	△	△	△	×	×	△	×	×	×	×	×	×	×	×	△	×	×	×	×	×	×	×

○: 자료를 제출하여야 하는 것

△: 개개 의약품에 따라 판단하여 제출하는 것이 무의미하거나 불가능하여 면제할 수 있는 것

×: 자료가 면제되는 것

주: 1. 자료번호 1부터 8까지는 제6조제1항 제1호부터 제8호까지의 자료를 말한다. 다만, II. 자료제출의약품 (2)의 자료번호 6의 가는 원칙적으로 치료적 확증임상시험성적에 관한 자료를 말하며, 개개 의약품에 따라 판단하여 필요하다고 인정되는 경우에는 약동학, 약력학, 용량반응시험자료를 제출하여야 한다.

2. 복합제제의약품의 경우 4 및 5의 자료는 신물질에 대한 자료로서 제출하여야 하며, 식품의약품안전청 고시 「의약품 등의독성시험기준」 중 복합제의 제제별 독성시험방법에 의한 단회, 반복투여독성에 관한 자료와

복합제의 약리작용에 관한 자료를 추가 첨부하여야 한다. 다만, 복합제의 배합에 대한 명확한 근거자료를 첨부하여 배합사유에 대한 타당성이 인정되는 경우 복합제의 약리작용에 관한 자료를 면제할 수 있다.

3. 발암성시험자료는 생물학적 제제의 경우 반드시 제출할 필요는 없으나 다음과 같은 경우에는 발암성시험을 고려할 필요가 있다.
   1) 임상사용 기간, 대상 환자군 또는 의약품의 생물학적 활성에 따라 발암성의 위험이 예측될 경우(예; 성장호르몬, 면역억제제 등)
   2) 형질 변환된 세포의 증식 등 신생물을 생성시킬 수 있는 가능성이 있는 경우
   3) 기타 발암성이 의심될 경우
4. 기타 독성시험자료
   1) 항원성시험자료는 전신적으로 투여되는 약물로서 고분자물질, 단백성의약품인 경우와 저분자물질이라 하더라도 합텐으로서 작용할 가능성이 있는 경우(예; 페니실린, 설폰아마이드계)에 제출하여야 한다. 피부외용제의 경우는 피부감작성시험을 실시한다.
   2) 면역독성시험자료는 반복투여독성시험 결과 면역계에 이상이 없는 경우 면제할 수 있다.
   3) 국소독성시험자료는 피부 또는 점막에 직접 적용되거나 직접 적용되지 아니하더라도 쉽게 접촉될 수 있는 의약품의 경우 제출하여야 한다.
5. 임상시험성적에 관한 자료에는 해당 의약품에 대한 민족간 요인의 차이에 의하여 안전성과 유효성이 영향을 받을 수 있는 정도를 기술한 설명 자료로서 외국임상자료의 국내 적용에 대한 평가를 용이하게 하기 위하여 외국 임상자료 또는 가교 자료에 포함된 정보를 근거로 민족간 요인의 차이를 입증하기 위한 과학적인 설명 자료가 포함되어야 한다. 다만, 가교자료 제출면제요건에 해당하는 경우 이를 입증하기 위한 다음 자료를 첨부하여야 한다.

가. 외국임상자료에서 얻어진 안전성·유효성 관련 정보와 비교한 자료

나. 가를 이용하여 가교자료의 제출면제(외국임상자료의 국내 적용)가 타당함을 입증하는 근거

6. 현재 허가되어 있는 제조판매(수입)품목과 최종원액이 동일한 품목으로서, 제조판매(수입)품목 허가를 가진 자로부터 자료 사용의 허락을 받았을 경우에는 자료번호 2. 가, 자료번호 3. 가의 자료 제출을 면제할 수 있다.
7. 현재 허가되어 있는 제조판매(수입)품목과 원액, 제형 및 투여경로가 동일하나 제제형태가 다른 품목(예; 액상주사제 → 동결건조주사제로 변경)에 해당하는 경우에는 자료번호 2. 가, 자료번호 3. 가의 자료 제출을 면제할 수 있다.
8. 동등생물의약품의 경우 자료번호 2내지 6호의 자료는 이미 제조 또는 수입품목허가를 득한 의약품으로서 식품의약품안전청장이 공고한 의약품(이하 대조약이라 한다)과의 비교동등성자료를 제출하여야 하며 다음의 조건을 만족하여야 한다.
   1) 비교동등성시험에 사용되는 대조약은 신약 또는 신약에 준하는 자료를 제출하여 허가 받은 의약품 이어야 한다.
   2) 구조결정, 물리화학적 성질에 관한 자료는 원료의약품의 '구조 또는 구성성분 등에 관한 자료', '물리화학적·생물학적 성질에 관한 자료', '시험성적에 관한 자료', 완제의약품의 '시험성적에 관한 자료'에 있어서 대조약과의 비교동등성을 입증할 수 있는 자료를 제출하여야 한다.(자료번호 2. 가. (1), (2), (6) 자료번호 2. 나.(5))
   3) 안정성에 관한 자료는 '가속시험자료', '가혹시험자료'에 있어 대조약과의 비교동등성을 입증할 수 있는 자료를 제출하여야 한다.(자료번호 3. 가(2), (3) 또는 3. 나(2), (3))
   4) 반복투여독성시험 자료는 대조약과의 비교동등성을 입증할 수 있도록 디자인 되어야 하며, 독성동태시험이 포함되어야 한다. (자료번호 4. 나). 국소내성시험은 투여경로에 따라 평가되어야 하며, 반복투여독성시험의 부분으로써 갈음할 수 있다.
   5) 약리작용에 관한 자료 중 효력시험자료는 대조약과의 비교동등성을 입증할 수 있는 자료를 제출하여야 한다.(자료번호 5. 가)

6) 임상시험성적에 관한 자료는 원칙적으로 약동력학 시험자료 및 치료적 확증 임상시험성적에 관한 자료를 말하며, 면역원성의 비교 평가가 가능하여야 한다.

9. 동등생물의약품의 경우 대조약과의 품질 및 비임상·임상적 비교동등성이 입증되고, 비교동등성 자료 중 임상시험성적에 관한 자료가 다음의 조건을 만족하는 경우 동등생물의약품에서 연구되지 않은 대조약의 다른 효능·효과에 대한 외삽은 대조약의 재심사 기간 종료 후에 인정할 수 있다.
   1) 동등생물의약품과 대조약 사이의 잠재적 차이점을 확인할 수 있는 민감한 시험모델이 사용된 경우
   2) 적응증 간의 작용기전과 관여하는 수용체가 동일한 경우
   3) 안전성과 면역원성에 대한 특성이 충분히 알려진 경우

10. 새로운 투여방법이란 원료약품 및 그 분량, 제형, 성상 등이 모두 동일하나 투여방법 변경(예; 정맥주사 → 정맥주사, 피하주사)으로 용법·용량을 변경허가 받고자 하는 경우에 해당한다.

11. 제조방법의 변경은 숙주·벡터, 세포기질, 종균주(마스터세포은행), 배양단위, 배양방법, 회수방법, 정제공정, 원액·최종원액의 첨가제 등이 변경되었을 경우를 말한다. 완제의약품의 충진량만 변경(1ml → 2ml, 3ml 추기) 하고자 하는 경우에는 자료번호 3. 나(1)의 자료만을 제출할 수 있다.

12. 제조방법 변경에 따라 안정성 시험자료를 제출하여야 하는 경우, 6개월 이상의 장기보존 시험자료와 제품의 안정성을 입증하기 위한 장기보존 시험계획서를 제출함으로써 변경 이전의 사용기간(유효기간) 또는 그 이내의 기간 범위 내에서 사용기간(유효기간)을 인정할 수 있다.

[별표 2] 세포 치료제의 제출자료

(제6조, 제23조제1항, 제27조 관련)

구 분 \ 자료번호[1]	1	2[2]															3[3]						4[4],[5],[8]						5[4],[6],[8]				6[7],[8],[9]		7	8
		가								나							가			나			가	나	다	라	마	바	가	나	다	라	가	나		
		(1)	(2)	(3)	(4)	(5)	(6)	(7)	(8)	(1)	(2)	(3)	(4)	(5)	(6)	(7)	(1)	(2)	(3)	(1)	(2)	(3)														
세포 치료제	○	△	○	△	△	△	△	△	△	○	○	○	○	○	△	○	△	×	△	○	×	△	△	△	△	△	△	△	△	△	△	△	○	△	○	○

○ : 자료를 제출하여야 하는 것

△ : 개개 의약품에 따라 판단하여 제출하는 것이 무의미하거나 불가능하여 면제할 수 있는 것

× : 자료가 면제되는 것

주 : 1. 자료번호 1부터 8까지는 제6조 제1호부터 제8호까지의 자료를 말한다.

2. 구조결정, 물리화학적 성질에 관한 자료

원료의약품을 별도로 설정하지 아니할 경우 자료번호 2의 가, (3)부터 (8)까지의 자료 제출을 면제한다.

3. 안정성에 관한 자료

원료의약품을 별도로 설정하지 아니할 경우 자료번호 3의 가, (1)과 (3)의 자료 제출을 면제한다.

4. 자료번호 4, 5에 대한 일반사항

가. 제출자료 목록은 자가·동종세포 치료제에 해당하는 사항으로, 이종세포 치료제는 적용되지 않는다.

나. 일반적인 독성시험기준을 준수하여 독성시험을 실시하는 것이 적합하지 않을 수 있으며 각 제품의 특성을 반영하여 시험목적에 따라 타당한 시험방법으로 독성시험을 실시할 수 있다.

다. 약리학적 활성 등을 나타낼 수 있는 적절한 동물종으로 비임상시험이 수행되어야 한다. 환자에게 투여되는 인간세포로 비임상시험을 수행하는 경우 면역이 결핍된 동물 또는 인간화된 동물 등이 필요할 수 있다. 동물에서 생체내 활동 등을 예측하기에 인간세포가 적절하지 않은 경우 그 특성이 유사한 동물세포를 이용할 수 있다.

라. 독성시험은 비임상시험관리기준을 준수하여 실시하여야 한다. 다만, 세포 치료제는 효력시험, 안전성 약리시험 등을 독성시험과 함께 수행할 수 있다. 이러한 경우 시험방법 및 평가기준 등이 과학적·합리적으로 타당성이 인정되어야 하며 비임상시험관리기준에 적합하지 않은 부분을 명확히 기재하여야 한다.

5. 독성에 관한 자료

가. 단회투여독성시험

임상에서 단회 투여되는 경우에는 단회투여독성시험을 수행해야 하며 반복투여독성시험에서의 평가항목 및 관찰기간을 적용해서 독성시험을 실시할 수 있다. 타당한 경우 적절한 동물종 1종에 대해서 실시할 수 있다.

나. 반복투여독성시험

임상에서 반복 투여되는 경우에는 반복투여독성시험을 수행해야하며 투여기간 및 관찰기간은 환자에게 투여되는 방법과 투여된 세포의 조직에서의 생착, 분포, 지속성 등을 종합적으로 고려하여 설정하여야 한다. 타당한 경우 적절한 동물종 1종에 대해서 실시할 수 있다.

다. 유전독성시험

DNA 또는 염색체 성분과 직접 작용할 가능성이 없다면 수행하지 않을 수 있다.

라. 발암성시험(종양원성시험)

줄기세포, 핵형분석시험 결과 이상이 확인된 세포 등 종양형성 가능성이 있는 세포인 경우 실시

하여야 한다. 면역이 결핍된 동물 등 적절한 동물을 이용하여 종양형성 여부를 충분히 관찰할 수 있는 기간(예; 6개월 정도)으로 수행하여야 한다.

마. 생식발생독성시험

투여된 세포가 생식선 및 생식기관에 분포(생착, 분화 등)되지 않으며 생식선 및 생식기관에서 이상이 확인되지 않은 경우, 생식발생독성시험을 수행하지 않을 수 있다.

바. 기타 독성시험

(1) 면역독성시험

세포(예; 동종세포) 등에 의해 면역반응을 일으킬 가능성이 있는 경우 면역독성시험이 필요할 수 있으며 단회 또는 반복투여독성시험 등의 일부분으로 수행할 수 있다.

(2) 국소내성시험

적절한 동물종을 이용하여 주사부위의 상세한 임상, 병리학적 평가 등을 실시하는 국소내성시험이 필요할 수 있으며 단회 또는 반복투여독성시험 등의 부분으로 수행할 수 있다.

6. 약리작용에 관한 자료

가. 효력시험

적절한 동물종으로 질환동물모델을 이용한 효력시험이 필요하며 원칙적으로 시험관내 효력시험과 시험동물을 이용한 효력시험이 요구된다.

나. 안전성 약리시험

세포 또는 세포에서 분비된 활성물질이 중추신경계, 심혈관계, 호흡기계 등에 바람직하지 않은 잠재적인 약력학적 영향이 예측되는 경우 안전성약리시험이 필요할 수 있다.

다. 흡수·분포·대사·배설시험 자료

적절한 동물종을 이용하여 투여된 세포의 조직내 분포, 지속성 등을 확인할 수 있는 시험을 수행하여야 한다. 시험방법 및 평가기준 등은 과학적·합리적으로 타당성이 인정되어야 한다.

7. "피하지방결손부위의 개선"을 목적으로 지방세포를 최소한의 조작으로 제조한 자가세포 치료제의 경우 자료번호 2, 3의 자료로 자료번호 6의 자료를 갈음할 수 있다.

8. 이미 허가된 품목과 유효성분 및 투여경로는 동일하나 제조방법을 개선한 경우, 허가된 품목과의 비교시험 등을 통해 동등 이상임을 입증할 수 있는 자료로 자료번호 4부터 6의 자료를 갈음할 수 있다.

9. 임상시험성적에 관한 자료

가. 자가세포 치료제의 경우 자료번호 6, 나의 자료를 면제한다.

나. 자가연골세포 치료제 및 자가피부세포 치료제의 경우, 임상시험성적에 관한 자료 중 치료적확증임상시험성적에 관한 자료는 시판 후 제출하도록 할 수 있으며, 이 경우 이미 허가된 품목(치료적확증임상시험 실시에 대한 허가조건이 삭제된 경우)과 동일하거나 이미 허가된 적응증과 발생원인, 과정, 결과가 유사한 적응증을 효능·효과에 추가하고자 하는 경우에는 임상약리시험 및 치료적탐색임상시험 성적에 관한 자료를 제출하지 아니하도록 할 수 있다.

다. 자가세포 치료제의 경우 해당 품목으로 수행한 연구자 임상시험 자료 또는 전문학회지에 게재된 자료로서 안전성이 확보된 경우, 초기 안전성 임상시험 자료로 갈음할 수 있다.

[별표 3] 유전자 치료제의 제출자료

(제6조, 제23조제1항, 제27조 관련)

자료번호[1] / 구분	1[2]	2															3						4[3]						5				6		7	8
		가								나							가			나			가	나	다	라	마	바	가[4]	나	다[5]	라	가	나		
		(1)	(2)	(3)	(4)	(5)	(6)	(7)	(8)	(1)	(2)	(3)	(4)	(5)	(6)	(7)	(1)	(2)	(3)	(1)	(2)	(3)														
유전자 치료제	○	○	○	○	○	○	○	△	○	○	○	○	○	○	△	○	○	△	△	○	△	△	○	○	△	△	△	△	○	△	△	△	○	△	○	△

주: 1. 자료번호 1부터 8까지는 제6조제1항 제1호부터 제8호까지의 자료를 말한다.

2. 기원 또는 발견 및 개발경위에 관한 자료

제7조제1호 및 적용할 대상질환에 대한 간략한 소개, 신청한 의약품을 선택한 이론적 근거 및 현재 치료가능한 방법에 대해서 기술한 자료

3. 독성시험에 관한 자료

가. 단회투여 독성시험

원칙적으로 임상적용 경로의 단회투여독성시험을 실시하여야 한다. 전신노출이 최대화 될 경우의 독성을 조사하기 위하여, 임상적용경로 외에 비경구 투여경로를 이용한 단회투여독성시험을 실시하여야 한다. 다만, 전신으로 순환되지 않고 국소적으로 잔류한다고 판단되면 비경구 단회투여 독성시험을 생략할 수 있다. 적절한 동물종 1종에 대해서 실시할 수 있으며, 중대한 독성이 발현되거나 필요하다고 판단될 경우 추가종에 대해 실시할 수 있다.

나. 반복투여 독성시험

반복투여 독성시험은 환자에게 반복 투여되는 경우에 실시하여야 하며, 투여경로, 투여방법, 투여빈도 및 투여기간 등은 임상의 경우와 동일 또는 유사하여야 한다. 임상투여기간이 장기간일 경우 일반적으로 6개월 반복투여독성시험을 실시하여야 한다. 회복군의 기간은 유전자 치료제의 발현과 잔류기간에 근거하여 설정되어야 한다. 벡터, 도입된 핵산과 발현되는 유전자와의 상관성을 보기 위하여 동일한 시험 내에서 약물동태학적지표 또는 조직분포지표를 조사하는 것이 바람직하다. 적절한 동물 종 1종에 대해서 실시할 수 있으며, 중대한 독성이 발현되거나 필요하다고 판단될 경우 추가종에 대해 실시할 수 있다.

다. 유전독성시험

일반적인 유전독성시험은 유전자 치료제에는 적용되지 않는다. 그러나 특정 불순물이나 유전자 전달계의 구성성분에 관하여 새로운 개념의 유전독성시험이 요구된다. 투여한 유전자의 숙주 염색체로의 삽입여부, 표적조직이나 장기 외에서의 검출, 발현, 발현의 지속여부를 확인해야 한다. 투여 유전자의 숙주염색체로의 삽입돌연변이 여부는 세포의 형태적, 기능적, 성장에 있어서의 변화를 통해 알 수 있으며 이를 위한 다양한 세포주를 사용한 생체외시험이 포함된다. 골수 또는 말초혈액에서의 세포유전학적 시험을 이용한 유전자의 분포와 이상발현지속에 관한 자료도 요구된다.

라. 발암성시험

일반적인 발암성시험을 실시할 필요는 없으나, 성장인자, 성장인자 수용체의 장기적인 발현 또는 면역조절제와 같은 경우에는 발암성시험이 고려되어야 한다.

마. 생식·발생 독성시험

생식선 및 생식기관에서의 발현 및 발현지속에 관한 자료가 요구된다. 생식선 및 생식기관에서 발현되지 않는다면 수태능 및 일반생식독성시험이 필요하지 않을 수 있으며 생식선과 생식기관의 조직병리학적 자료(예; 반복투여독성시험 자료)로서 대체할 수 있다. 유전자 치료제가 생식선 및 생식기관에서 발현되는 경우에는 수태능 및 일반생식독성시험을 실시하여야 하며, 임부 및 가임여성에 사용되어 임신의 유지나 태아발생 등에 위해한 영향을 미칠 가능성이 있을 경우에는 배·태자 발생 및 출생 전·후 발생시험을 실시하여야 한다.

바. 기타독성시험

1) 면역독성시험

도입유전자의 발현산물 및 벡터에 함유되는 단백질 등에 의한 항원성 유발 및 그 외의 바람직하지 않은 면역반응을 일으킬 가능성에 관한 자료가 요구된다. 또한 적당한 동물모델이 가능한 경우에는 세포의 공여자와 수여자 간의 항원적 차이점과, 이식된 세포에 대한 면역 또는 알레르기 반응 및 이 반응이 치료의 안전성에 미치는 영향평가, 자가면역반응 및 이식세포와 숙주세포간 반응에 관한 자료가 요구된다.

2) 국소반응성시험

적절한 동물종을 이용하여 주사부위의 상세한 임상, 병리학적 평가등을 실시하는 국소반응성 시험이 필요할 수 있다.

그러나, 임상에 적용되는 제품의 조성 및 투여경로를 이용한 전임상시험이 이미 수행되었다면 별도의 국소반응성 시험은 생략할 수 있다.

4. 효력시험 자료

가. 유전자도입 배양세포를 이용한 시험자료:

1) 실험계획의 개요
2) 배양세포의 유전자도입효율과 도입유전자의 구조와 안정성
3) 배양세포에서의 도입된 유전자의 기능적 분석 및 실험의 전체적인 평가

나. 실험동물을 이용한 시험자료:

1) 실험 계획의 개요
2) 실험동물로의 유전자 도입의 효율과 도입유전자의 구조와 안정성
3) 실험동물에 도입된 유전자의 기능적 분석 및 실험동물에 대한 유전자 도입 실험결과에 대한 평가

5. 흡수 · 분포 · 대사 · 배설시험 자료

유전자 치료제의 흡수, 분포 등 체내동태에 관한 실험결과와 유전자 도입세포의 생존기간을 기술한 시험자료, 또한 생체 외(ex-vivo)의 유전자 치료제가 어떤 특정조직(세포)에 도달할 필요가 있을 경우에는 생체내 목적하는 부위에 분포됨을 기술한 시험자료

[별표 4] 의약품 국제공통기술문서 작성방법(제8조제1항 관련)

국제조화회의(ICH, International Conference on Harmonization of Technical Requirements for Registration of Pharmaceuticals for Human Use)의 의약품국제공통기술문서(CTD, Common Technical documents)는 다음의 내용에 유의하여 작성한다.

국제공통기술문서 전반에 걸친 정보의 배열은 자료 검토를 용이하게 하고 심사자가 신청내용의 신속한 이해를 돕기 위해 모호해서는 아니 되며 명료해야 한다. 문서의 본문과 표는 A4용지에 인쇄될 수 있도록 여백을 주어 준비되어야 한다. 제본 시 내용이 가려지지 않도록 왼쪽여백을 주어야 한다. 영문의 경우에는 Times New Roman의 12포인트(한글의 경우는 신명조, 12포인트)로 서술적 내용을 기술할 때 권고된다. 모든 페이지에 페이지 번호를 기재한다. 각 부 내에서 이용되는 머리글자 또는 약어는 도입 부분에서 정의하여야 한다. 참고문헌은 "thc Uniform requirements for biomedical journals, International committee of medical journal editors(ICEMJE)"의 최신판에 제시된 방법에 따라 인용되어야 한다. 또한 제2부 기재 시 제3부, 제4부, 제5부의 각 제출 자료와의 관련사항을 분명히 하며, 제2부는 제출 시 한글로 작성하는 것을 원칙으로 한다. 다만, 표 등에 대해서는 원문이 영어로 기재된 것은 영문으로 기재할 수 있다. 제3부, 제4부 및 제5부는 원문이 영어로 기재된 것이면 원문을 제출해도 되며, 제3부, 제4부 및 제5부는 원문이 영어로 된 것에 대해서는 한글요약문을 제출할 필요는 없다.

부 록 2

임상시험용 생물의약품 품질평가 가이드라인

(CTD 형식에 따른 품질(CMC) 자료 구비 기준)

-식품의약안전처 가이드라인 B1-2013-3-006 (2013. 9 개정)

이 가이드라인은 식품의약품안전처에서 수행한 연구사업 결과와 관련 업계의 이해관계자 및 산학연 전문가의 의견을 반영하여 현재의 과학기술 수준에서 임상시험용 생물의약품 품질평가에 대한 일반적인 원칙과 방법을 제시하고자 작성되었다.
생물의약품에 대한 심사 경험과 전문가의 의견에 근거하여 식품의약품안전처의 최근 견해를 기술하였으며, 향후 과학기술의 발전에 따라 추가적으로 수정될 수 있다.
또한 본 가이드라인은 법적 효력이 있는 사항이 아니며, 개별 사항에 따라 다르게 해석할 수 있다.

임상 단계별 품질평가 자료 작성의 원칙

임상시험계획 승인 신청 시 제출되는 품질에 대한 자료는 개발 단계별로 가능한 범위까지 제출하는 것을 원칙으로 한다. 임상 단계별로 제출되어야 하는 최소한의 자료는 아래 원칙을 고려하여 작성되어야 한다.

임상약리시험(1상) 승인 신청 시 임상시험용의약품의 품질에 대한 자료는 시험대상자의 안전성을 확보하는데 주안점을 두고 작성되어야 하며 인체에 대한 안전성 여부를 평가하는데 필요한 정보를 제공해야 한다. 치료적탐색임상시험(2상) 시 제출되는 자료는 시험대상자의 안전성을 추가 확보하는데 주안점을 두고 작성되어야 하며 각 항에서 임상약리시험 승인 이후 변경되거나 추가된 사항을 기재한다. 치료적확증임상시험(3상) 단계에서는 장기 투여에 따른 시험대상자의 안전성을 안정적으로 확보하는데 주안점을 두고 작성되어야 하며 각 항에서 치료적 탐색임상시험 승인 이후 변경되거나 추가된 사항을 기재한다.

유전자재조합기술을 이용한 백신과 혈장분획제제의 경우, 제제의 특성을 고려하여 유전자재조합의약품에 대한 내용을 함께 참고할 수 있다.

가이드라인의 항목 번호는 국제조화를 위하여 IMPD 항목 순서를 따랐고 이에 **S**(substance)는 원료의약품, **P**(Product)는 임상시험용의약품(완제의약품), **A**(Additional information)는 추가 자료, **R**(Regional information)은 지역별 정보를 나타내고 있다.

제1부 유전자재조합의약품

S. 원료의약품

S.1. 일반정보

S.1.1. 명칭

▶ 아래 항목에 대한 명칭 중 하나 이상을 기재한다.
- 국제 일반 명칭(INN, International Nonproprietary Names for Pharmaceutical Substances)
- 공정서 수재 명칭
- 화학명
- 회사 및 연구소의 코드
- 일반명

S.1.2. 구조

▶ 아미노산 구조식, 분자식, 분자량 등의 정보를 기재한다.

▶ 치료적확증임상시험의 경우 당화 위치 또는 다른 전사 후 변형(post translational modification)을 포함하는 아미노산 서열 등의 정보를 추가한다.

S.1.3. 일반적 특성

▶ 원료의약품의 물리화학적, 생물학적, 면역학적 특성 등에 대해 기재하고 예상되는 작용기전(mechanism of action)을 기술한다.

S.2. 제조

S.2.1. 제조원

▶ 제조 및 시험에 관련된 모든 제조원, 수탁 업체 등의 명칭, 주소, 책임 부과 범위를 기재한다.

S.2.2. 제조공정 및 공정 관리

▶ 제조방법에 대해 사용된 시약, 용매, 기기 등을 포함하여 단위공정 별로 기재하고 공정중 관리(In-Process Control) 등이 포함된 제조공정도를 제출한다.

▸ 원료의약품 배치의 크기 및 생산 규모에 대한 정보를 기재한다.

▸ 재가공 과정이 있을 경우 그 타당성에 대하여 기술한다.

S.2.3. 원료 관리

▸ 제조에 사용된 원료 물질, 출발 물질, 시약, 용매 등을 포함하는 물질의 종류 및 용도를 포함한 목록을 작성하고 이에 대한 품질관리 기준(예; 공정서, 자사 기준 등)을 제시한다.

▸ 생물유래 원료에 대한 아래 정보를 제출한다.

- 종류, 기원, 제조원, 사용되는 제조 단계, 용도, 사용 적합성 등
- 바이러스 안전성 정보에 대한 요약자료('세포주로부터 개발한 생물공학제제의 바이러스안전성 평가 가이드', '생물의약품의 생산에 사용되는 세포기질 관리 가이드라인' 참고)
- 사람 알부민 혈청 등 인체 유래 성분을 사용하였다면 적합한 혈청 사용 여부, 임상시험용인지 연구용인지 확인, 시험성적서 등의 정보(허가된 의약품인 경우 이로 갈음할 수 있음)
- 반추동물 유래 성분인 경우 전염성해면상뇌증(TSE, Transmissible Spongiform Encephalopathy) 감염을 방지하기 위한 원료 선택(기원 동물의 명칭, 출생, 성장 및 도살된 지역에 관한 정보, 연령, 사용 부위 등)과/또는 처리방법 또는 미감염을 입증할 수 있는 증명서

▸ 세포 기질의 기원, 유래 및 생성과 관련하여 세포 기질의 유래, 마스터세포은행을 만들기 위한 발현구조체의 분석 자료 등을 제출한다('유전자재조합의약품 생산용 세포의 발현구조체 분석 및 안정성 평가 가이드' 참고).

▸ 세포은행시스템에 대하여 세포은행 특성분석, 세포은행 관리 등에 관한 자료를 제출한다('생물의약품의 생산에 사용되는 세포기질 관리 가이드라인' 참고).

S.2.4. 주요 공정 및 중간체 관리

▸ 제조공정 중 제품의 품질과 안전성에 영향을 미칠 수 있는 주요 공정에 대한 허용 기준 및 시험방법에 대한 사항을 개발 중 가능한 범위에서 기재한다.

▸ 필요시 중간체(intermediates)에 대한 품질 관리 정보(저장 기간, 저장 조건, 시험 결과 등)를 기재한다.

S.2.5. 공정 검증 및 평가

▸ 임상 단계에서 해당 자료의 제출을 생략 또는 가능한 범위에서 제출할 수 있으나, 안전성 측면에서 바이러스 제거 검증 등 주요공정에 대한 타당성 자료를 제출한다(예; 임상약리시험 단계에서 레트로바이러스 제거 검증 요약자료 등).

S.2.6. 제조공정 개발

▸ 제조공정은 개발 단계에서 가능한 내용을 작성한다.

▸ 제출 단계 별로 그 전 단계와 비교하여 제조공정에 변경 사항이 있는 경우 변경대비표와 변경사유, 변경 전·후 공정 간의 비교동등성을 설명하는 자료를 제출한다(예; 변경 전·후 공정으로 생산한 각 1배치에 대한 배치 분석 결과 및 가능한 범위의 특성분석자료 등). 기타 자세한 사항은 '생물의약품의 제조방법 변경에 따른 비교동등성 평가 가이드라인'을 참고한다.

S.3. 특성

S.3.1. 구조 및 기타 특성

▸ 임상약리시험 단계에서 구조식, 분자식, 분자량, 생물학적 활성 등의 정보를 작성한다.

▸ 치료적탐색임상시험 단계에서 일차 구조, 생물학적 활성, 순도 및 면역화학적 특성에 대한 사항을 포함하여 작성하고 이차 구조 및 고차 구조, 해독 후 구조(예; 당화 구조)는 가능한 범위 내에서 작성한다.

▸ 치료적확증임상시험 단계에서 일차 구조, 생물학적 활성, 순도 및 면역화학적 특성, 이차구조 및 고차 구조, 해독 후 구조(예; 당화구조)에 대하여 상세히 작성한다.

▸ 자세한 사항은 '생물학적제제 등의 품목허가·심사 규정'과 '생명공학의약품·생물학적제제의 규격 설정에 관한 가이드'를 참고한다.

S.3.2. 불순물

▸ 제조공정 및 제제 관련 불순물에 대한 종류 및 허용 기준을 생산 배치 시험 결과 및 안정성시험 자료(가속 및 가혹시험 포함) 등을 고려하여 설정한다.

S.4. 원료의약품의 관리

S.4.1. 기준

▸ 원료의약품에 대해 아래 항목을 포함하여 시험 항목 및 허용 기준을 기재한다.

▶ 확정된 기준일 필요는 없으나 예비 기준의 설정이 요구된다.
- 성상
- pH
- 무균시험 또는 미생물한도시험
- 발열성물질시험 또는 엔도톡신시험
- 확인시험
- 순도시험
- 역가시험
- 함량시험

▶ 치료적탐색임상시험 또는 치료적확증임상시험의 경우 이전 단계에서 설정된 기준이 현재단계에 적합한지 검토가 이루어져야 한다.

S.4.2. 시험방법

▶ 설정된 시험 항목에 대한 시험방법을 기재한다. 공정서에 수재된 경우에는 이를 근거자료로 기재한다.

S.4.3. 시험방법의 검증

▶ 임상약리시험 단계에서는 해당 자료의 제출을 생략할 수 있다.

▶ 치료적탐색임상시험이나 치료적확증임상시험 단계에서는 식품의약품안전처에서 인정하는 공정서에 수재되었거나 공인된 시험방법이 아닌 경우 가능한 범위에서 시험방법의 검증자료를 제출한다. 검증자료는 요약된 표 형태로 제출할 수 있다.

S.4.4. 배치 분석

▶ 원료의약품의 배치에 대한 정보(배치 번호, 배치 크기, 제조일, 제조원, 생산 목적 등) 및 시험 결과를 요약된 표로 제출한다.

▶ 이전 임상 단계에 사용된 배치에 대한 시험 결과를 함께 표로 제출한다.

S.4.5. 기준 설정 근거

▶ 기준 설정 근거에 대해 간략히 기재한다. 근거자료로서 배치 시험 결과, 안정성시험 결과, 시험방법 등이 포함될 수 있다.

▶ 임상 초기 단계에서는 제조 경험이 충분하지 않아 예비 기준으로 설정할 수 있으나, 안전성 관련 시험의 경우는 임상 초기부터 제조공정과 임상적 사용을 충분히 고려하여

근거를 제시해야 한다.

▶ 임상 진행에 따라 기준이 변경될 경우 타당성에 관한 자료를 제출한다.

S.5. 표준품 또는 표준물질

▶ 시험에 사용된 표준품 또는 표준물질에 대해 간략히 기재한다. 근거자료로서 제조방법, 품질관리시험 결과를 제출한다.

▶ 공인된 표준품(국제 또는 국가표준품)이 존재하는 경우 자사표준품을 공인된 표준품에 대하여 보정한다.

▶ 공인된 표준품이 없는 경우 시생산품을 표준품으로 설정할 수 있으며 개발 초기에 자사표준품을 설정할 것이 권장된다.

▶ 개발 과정 중 표준품이 변경, 추가된 경우 변경 전 표준품과의 관계 및 적합성에 관한 자료를 제출한다.

S.6. 용기 및 포장

▶ 원료의약품을 보관하는데 사용되는 용기의 재료, 용량, 크기 등에 대해서 기재한다.

▶ 치료적탐색임상시험 또는 치료적확증임상시험 단계에서 원료의약품을 보관하는데 사용되는 용기의 재료, 규격, 용량, 크기 등에 변경 사항이 있는 경우 이를 기재한다.

S.7. 안정성

▶ 임상시험 실시기간 동안 원료의약품의 안정성을 입증하기 위하여 안정성시험 자료를 제출한다.

▶ 제출 자료는 안정성시험 항목 및 시험방법에 대해 간략히 기재하고 배치 정보(배치 번호, 배치 크기, 제조일, 제형 등), 시험 결과를 요약된 표로 제출한다.

▶ 원료의약품의 사용기간은 1배치 이상의 장기보존시험 자료에 근거하여 설정하는 것이 원칙이나 사용기간 설정이 어려운 경우, 사용기간 대신 안정성시험계획서를 제출하고 재검사일자로 설정할 수 있다. 이러한 경우 계획서에 따른 장기보존시험 결과가 부적합할 때에는 즉시 식품의약품안전처에 보고하여야 한다.

P. 임상시험용의약품

P.1. 임상시험용의약품의 개요와 조성

▸ 임상시험용의약품의 주성분과 첨가제에 대하여 단위 용기(질량 또는 용량) 중 각각의 배합목적, 성분명, 규격, 분량, 단위를 기재한다.

P.2. 개발 경위

▸ 임상시험용의약품의 제형 선택 이유를 포함하여 개발 경위를 기재한다.

▸ 이전 임상 단계와 비교하여 제형(formulation), 투여 형태(dosage form), 충전 등 제조공정의 변경 사항이 있는 경우 변경대비표와 변경 사유, 변경 전·후 공정 간의 비교동등성을 설명하는 자료를 제출한다. 기타 자세한 사항은 '생물의약품의 제조방법 변경에 따른 비교 동등성 평가 가이드라인'을 참고한다.

P.3. 제조

P.3.1. 제조원

▸ 임상시험용의약품의 제조 및 시험에 관련된 모든 제조원, 수탁 업체 등의 명칭, 주소, 책임부과 범위를 기재한다.

P.3.2. 배치 조성

▸ 배치 조성은 제조과정에서 사용되는 원료의약품 및 첨가제의 모든 조성, 과다 투입량을 포함하여 배치 당 분량, 규격을 기재한다.

P.3.3. 제조공정 및 공정 관리

▸ 제조방법에 대해 제형화, 여과, 충전, 포장, 저장 및 출하를 포함하여 단위공정별로 간략히 기재하고 공정 중 관리(In-Process Control) 등이 포함된 제조공정도를 제출한다.

▸ 배치의 크기 및 생산 규모에 대한 정보를 기재한다.

▸ 치료적확증임상시험의 경우 임상시험용의약품의 배치 크기를 결정할 때 허가 신청 시 실제 생산 규모에 대해 고려하여야 한다.

▸ 재가공 과정이 있을 경우 그 타당성에 대하여 기재한다.

P.3.4. 주요 공정 및 반제품 관리

▶ 제조공정 중 제품의 품질과 안전성에 영향을 미칠 수 있는 주요 공정에 대한 허용 기준 및 시험방법에 대한 사항을 개발 중 가능한 범위에서 기재한다.

▶ 필요시 중간체(intermediates)에 대한 품질 관리 정보(저장 기간, 저장 조건, 시험 결과 등)를 기재한다.

P.3.5. 공정 검증 및 평가

▶ 각 임상시험 단계에서 해당 자료는 생략 또는 가능한 범위에서 제출할 수 있으나, 무균공정 등 안전성 관련 주요 공정에 대한 타당성 자료를 요약 형태로 제출한다.

P.4. 첨가제 관리

P.4.1. 기준

▶ 첨가제에 대한 기준을 간략히 기재한다.

P.4.2. 시험방법

▶ 설정된 시험 항목에 대한 시험방법을 기재한다. 공정서에 수재된 경우에는 이를 근거자료로 기재한다.

P.4.3. 시험방법의 검증

▶ 임상 시험 단계에서는 해당 자료의 제출을 생략할 수 있다.

P.4.4. 기준 설정 근거

▶ 공정서 이외의 기준 설정 근거에 대해 간략히 기재한다.

P.4.5. 사람 또는 동물 유래의 첨가제

▶ 사람 또는 동물 유래의 첨가제를 사용할 경우 잠재적 오염에 대한 위해평가 정보를 아래 항목을 포함하여 제출한다.

- 첨가제의 기원, 규격 및 시험방법, 바이러스 안전성 정보에 대한 요약('세포주로부터 개발한 생물공학제제의 바이러스 안전성 평가 가이드' 참고)
- 사람 알부민 혈청 등 인체 유래 물질을 첨가제로 사용하였다면 적합한 혈청 사용 여부, 임상시험용인지 연구용인지 확인, 시험성적서 등의 정보. 사용 물질이 허가된 의약품인 경우 이로 갈음할 수 있다.

- 반추동물 유래 성분인 경우 전염성해면상뇌증(TSE, Transmissible Spongiform Encephalopathy) 감염을 방지하기 위한 원료 선택(기원 동물의 명칭, 출생, 성장 및 도살된 지역에 관한 정보, 연령, 사용 부위 등)과/또는 처리방법 또는 미감염을 입증할 수 있는 증명서를 제출한다.

P.4.6. 새로운 첨가제

▶ 임상시험용의약품에 처음으로 사용되거나 새로운 투여 경로로 사용되는 첨가제에 대해서는 안전성을 입증하는 자료(비임상시험 및 임상시험 자료) 및 제조, 특성, 규격, 배합 목적 및 용도에 대한 사항을 'S. 원료의약품'항의 양식에 따라 기재한다.

P.5. 임상시험용의약품의 관리

P.5.1. 기준

▶ 임상시험용의약품에 대해 아래 항목을 포함하여 시험 항목 및 기준을 기재한다.

▶ 확정된 기준일 필요는 없으나 예비 기준의 설정은 요구된다.

- 성상
- pH
- 무균시험 또는 미생물한도시험
- 불용성이물시험
- 불용성미립자시험
- 발열성물질시험 또는 엔도톡신시험
- 이상독성부정시험 : 제품의 특성에 따라 설정한다.
- 건조감량 또는 함습도 : 제품의 특성에 따라 설정한다.
- 확인시험
- 순도시험
- 역가시험
- 함량시험

▶ 치료적탐색임상시험 또는 치료적확증임상시험의 경우 이전 단계에 설정된 기준이 현재 단계에 적합한지 검토가 이루어져야 한다.

P.5.2. 시험방법

▶ 설정된 시험 항목에 대한 시험방법을 기재한다. 공정서에 수재된 경우에는 이를 근거자

료로 기재한다.

P.5.3. 시험방법의 검증

- 임상약리시험 단계에서는 해당 자료의 제출을 생략할 수 있다.
- 치료적탐색임상시험이나 치료적확증임상시험 단계에서는 식품의약품안전처에서 인정하는 공정서에 수재되었거나 공인된 시험방법이 아닌 경우 가능한 범위에서 시험방법의 검증자료를 제출한다. 검증자료는 요약된 표 형태로 제출할 수 있다.

P.5.4. 배치 분석

- 임상시험용의약품 배치에 대한 정보(배치 번호, 배치 크기, 제조일, 제조원, 생산 목적 등) 및 배치에 대한 시험 결과를 요약된 표로 제출한다.
- 이전 임상 단계에 사용된 배치에 대한 시험 결과를 함께 표로 제출한다.

P.5.5. 불순물의 특성

- 'S.3.2. 불순물'항에 기재되지 않은 추가적인 불순물이 있을 경우 이에 대해 간략히 기재한다.

P.5.6. 기준 설정 근거

- 기준 설정 근거에 대해 간략히 기재한다. 근거자료로서 배치 시험 결과, 안정성시험 결과, 시험방법 등이 고려된다.
- 임상시험용의약품의 기준은 일반적으로 원료의약품에 근거하여 설정된다.

P.6. 표준품 또는 표준물질

- 'S.5. 표준품 또는 표준물질'항에 기재된 표준품 또는 표준물질의 경우 생략할 수 있다. 그렇지 않은 경우 'S.5.'항에 따른 자료를 제출한다.

P.7. 용기 및 포장

- 임상시험용의약품을 보관하는데 사용되는 용기의 재료, 용량, 크기 등에 대해서 기재한다.
- 치료적확증임상시험의 경우 임상시험용의약품을 보관하는데 사용되는 용기에 대해서 재료의 선택, 습기와 빛으로부터 보호, 직접 용기 구성 성분과 의약품과의 적합성, 직접

용기 구성 재료의 안전성, 성능 등을 기술하는 것이 권고된다.

P.8. 안정성

- 임상시험 실시기간 동안 임상시험용의약품의 안정성을 입증하기 위하여 안정성시험 자료를 제출한다.
- 제출 자료는 안정성시험 항목 및 시험방법에 대해 간략히 기재하고 배치 정보(배치 번호, 배치 크기, 제조일, 제형 등), 시험 결과를 요약된 표로 제출한다.
- 임상시험용의약품의 사용기간은 1배치 이상의 장기보존시험 자료에 근거하여 설정하는 것이 원칙이나 사용기간 설정이 어려운 경우, 사용기간 대신 안정성시험계획서를 제출하고 재검사 일자로 설정할 수 있다. 이러한 경우 계획서에 따른 장기보존시험 결과가 부적합할 때에는 즉시 식품의약품안전처에 보고하여야 한다.

A. 위약 또는 대조약

- 위약 또는 대조약을 사용할 경우 원료약품 및 그 분량, 제조원, 구조결정 · 물리화학적 · 생물학적 성질에 관한 자료(제조방법, 기준 및 시험방법, 품질관리시험 결과, 안정성시험 자료 등)를 제출한다.
- 다만, 위약 또는 대조약을 구매하여 사용하는 경우 일부 자료를 생략할 수 있다.

R. 지역별 정보

- 유전자변형생물체를 이용하여 국내에서 임상시험용의약품을 제조하는 경우에는 해당 유전자변형생물체의 위해성 평가에 필요한 자료를 제출한다(「생물학적제제 등의 품목허가 · 심사 규정」 [별표 14]에 따라 작성).

제2부 유전자치료제

S. 원료의약품

S.1. 일반정보

S.1.1. 명칭

▸ 아래 항목에 대한 명칭 중 하나 이상을 기재한다.

- 국제일반명칭(INN, International Nonproprietary Names for Pharmaceutical Substances)
- 공정서 수재 명칭
- 회사 또는 연구소 코드
- 일반명(재조합 ○○○ 벡터, ○○○ 바이러스, ○○○ 세포 등)

S.1.2. 구조

▸ 벡터의 구조, 크기, 분자량 또는 세포의 종류 및 형태 등의 정보를 기재한다.

S.1.3. 일반적 특성

▸ 원료의약품의 물리화학적, 생물학적, 면역학적 특성 등에 대해 기재하고 예상되는 작용기전(mechanism of action)을 기술한다.

S.2. 제조

S.2.1. 제조원

▸ 제조 및 시험에 관련된 모든 제조원, 수탁 업체 등의 명칭, 주소, 책임 부과 범위를 기재한다.

S.2.2. 제조공정 및 공정관리

▸ 제조방법에 대해 사용된 시약, 용매, 기기 등을 포함하여 단위공정 별로 기재하고 공정중 관리(In-Process Control) 등이 포함된 제조공정도를 제출한다.

▸ 원료의약품 배치의 크기 및 생산 규모에 대한 정보를 기재한다.

1) 배치와 배치 크기의 정의

- 배치번호, 제조일 등의 정보, 회수물 또는 중간체에 대한 모든 풀링 및 배치 크기에 대한 정보를 포함하는 배치 번호 부여 시스템

2) 벡터의 생산 및 정제

- 배양 절차, 혈청, 성장 인자 등 사용된 배양액의 성분, 세포 증식 동안 사용된 항생제 등
- 벡터 생산물의 생산 동안 필요한 세포 계대배양 횟수 및 세포 접종 농도
- 제작 과정에 따른 정제단계(예; 원심분리, 컬럼정제, 밀도구배 등)

3) 세포 배양과 회수

- 세포은행 및 바이러스은행에 대한 시험결과는 아래 사항을 포함하여 요약된 표로 작성한다.

① *Ex vivo* 유전자 변형 자가유래 또는 동종유래 세포

i) 세포의 수집, 가공, 배양 조건 및 방법

- 수집된 세포의 용량과 세포수
- 가공(효소 처리 등) 단계, 세포 선별(분리) 단계 및 장치(밀도구배 등)
- 배양기에 대한 기술 및 배양시스템의 개폐 여부

ii) *Ex vivo* 유전자변형

- 형질전환, 형질도입 및 감염 등 유전자 변형 공정
- 세포의 선별 방법, 시약 및 장치
- 유전자변형 후 세포가 배양되는 경우 배양 조건 및 시간

iii) 방사선 조사

- 방사선 조사 후 세포가 복제는 불가능하나 임상적으로 요구되는 특성을 유지하는 것을 입증하는 자료 및 방사선 조사원에 대한 정보

4) 최종원액 수집

- 세척 조건 및 세척액에 대한 사항을 포함하여야 하며 최종수집물이 저장되는 경우 저장조건 및 저장 기간에 대해 기재한다.
- 공정 소요 기간 및 중간 산물의 보관에 대해 아래의 사항을 고려하여 기재한다.
  - 각 공정에 소요되는 예측 시간, 공정 단계 사이의 소요시간 및 보관조건
  - 저장되는 원액(bulk harvest)의 안정성 확보를 위한 절차
  - 공정 중 제품이 냉동 보관되는 경우 냉동 이전 및 해동 이후 비교 분석

5) 충전, 저장 및 운반(출하)

- 첨가제의 유래, 공급자 및 최종 농도 등의 정보, 최종제품의 세포 밀도 및 농도, 벡터 농도에 대하여 기재하고 임상시험기관으로 동결 상태로 운송되는 경우 운송단계에 대한 기술 및 해동 시 일관성이 유지됨을 보여주는 결과를 제출한다.

S.2.3. 원료 관리

▶ 제조에 사용된 원료 물질, 출발 물질, 시약, 용매 등을 포함하는 물질의 종류 및 용도를 포함한 목록을 작성하고 이에 대한 품질관리 기준(예; 공정서, 자사 기준 등)을 제시한다.

▶ 제조에 사용된 벡터, 세포은행 등에 대하여 아래사항을 참고하여 기재한다.

1) 벡터

- 제한효소 등의 유전자지도, 벡터 생산 시 사용된 모든 벡터와 삽입 유전자의 정보, 프로모터 등의 조절유전자의 위치 및 선별마크에 대한 정보를 기재한다.(벡터 도식(vector diagram) 포함)
- 40kb 이하의 벡터에 대한 염기서열 분석 시 아래사항을 참고하여 모든 염기서열을 분석하고 분석방법을 기재한다.
    - 염기서열분석 결과 요약, 벡터의 구성 유전자에 대한 기원, 기능 및 벡터 제작 또는 확인시험 시 사용된 제한효소 자리
    - 예상되는 염기서열과 실험에 의해 결정된 염기서열 간 차이에 대한 평가 및 ORF를 포함하여 예상치 못한 특정 염기서열 인자에 대한 평가
    - 마스터바이러스은행 또는 마스터세포은행 구축 단계 및 레트로바이러스 벡터의 경우 마스터바이러스은행과 패키징세포 또는 세포주를 형질전환 후 획득한 DNA로부터 염기서열 분석 수행을 권고
- 40kb 이상의 벡터는 제한효소 등의 방법으로 수행된 유전자의 크기와 염기서열 분석 결과를 요약하고, 특히 유전자 삽입부위, flanking 부위, 벡터에서 유전자 변형된 부위에 대한 염기서열 분석 결과를 포함하여 기재한다.

2) 세포

① 동종(allogenic) 및 자가(autologous) 세포 성분에 대한 일반사항

- 세포의 기원(예; 결장, 조혈, 신경, T세포) 및 가동화(Mobilization) 방법
- 수집 또는 회수방법(세포 획득 과정, 수집시설 정보, 제조시설로의 운송조건)
- 기증자 선별기준, 적격성 검사 및 선별절차가 안전하게 실시되었는지에 대한 평가

② 자가유래 세포 성분

- 기증자로부터 실시한 특정 병원체 검출 시험결과(예; HIV, CMV 등)
- 기증자가 보유할 가능성이 있는 병원성 인자가 제조과정 중 확산되는 것을 예방하는 방법, 수혜자 외의 사람에게 감염될 가능성을 확인하는 방법

③ 동종유래 세포 성분

- HIV-1, HIV-2, hepatitis B virus(HBV, surface and core antigen), hepatitis C virus(HCV), 매독균(Treponema pallidum) 및 CJD(스크리닝) 시험결과
- 살아있는 leukocyte-rich cells 또는 조직을 기증한 경우 human T-lumphotropic virus types 1 and 2(HTLV-1, HTLV-2) 및 CMV 검사결과를 포함
- 기증자의 혈청학적, 진단학적 및 임상적 병력, 다형성(polymorphism)과 human leukocyte antigen(HLA)에 따른 일치 여부를 고려
- 제대혈 또는 산모유래 물질이거나 신생아(0~27일)로부터 유래된 경우는 산모의 적합성에 관한 내용, 기증자적합성 검사방법 및 기증자의 혈청학적, 진단학적, 임상적 자료

3) 세포은행 / 바이러스은행 시스템

- 마스터세포은행, 패키징세포, 마스터바이러스은행, 제조용세포은행 및 제조용바이러스은행의 각 세포와 바이러스 은행에 대한 미생물학적 특성, 특정병원인자 감염확인 등 안전성과 관련된 시험에 대해 아래사항을 참고하여 기재한다.

① 마스터세포은행(MCB) 및 패키징 세포주

- 세포의 안정성, 확인, 순도를 확보하기 위한 시험, 마스터세포은행의 기원(history), 출처(source) 및 유래(derivation)와 특성
- 무균, 마이코플라스마, 외래성 바이러스시험(*in vivo*, *in vitro*) 등 미생물학적 특성
- 특정 병원인자 감염 확인(예; 사람유래 세포는 CMV, HIV-1, HIV-2, HTLV- 1, HTLV-2, EBV, B19, HBV 및 HCV 등)
- 동물유래 성분(예; 혈청, 혈청성분, 트립신 등)에 노출된 적이 있는 세포주에서 동물유래 유해인자에 대한 시험 및 평가결과
- 세포 및 벡터에 대한 표현형, 유전형 또는 표지자, 박테리아 세포은행의 세포주 확인, 선택마커(항생제 내성유전자) 또는 박테리오파지 시험
- 다른 종류의 세포 혼입여부에 대한 확인시험(정량적 시험)

- 세포의 활성이 치료적 특성과 관련이 있는 경우 세포활성시험(예; 활성화된 림프구, 인슐린 분비 등), 세포성숙(예; 수지상세포) 등의 확인시험
- 마스터세포은행 / 패키징 세포주의 유전적 안정성 확인시험
- 배양조건(배지, 시약 등) 및 관련 시험성적서
- 벡터의 마스터세포은행 또는 모세포로의 도입방법(예; 감염, 형질전환 등) 및 벡터 생산세포의 확립방법
- 생산세포 클론의 분석 및 선택
- 마스터세포은행 보관에 관한 정보(세포밀도, 냉동바이알 수, 저장온도, 세포은행 위치 등) 및 저장, 회수방법
- 동결보관 이후 세포 생존율 및 계대배양에 따른 유전적 또는 표현형의 안정성

② 마스터바이러스은행

- 마스터바이러스은행의 기원 및 유래
- 생산 중 사용된 원료에 대한 시험(CoA 포함), 배양 규모 확장 단계에서 사용된 배양조건
- 무균시험, 마이코플라스마 부정시험, 외래성 바이러스시험(*in vivo*, *in vitro*) 등 미생물학적 시험
- 생산세포 기원에 따른 종 특이적 병원인자 확인시험
- 복제가능바이러스(RCV) 부정시험
- 벡터와 치료용 유전자에 대한 확인시험(예; 서던블롯 등)
- 동결보관 조건(보관 장소, 보관 조건 등)

③ 제조용 세포은행 / 제조용 바이러스은행(마스터세포은행 또는 마스터바이러스은행에 비해 간략한 특성자료를 제출할 수 있음)

- *In vitro* 외래성 바이러스 부정시험
- 복제가능 바이러스(RCV) 부정시험
- 무균시험(세균 및 진균)
- 마이코플라스마 부정시험
- 일부 확인시험(예; 서던블롯, 형광표지 분석 등)

④ 생산종결세포

- 원료의약품 제조조건을 초과하여 증식한 세포에 대한 유전적 안정성 평가 결과(임상시험 중에 최소 1회 시험을 수행할 것을 권고)

▶ 제조에 사용된 시약의 품질은 가능한 허가된 임상용 등급의 시약을 사용할 것이 권장

되며 연구 등급의 시약을 사용하는 경우 기원, 안전성 및 성능(performance)을 증명할 수 있는 자료(시험성적서 등)를 제출한다. 연구 등급의 시약은 시약의 안전성과 품질을 보증하기 위해서 추가적인 시험이 요구될 수 있다.

▶ 인체투여용 제품의 제조에 있어서, 페니실린에 민감한 환자가 있을 수 있으므로, 베타락탐 계열 항생제 사용 자제가 권고된다. 사용된 경우는 사용근거(이론적 근거) 마련 및 과민반응을 예방하기 위하여 사용상 주의사항에 기재하여야 한다.

▶ 생물유래 원료·시약에 대한 아래 정보를 제출한다.

- 종류, 기원, 제조원, 사용되는 제조 단계, 용도, 사용 적합성 등
- 바이러스 안전성 정보에 대한 요약자료('세포주로부터 개발한 생물공학제제의 바이러스안전성 평가가이드', '생물의약품의 생산에 사용되는 세포기질 관리 가이드라인' 참고)
- 사람 알부민 혈청 등 인체 유래 성분을 사용하였다면, 적합한 혈청 사용 여부, 임상시험용인지 연구용인지 확인, 시험성적서 등의 정보(허가된 의약품인 경우 이로 갈음할 수 있음)
- 반추동물 유래 성분인 경우 전염성해면상뇌증(TSE, Transmissible Spongiform Encephalopathy) 감염을 방지하기 위한 원료 선택(기원 동물의 명칭, 출생, 성장 및 도살된 지역에 관한 정보, 연령, 사용 부위 등)과/또는 처리방법 또는 미감염을 입증할 수 있는 증명서

S.2.4. 주요공정 및 중간체 관리

▶ 제조공정 중 제품의 품질과 안전성에 영향을 미칠 수 있는 주요공정에 대한 허용기준 및 시험방법에 대한 사항을 개발 중 가능한 범위에서 기재한다.

S.2.5. 공정 검증 및 평가

▶ 임상 단계에서 해당 자료의 제출을 생략할 수 있으나 안전성 측면에서 바이러스 제거 검증 등 주요공정에 대한 타당성 자료는 제출한다.(예; 임상약리시험 단계에서 불순물 제거검증요약자료 등)

S.2.6. 제조공정 개발

▶ 제조공정은 개발 단계에서 가능한 내용을 작성한다.

▶ 제출 단계 별로 그 전 단계와 비교하여 제조공정에 변경 사항이 있는 경우 변경대비표와 변경사유, 변경 전·후 공정 간의 비교동등성을 설명하는 자료를 제출한다(예; 변경

전・후 공정으로 생산한 각 1배치에 대한 배치 분석 결과 및 가능한 범위의 특성분석 자료 등). 기타 자세한 사항은 '생물의약품의 제조방법 변경에 따른 비교동등성 평가 가이드라인'을 참고한다.

S.3. 특성

S.3.1. 구조 및 기타 특성

▶ 원료의약품 및 목적산물의 일반적 성질, 구조, 물리화학적 특성 및 생물학적 특성 등의 정보를 아래사항을 참고하여 기재한다.
- 벡터의 염기서열분석, 염기조성분석, 제한효소지도, 벡터지도와 특이적인 유전자변형(삽입, 치환 등), codon optimization, 바이러스 입자구조 및 세포형태
- 벡터의 크기(base pair), 분자량, 흡광계수, 분자형태분석(HPLC 등), 전기영동 양상
- 동물을 사용한 생물학적 분석, 세포에 기반한 생물학적 분석, 생체 외의 생화학적 분석
- ELISA, ELIspot assay, 웨스턴블롯 및 세포 또는 조직의 면역염색

▶ 자세한 사항은 '생물학적제제 등의 품목허가・심사 규정'과 '생명공학의약품・생물학적제제의 규격 설정에 관한 가이드'를 참고한다.

S.3.2. 불순물

▶ 제조공정 및 제제 관련 불순물에 대한 종류 및 허용 기준을 생산 배치 시험 결과 및 안정성시험 자료 등을 고려하여 설정한다.

S.4. 원료의약품의 관리

S.4.1. 기준

▶ 원료의약품에 대해 아래 항목을 포함하여 시험항목 및 허용기준을 기재한다.

▶ 확정된 기준일 필요는 없으나 예비기준의 설정이 요구된다.
- 미생물학적 시험(무균시험-세균/진균, 마이코플라스마 부정시험, 외래성바이러스 부정시험)
- 확인시험
- 순도시험(잔존오염물질, 발열성/엔도톡신)
- 역가시험

- 세포생존율, 세포수 측정시험(세포를 이용하는 경우)
- 복제가능 바이러스 부정시험

▶ 치료적탐색임상시험 또는 치료적확증임상시험의 경우 이전 단계에서 설정된 기준이 현재 단계에 적합한지 검토가 이루어져야 한다.

S.4.2. 시험방법

▶ 설정된 시험항목에 대한 시험방법을 기재한다. 공정서에 수재된 경우에는 이를 근거자료로 기재한다.

▶ 임상약리시험 및 치료적탐색임상시험 단계에서는 유전자 발현을 정량적으로 확인할 수 있는 역가시험을 설정할 수 있으며, 치료적확증임상시험 단계에서는 적절한 생물학적 활성을 측정할 수 있는 확립된 *in vivo* 또는 *in vitro* 시험을 설정할 것을 권고한다.

S.4.3. 시험방법의 검증

▶ 임상약리시험 단계에서는 해당 자료의 제출을 생략할 수 있으나, 안전성 관련 시험방법 중 공인된 시험방법이 아닌 경우 시험방법에 대한 타당성 자료를 제출한다.

▶ 치료적탐색임상시험이나 치료적확증임상시험 단계에서는 식품의약품안전처에서 인정하는 공인된 시험방법(공정서 시험법 등)이 아닌 경우 가능한 범위에서 시험방법의 검증자료를 제출한다. 검증자료는 요약된 표 형태로 제출할 수 있다.

S.4.4. 배치 분석

▶ 원료의약품의 배치에 대한 정보(배치 번호, 배치 크기, 제조일, 제조원, 생산 목적 등) 및 시험 결과를 요약된 표로 제출한다.

▶ 이전 임상 단계에 사용된 배치에 대한 시험 결과를 함께 표로 제출한다.

S.4.5. 기준설정 근거

▶ 기준 설정 근거에 대해 간략히 기재한다. 근거자료로서 배치 시험 결과, 안정성시험 결과, 시험방법 등이 포함될 수 있다.

▶ 임상 초기 단계에서는 제조 경험이 충분하지 않아 예비 기준으로 설정할 수 있으나, 안전성 관련 시험의 경우는 임상 초기부터 제조공정과 임상적 사용을 충분히 고려하여 근거를 제시해야 한다.

▶ 임상 진행에 따라 기준이 변경될 경우 타당성에 관한 자료를 제출한다.

S.5. 표준품 또는 표준물질

- 시험에 사용된 표준품 또는 표준물질에 대해 간략히 기재한다. 근거자료로서 제조방법, 품질관리시험 결과를 제출한다.
- 공인된 표준품(국제 또는 국가표준품)이 존재하는 경우 자사표준품을 공인된 표준품에 대하여 보정한다.
- 공인된 표준품이 없는 경우 시생산품을 표준품으로 설정할 수 있으며 개발 초기에 자사표준품을 설정할 것이 권장된다.
- 개발 과정 중 표준품이 변경, 추가된 경우 변경 전 표준품과의 관계 및 적합성에 관한 자료를 제출한다.

S.6. 용기 및 포장

- 원료의약품을 보관하는데 사용되는 용기의 재료, 용량, 크기 등에 대해서 기재한다.
- 치료적탐색임상시험 또는 치료적확증임상시험 단계에서 원료의약품을 보관하는데 사용되는 용기의 재료, 규격, 용량, 크기 등에 변경 사항이 있는 경우 이를 기재한다.

S.7. 안정성

- 임상시험 실시기간 동안 원료의약품의 안정성을 입증하기 위하여 안정성시험 자료를 제출한다.
- 제출 자료는 안정성시험 항목 및 시험방법에 대해 간략히 기재하고 배치 정보(배치 번호, 배치 크기, 제조일, 제형 등), 시험 결과를 요약된 표로 제출한다.
- 원료의약품의 사용기간은 1배치 이상의 장기보존시험 자료에 근거하여 설정하는 것이 원칙이나 사용기간 설정이 어려운 경우, 사용기간 대신 안정성시험계획서를 제출하고 재검사 일자로 설정할 수 있다. 이러한 경우 계획서에 따른 장기보존시험 결과가 부적합할 때에는 즉시 식품의약품안전처에 보고하여야 한다.

P. 임상시험용의약품

P.1. 완제의약품의 개요와 조성

- 임상시험용의약품의 주성분과 첨가제에 대하여 단위 용기(질량 또는 용량) 중 각각의 배합목적, 성분명, 규격, 분량, 단위를 기재한다.

P.2. 개발 경위

- 임상시험용의약품의 제형 선택 이유를 포함하여 개발 경위를 기재한다.
- 이전 임상 단계와 비교하여 제형(formulation), 투여 형태(dosage form), 충전 등 제조공정의 변경 사항이 있는 경우 변경대비표와 변경 사유, 변경 전·후 공정 간의 비교동등성을 설명하는 자료를 제출한다. 기타 자세한 사항은 '생물의약품의 제조방법 변경에 따른 비교동등성 평가 가이드라인'을 참고한다.

P.3. 제조

P.3.1. 제조원

- 임상시험용의약품의 제조 및 시험에 관련된 모든 제조원, 수탁 업체 등의 명칭, 주소, 책임부과 범위를 기재한다.

P.3.2. 배치 조성

- 배치 조성은 제조과정에서 사용되는 원료의약품 및 첨가제의 모든 조성, 과다 투입량을 포함하여 배치 당 분량, 규격을 기재한다.

P.3.3. 제조공정 및 공정관리

- 제조방법에 대해 제형화, 여과, 충전, 포장, 저장 및 출하를 포함하여 단위공정별로 간략히 기재하고 공정 중 관리(In-Process Control) 등이 포함된 제조공정도를 제출한다.
- 배치의 크기 및 생산 규모에 대한 정보를 기재한다.
- 치료적확증임상시험의 경우 임상시험용의약품의 배치 크기를 결정할 때 허가 신청 시 실제 생산 규모에 대해 고려하여야 한다.

P.3.4. 주요공정 및 반제품 관리

- 제조공정 중 제품의 품질과 안전성에 영향을 미칠 수 있는 주요 공정에 대한 기준 및 시험방법에 대한 사항을 개발 중 가능한 범위에서 기재한다.

P.3.5. 공정 밸리데이션 및 평가

- 각 임상시험 단계에서 해당 자료는 생략 또는 가능한 범위에서 제출할 수 있으나, 무균공정 등 안전성 관련 주요 공정에 대한 타당성 자료를 요약 형태로 제출한다.

P.4. 첨가제 관리

P.4.1. 기준

▸ 첨가제에 대한 기준을 간략히 기재한다.

P.4.2. 시험방법

▸ 설정된 시험항목에 대한 시험방법을 기재한다. 공정서에 수재된 경우에는 이를 근거로 기재한다.

P.4.3. 시험방법의 검증

▸ 임상 시험 단계에서는 해당 자료의 제출을 생략할 수 있다.

P.4.4. 기준설정 근거

▸ 공정서 이외의 기준 설정 근거에 대해 간략히 기재한다.

P.4.5. 사람 또는 동물 유래의 첨가제

▸ 사람 또는 동물 유래의 첨가제를 사용할 경우 잠재적 오염에 대한 위해평가 정보를 아래 항목을 포함하여 제출한다.

- 첨가제의 기원, 규격 및 시험방법, 바이러스 안전성 정보에 대한 요약('세포주로부터 개발한 생물공학제제의 바이러스 안전성 평가 가이드' 참고)
- 사람 알부민 혈청 등 인체 유래 물질을 첨가제로 사용하였다면 적합한 혈청 사용 여부, 임상시험용인지 연구용인지 확인, 시험성적서 등의 정보. 사용 물질이 허가된 의약품인 경우 이로 갈음할 수 있다.
- 반추동물 유래 성분인 경우 전염성해면상뇌증(TSE, Transmissible Spongiform Encephalopathy) 감염을 방지하기 위한 원료 선택(기원 동물의 명칭, 출생, 성장 및 도살된 지역에 관한 정보, 연령, 사용 부위 등)과/또는 처리방법 또는 미감염을 입증할 수 있는 증명서를 제출한다.

P.4.6. 새로운 첨가제

▸ 임상시험용의약품에 처음으로 사용되거나 새로운 투여 경로로 사용되는 첨가제에 대해서는 안전성을 입증하는 자료(비임상시험 및 임상시험 자료) 및 제조, 특성, 규격, 배합 목적 및 용도에 대한 사항을 'S. 원료의약품'항의 양식에 따라 기재한다.

P.5. 임상시험용의약품의 관리

P.5.1. 기준

▶ 임상시험용의약품에 대해 아래 항목을 포함하여 시험항목 및 기준을 기재한다.

▶ 확정된 기준일 필요는 없으나 예비기준의 설정이 요구된다.

- 미생물학적 시험(무균시험-세균/진균, 마이코플라스마 부정시험, 외래성 바이러스 부정시험)
- 확인시험
- 순도시험(잔존오염물질, 발열성/엔도톡신)
- 역가시험
- 세포생존율시험(세포를 이용하는 경우)
- 세포수 측정시험(세포를 이용하는 경우)
- 복제가능 바이러스(RCV) 부정시험
- 이상독성 부정시험(벡터를 이용하는 경우)

▶ 치료적탐색임상시험 혹은 치료적확증임상시험의 경우 이전 단계에 설정된 기준이 현재 단계에 적합한지 검토가 이루어져야 한다.

P.5.2. 시험방법

▶ 설정된 시험항목에 대한 시험방법을 기재한다. 공정서에 수재된 경우에는 이를 근거자료로 기재한다.

▶ 임상약리시험 및 치료적탐색임상시험 단계에서는 유전자 발현을 정량적으로 확인할 수 있는 역가시험을 설정할 수 있으며, 치료적확증임상시험 단계에서는 적절한 생물학적 활성을 측정할 수 있는 확립된 *in vivo* 또는 *in vitro* 시험을 설정할 것을 권고한다.

P.5.3. 시험방법의 검증

▶ 임상약리시험 단계에서는 해당 자료의 제출을 생략할 수 있다.

▶ 치료적탐색임상시험이나 치료적확증임상시험 단계에서는 식품의약품안전처에서 인정하는 공정서에 수재되었거나 공인된 시험방법이 아닌 경우 가능한 범위에서 시험방법의 검증자료를 제출한다. 검증자료는 요약된 표 형태로 제출할 수 있다.

P.5.4. 배치 분석

▶ 임상시험용의약품의 배치에 대한 정보(배치번호, 배치크기, 제조일, 제조원, 생산목적

등) 및 배치에 대한 시험결과를 요약된 표로 제출한다.

▶ 이전 임상 단계에 사용된 배치에 대한 시험 결과를 함께 표로 제출한다.

P.5.5. 불순물 특성

▶ S.3.2. '불순물'항에 기재되지 않은 추가적인 불순물이 있는 경우 이에 대해 기재한다.

P.5.6. 기준 설정 근거

▶ 기준 설정 근거에 대해 간략히 기재한다. 근거자료로서 배치 시험 결과, 안정성시험 결과, 시험방법 등이 고려된다.

P.6. 표준품 또는 표준물질

▶ 'S.5. 표준품 또는 표준물질'항에 기재된 표준품 또는 표준물질의 경우 생략할 수 있다. 그렇지 않은 경우 'S.5.'항에 따른 자료를 제출한다.

P.7. 용기 및 포장

▶ 임상시험용의약품을 보관하는데 사용되는 용기의 재료, 용량, 크기 등에 대해서 기재한다.

▶ 치료적확증임상시험의 경우 임상시험용의약품을 보관하는데 사용되는 용기에 대해서 재료의 선택, 습기와 빛으로부터 보호, 직접 용기 구성 성분과 의약품과의 적합성, 직접 용기 구성 재료의 안전성, 성능 등을 기술하는 것이 권고된다.

P.8. 안정성

▶ 임상시험 실시기간 동안 임상시험용의약품의 안정성을 입증하기 위하여 안정성시험 자료를 제출한다.

▶ 제출 자료는 안정성시험 항목 및 시험방법에 대해 간략히 기재하고 배치 정보(배치 번호, 배치 크기, 제조일, 제형 등), 시험 결과를 요약된 표로 제출한다.

▶ 임상시험용의약품의 사용기간은 1배치 이상의 장기보존시험 자료에 근거하여 설정하는 것이 원칙이나 사용기간 설정이 어려운 경우, 사용기간 대신 안정성시험계획서를 제출하고 재검사 일자로 설정할 수 있다. 이러한 경우 계획서에 따른 장기보존시험 결과가 부적합할 때에는 즉시 식품의약품안전처에 보고하여야 한다.

A. 위약 또는 대조약

- 위약 또는 대조약을 사용할 경우 원료약품 및 그 분량, 제조원, 구조결정 물리화학적생물학적 성질에 관한 자료(제조방법, 기준 및 시험방법, 품질관리시험결과, 안정성자료 등)를 제출한다.
- 다만, 위약 또는 대조약을 구매하여 사용하는 경우 일부 자료를 생략할 수 있다.

R. 지역별 정보

- 유전자변형생물체를 이용하여 국내에서 임상시험용의약품을 제조하는 경우에는 해당유전자변형생물체의 위해성 평가에 필요한 자료(제조방법에 「생물학적제제 등의 품목허가・심사규정」 [별표14]」에 따라 작성한다.)를 제출한다.

제3부 세포치료제

S. 원료의약품

S.1. 일반정보

S.1.1. 명칭

▸ 아래 항목에 대한 명칭 중 하나 이상을 기재한다.
- 공정서 수재 명칭
- 회사 및 연구소의 코드
- 일반명

S.1.2. 구조

▸ 해당사항이 있을 경우 구조, 구성성분에 대한 정보를 기재하고, 그 근거자료를 제출한다.

S.1.3. 일반적 특성

▸ 원료의약품의 물리화학적, 생물학적, 면역학적 특성 등에 대해 기재하고 예상되는 작용기전(mechanism of action)을 기술한다.

S.2. 제조

S.2.1. 제조원

▸ 제조 및 시험에 관련된 모든 제조원, 수탁 업체 등의 명칭, 주소, 책임 부과 범위를 기재한다.

S.2.2. 제조공정 및 공정 관리

▸ 제조방법에 대해 사용된 시약, 용매, 기기 등을 포함하여 단위공정 별로 기재하고 공정 중 관리(In-Process Control) 등이 포함된 제조공정도를 제출한다.

▸ 원료의약품 배치의 크기 및 생산 규모에 대한 정보를 기재한다.

▸ 제조공정은 아래의 내용을 참고하여 기재하며, 해당사항이 있는 공정에 대해 치료적탐색임상시험 또는 치료적확증임상시험 등 임상 단계에 따라 상세히 기술하도록 한다.

1) 세포채취, 가공 및 배양 조건

- 수집되는 세포의 부피 및 세포수
- 기계적, 효소적 분해 과정
- 세포수집장치 또는 분리장치
- 세포배양시스템(예; flasks, bag) 구분(open system 또는 closed system 여부)

2) 방사선 조사(또는 증식억제 물질의 전처리)

- 환자에게 투여하는 세포 또는 제조공정 중에 사용하는 피더세포에 대해 방사선 조사 조건, 증식억제 물질 등의 전처리 과정
- 전처리한 세포의 특성에 관한 자료(예; 복제불능, 증식억제 또는 세포 고유의 특성 유지여부 등)

3) 세포수집

- 제조공정 중 사용된 원료·시약의 개별 물질에 대한 독성정보, 잔류물질의 제거 여부 등
- 세포수집 과정의 세척조건 및 사용 용액에 대한 정보

4) 제조 시간 및 중간 보관시간

- 세포채취부터 수집까지 걸리는 대략적인 시간을 공정별로 구분하여 기재
- 세포를 동결 보관 시 보관조건 및 보관기간

5) 최종 제형화, 충전, 저장, 운반(출하)

- 주성분 및 첨가제 등 각 구성성분의 유래, 제조원/공급처, 농도 등
- 동결된 상태로 투여장소로 운송되는 경우 운송방법과 운송 중 안정성에 대한 자료
- 해동 후 제품의 특성이 유지됨을 보여주는 자료

▶ 제조 공정 중 동결 저장한 세포를 원료의약품이 아닌 세포은행으로 설정하거나 제조과정에서 일시적으로 동결하는 경우는 'S.2.3. 원료 관리'항의 자료 요건을 참고하여 본 항에 기재한다.

S.2.3. 원료 관리

▶ 제조에 사용된 원료 물질, 출발 물질, 시약, 용매 등을 포함하는 물질의 종류 및 용도를 포함한 목록을 작성하고 이에 대한 품질관리 기준(예; 공정서, 자사 기준 등)을 제시한다.

▶ 제조에 사용되는 원료 물질 중 인체로부터 직접 유래된 세포(조직) 또는 이미 구축된 세포은행에 대해서는 아래의 내용을 참고하여 기재하며 치료적탐색임상시험 또는 치료

적확증임상시험 등 임상 단계에 따라 상세히 기술하도록 한다.

1) 주성분 세포에 대한 일반사항

- 세포의 출처(예; 피부진피조직, 말초혈액 등)
- 기증자 적합성 자료(공여자 선택기준 포함)
- 세포 가동화 방법(예; GM-CSF 투여 등)
- 수집방법(예; 수술, 백혈구분반술 등) 및 제조소까지 운송 조건

① 자가세포치료제의 경우 조직타이핑자료는 제출하지 않는다. 기증자(환자)에 존재할 수 있는 병원균이 전염가능성이 있는지 판단하여야 하고, 제조과정 중 작업자 등 환자 이 외의 사람에 전염되는 것을 방지할 목적으로 세포 공여자 제외기준을 마련하는 것이 필요하다.

② 동종세포치료제제의 경우에 기증자적합성검사를 실시하여야 한다.

- HIV-1, HIV-2, hepatitis B virus(HBV, surface and core antigen), hepatitis C virus(HCV), 매독균(Treponema pallidum) 및 CJD(스크리닝) 시험 결과
- 살아있는 leukocyte-rich cells 또는 조직을 기증한 경우 human T-lumphotropic virus types 1 and 2(HTLV-1, HTLV-2) 및 CMV 검사결과를 포함
- 필요 시 다형성 검사(polymorphism typing)과 조직 타이핑 검사(HLA typing)자료
- 제대혈 또는 산모유래 물질이거나 신생아(0~27일)로부터 유래된 경우는 산모의 적합성에 관한 내용, 기증자적합성 검사방법 및 기증자의 혈청학적, 진단학적, 임상적 자료

2) 원료 물질의 동결저장

- 채취한 혈액이나 세포 또는 세포 분획물을 일시적으로 동결하여 저장해 두었다가 사용하는 경우, 동결세포의 동결저장 과정(세포의 동결, 해동 과정, 동결안정화제, 단일 로트로 저장된 바이알 수, 보관용기, 저장조건 등)
- 동결저장과정 동안의 미생물학적 안전성 시험 및 동결보관 기간을 확보하기 위한 안정성 시험자료

3) 세포은행

- 미생물학적 특성, 특정병원인자 감염확인 등의 안전성 관련 시험
- 세포은행의 유래, 기원, 특성, 안전성, 안정성에 관한 자료
- 제조, 보존·관리 시스템 및 시험빈도 등 세포은행 전반에 대한 정보

① 마스터세포은행

- 세포의 기원 및 내력
- 세포은행 제조과정, 세포의 동결 및 해동, 동결안정화제, 단일 로트로 저장된 바이알수, 보관용기, 저장조건 등
- 세포은행의 동결 유효기간에 대한 자료
- 무균, 마이코플라스마, 외래성바이러스부정시험(*in vitro*, *in vivo*) 등을 실시하여 특정병원균(CMV, HIV-1&2, EBV, B19, HBV, HCV 포함)으로부터 안전하다는 자료
- 소 또는 돼지유래 시약에 노출된 경우 이러한 동물 유래 인자에 대한 시험
- 세포의 확인을 위한 자료(예; 표현형, 유전자형, 특정 마커 및 활성도 등) 및 목적 세포 외 유입될 수 있는 세포의 동정 및 함량에 관한 자료

② 제조용 세포은행

- 외래성바이러스 부정시험 (*in vitro*)
- 무균시험
- 마이코플라스마 부정시험
- 최소한의 확인시험 (예; 서던블롯, 유세포 분석 등)

③ 생산종결세포(EPC, End of Production Cell)

- 세포의 확인, 외래성 미생물 부정시험 등

▶ 제조에 사용된 시약의 품질은 가능한 허가된 임상용 등급의 시약을 사용할 것이 권장되며 연구 등급의 시약을 사용하는 경우 기원, 안전성 및 성능(performance)을 증명할 수 있는 자료(시험성적서 등)를 제출한다. 연구 등급의 시약은 시약의 안전성과 품질을 보증하기 위해서 추가적인 시험이 요구될 수 있다.

▶ 인체투여용 제품의 제조에 있어서, 페니실린에 민감한 환자가 있을 수 있으므로, 베타락탐 계열 항생제 사용 자제가 권고된다. 사용된 경우는 사용근거(이론적 근거) 마련 및 과민반응을 예방하기 위하여 사용상 주의사항에 기재하여야 한다.

▶ 생물유래 원료·시약에 대한 아래 정보를 제출한다.

- 종류, 기원, 제조원, 사용되는 제조 단계, 용도, 사용 적합성 등
- 바이러스 안전성 정보에 대한 요약자료('세포주로부터 개발한 생물공학제제의 바이러스안전성 평가가이드', '생물의약품의 생산에 사용되는 세포기질 관리 가이드라인' 참고)
- 사람 알부민 혈청 등 인체 유래 성분을 사용하였다면, 적합한 혈청 사용 여부, 임상

시험용인지 연구용인지 확인, 시험성적서 등의 정보(허가된 의약품인 경우 이로 갈음할 수 있음)

- 반추동물 유래 성분인 경우 전염성해면상뇌증(TSE, Transmissible Spongiform Encephalopathy) 감염을 방지하기 위한 원료 선택(기원 동물의 명칭, 출생, 성장 및 도살된 지역에 관한 정보, 연령, 사용 부위 등)과/또는 처리방법 또는 미감염을 입증할 수 있는 증명서

S.2.4. 주요 공정 및 중간체 관리

▸ 제조공정 중 제품의 품질과 안전성에 영향을 미칠 수 있는 주요 공정에 대한 허용 기준 및 시험방법에 대한 사항을 개발 중 가능한 범위에서 기재한다.

S.2.5. 공정 검증 및 평가

▸ 임상 단계에서 해당 자료의 제출을 생략 또는 가능한 범위에서 제출할 수 있다.

S.2.6. 제조공정 개발

▸ 제조공정은 개발 단계에서 가능한 내용을 작성한다.

▸ 제출 단계 별로 그 전 단계와 비교하여 제조공정에 변경사항이 있는 경우 변경대비표와 변경사유, 변경 전・후 공정 간의 비교동등성을 설명하는 자료를 제출한다. 기타 자세한 사항은 '생물의약품의 제조방법 변경에 따른 비교동등성 평가 가이드라인'을 참고한다.

S.3. 특성

S.3.1. 구조 및 기타 특성

▸ 원료의약품 및 목적산물의 일반적 성질, 구조, 물리화학적 특성 및 생물학적 특성 등의 정보를 기재한다.

▸ 줄기세포치료제의 경우 유전적 안정성 자료 등 종양형성에 대한 특성분석 자료 및 세포의 분화 정도를 확인할 수 있는 마커에 대한 자료를 제출한다.

▸ 자세한 사항은 '생물학적제제 등의 품목허가・심사 규정'과 '생명공학의약품・생물학적제제의 규격 설정에 관한 가이드'를 참고한다.

S.3.2. 불순물

▸ 제조공정 및 제제 관련 불순물에 대한 종류 및 허용 기준을 생산 배치 시험 결과 및 안

정성시험 자료 등을 고려하여 설정한다.

S.4. 원료의약품의 관리

S.4.1. 기준

▶ 원료의약품에 대해 아래 항목을 포함하여 시험 항목 및 허용 기준을 기재한다.

▶ 확정된 기준일 필요는 없으나 예비 기준의 설정이 요구된다.

- 성상
- 무균시험
- 마이코플라스마 부정시험
- 엔도톡신시험
- 외래성 바이러스 부정시험
- 총세포수 측정시험
- 세포생존율시험
- 확인시험
- 순도시험
- 역가시험

▶ 치료적탐색임상시험 또는 치료적확증임상시험의 경우 이전 단계에서 설정된 기준이 현재단계에 적합한지 검토가 이루어져야 한다.

S.4.2. 시험방법

▶ 설정된 시험 항목에 대한 시험방법을 기재한다. 공정서에 수재된 경우에는 이를 근거자료로 기재한다.

▶ 시험결과가 제품출하 전에 나오는지 여부에 대해 기재하여야 하며, 무균시험 등 미생물학적 안전성을 확인하는 시험결과가 제품출하 후에 부적합으로 나오는 경우 임상시험계획서에서 보고방법 및 조치방법을 설정하여야 한다.

S.4.3. 시험방법의 검증

▶ 임상약리시험 단계에서는 해당 자료의 제출을 생략할 수 있으나, 안전성 관련 시험방법 중 공인된 시험방법이 아닌 경우 시험방법에 대한 타당성 자료를 제출한다.

▶ 치료적탐색임상시험이나 치료적확증임상시험 단계에서는 식품의약품안전처에서 인정하는 공인된 시험방법(공정서 시험법 등)이 아닌 경우 가능한 범위에서 시험방법의 검증

자료를 제출한다. 검증자료는 요약된 표 형태로 제출할 수 있다.

S.4.4. 배치 분석

- 원료의약품의 배치에 대한 정보(배치 번호, 배치 크기, 제조일, 제조원, 생산 목적 등) 및 시험 결과를 요약된 표로 제출한다.
- 이전 임상 단계에 사용된 배치에 대한 시험 결과를 함께 표로 제출한다.

S.4.5. 기준 설정 근거

- 기준 설정 근거에 대해 간략히 기재한다. 근거자료로서 배치 시험 결과, 안정성시험 결과, 시험방법 등이 포함될 수 있다.
- 임상 초기 단계에서는 제조 경험이 충분하지 않아 예비 기준으로 설정할 수 있으나, 안전성 관련 시험의 경우는 임상 초기부터 제조공정과 임상적 사용을 충분히 고려하여 근거를 제시해야 한다.
- 임상 개발 단계에 따라 기준이 변경될 경우 타당성에 관한 자료를 제출한다.

S.5. 표준품 또는 표준물질

- 해당사항이 있는 경우 시험에 사용된 표준품 또는 표준물질에 대해 기재한다.

S.6. 용기 및 포장

- 원료의약품을 보관하는데 사용되는 용기의 재료, 용량, 크기, 규격 등에 대해서 기재한다.
- 치료적탐색임상시험 또는 치료적확증임상시험 단계에서 원료의약품을 보관하는데 사용되는 용기의 재료, 규격, 용량, 크기 등에 변경 사항이 있는 경우 이를 기재한다.

S.7. 안정성

- 임상시험 실시기간 동안 원료의약품의 안정성을 입증하기 위하여 안정성시험 자료를 제출한다.
- 제출 자료는 안정성시험 항목 및 시험방법에 대해 간략히 기재하고 배치 정보(배치 번호, 배치 크기, 제조일, 제형 등), 시험 결과를 요약된 표로 제출한다.
- 최소 3로트에 대한 장기보존시험 결과가 요구되며, 이 결과에 따라 원료의약품의 저장

기간을 설정한다.

▸ 동결 등으로 인해 장기간의 시험이 요구되는 경우 이미 확보된 시험 결과 및 안정성시험계획서를 제출하고 재검사 일자로 설정할 수 있다. 이러한 경우 계획서에 따른 장기보존시험 결과가 부적합할 때에는 즉시 식품의약품안전처에 보고하여야 한다.

P. 임상시험용의약품

P.1. 임상시험용의약품의 개요와 조성

▸ 임상시험용의약품의 주성분과 첨가제에 대하여 단위 용기(질량 또는 용량) 중 원료약품의 배합 목적, 성분명, 규격, 분량, 단위를 기재한다.

P.2. 개발 경위

▸ 임상시험용의약품의 제형 선택 이유를 포함하여 개발 경위를 기재한다.

▸ 이전 임상 단계와 비교하여 제형(formulation), 투여 형태(dosage form), 충전 등 제조공정의 변경 사항이 있는 경우 변경대비표와 변경 사유, 변경 전·후 공정 간의 비교동등성을 설명하는 자료를 제출한다. 기타 자세한 사항은 '생물의약품의 제조방법 변경에 따른 비교동등성 평가 가이드라인'을 참고한다.

P.3. 제조

P.3.1. 제조원

▸ 임상시험용의약품의 제조 및 시험에 관련된 모든 제조원, 수탁 업체 등의 명칭, 주소, 책임부과 범위를 기재한다.

P.3.2. 배치 조성

▸ 배치 조성은 제조과정에서 사용되는 원료의약품 및 첨가제의 모든 조성, 과다 투입량을 포함하여 배치 당 분량, 규격을 기재한다.

P.3.3. 제조공정 및 공정 관리

▸ 제조방법에 대해 제형화, 여과, 충전, 포장, 저장 및 출하를 포함하여 단위공정별로 간략히 기재하고 공정 중 관리(In-Process Control) 등이 포함된 제조공정도를 제출한다.

▶ 배치의 크기 및 생산 규모에 대한 정보를 기재한다.

P.3.4. 주요 공정 및 반제품 관리

▶ 제조공정 중 제품의 품질과 안전성에 영향을 미칠 수 있는 주요 공정에 대한 허용 기준 및 시험방법에 대한 사항을 개발 중 가능한 범위에서 기재한다.

P.3.5. 공정 검증 및 평가

▶ 각 임상시험 단계에서 해당 자료는 생략 또는 가능한 범위에서 제출할 수 있으나, 무균공정 등 안전성 관련 주요 공정에 대한 타당성 자료를 요약 형태로 제출한다.

P.4. 첨가제 관리

P.4.1. 기준

▶ 첨가제에 대한 기준을 간략히 기재한다.

P.4.2. 시험방법

▶ 설정된 시험 항목에 대한 시험방법을 기재한다. 공정서에 수재된 경우에는 이를 근거자료로 기재한다.

P.4.3. 시험방법의 검증

▶ 임상 시험 단계에서는 해당 자료의 제출을 생략할 수 있다.

P.4.4. 기준 설정 근거

▶ 공정서 이외의 기준 설정 근거에 대해 간략히 기재한다.

P.4.5. 사람 또는 동물 유래의 첨가제

▶ 사람 또는 동물 유래의 첨가제를 사용할 경우 잠재적 오염에 대한 위해평가 정보를 아래 항목을 포함하여 제출한다.

- 첨가제의 기원, 규격 및 시험방법, 바이러스 안전성 정보에 대한 요약('세포주로부터 개발한 생물공학제제의 바이러스 안전성 평가가이드' 참고)
- 사람 알부민 혈청 등 인체 유래 물질을 첨가제로 사용하였다면 적합한 혈청 사용 여부, 임상시험용인지 연구용인지 확인, 시험성적서 등의 정보. 사용 물질이 허가된 의약품인 경우 이로 갈음할 수 있다.

- 반추동물 유래 성분인 경우 전염성해면상뇌증(TSE, Transmissible Spongiform Encephalopathy) 감염을 방지하기 위한 원료 선택(기원 동물의 명칭, 출생, 성장 및 도살된 지역에 관한 정보, 연령, 사용 부위 등)과/또는 처리방법 또는 미감염을 입증할 수 있는 증명서를 제출한다.

P.4.6. 새로운 첨가제

▸ 임상시험용의약품에 처음으로 사용되거나 새로운 투여 경로로 사용되는 첨가제에 대해서는 안전성을 입증하는 자료(비임상시험 및 임상시험 자료) 및 제조, 특성, 규격, 배합목적 및 용도에 대한 사항을 'S. 원료의약품'항의 양식에 따라 기재한다.

P.5. 임상시험용의약품의 관리

P.5.1. 기준

▸ 임상시험용의약품에 대해 아래 항목을 포함하여 시험 항목 및 기준을 기재한다.

▸ 확정된 기준일 필요는 없으나 예비 기준의 설정은 요구된다.

- 성상
- 무균시험
- 마이코플라스마 부정시험
- 엔도톡신시험
- 외래성 바이러스 부정시험
- 총세포수 측정시험
- 세포생존율시험
- 확인시험
- 순도시험
- 역가시험

▸ 치료적탐색임상시험 또는 치료적확증임상시험의 경우 이전 단계에 설정된 기준이 현재 단계에 적합한지 검토가 이루어져야 한다.

P.5.2. 시험방법

▸ 설정된 시험 항목에 대한 시험방법을 기재한다. 공정서에 수재된 경우에는 이를 근거자료로 기재한다.

▸ 시험결과가 제품출하 전에 나오는지 여부에 대해 기재하여야 하며, 무균시험 등 미생물

학적 안전성을 확인하는 시험결과가 제품출하 후에 부적합으로 나오는 경우 임상시험 계획서에서 보고방법 및 조치방법을 설정하여야 한다.

P.5.3. 시험방법의 검증

▶ 임상약리시험 단계에서는 해당 자료의 제출을 생략할 수 있으나, 안전성 관련 시험방법 중 공인된 시험방법이 아닌 경우 시험방법에 대한 타당성 자료를 제출한다.

▶ 치료적탐색임상시험이나 치료적확증임상시험 단계에서는 식품의약품안전처에서 인정하는 공인된 시험방법(공정서 시험법 등)이 아닌 경우 가능한 범위에서 시험방법의 검증 자료를 제출한다. 검증자료는 요약된 표 형태로 제출할 수 있다.

P.5.4. 배치 분석

▶ 임상시험용의약품 배치에 대한 정보(배치 번호, 배치 크기, 제조일, 제조원, 생산 목적 등) 및 배치에 대한 시험 결과를 요약된 표로 제출한다.

▶ 이전 임상 단계에 사용된 배치에 대한 시험결과를 함께 표로 제출한다.

P.5.5. 불순물의 특성

▶ 'S.3.2. 불순물'항에 기재되지 않은 추가적인 불순물이 있을 경우 이에 대해 간략히 기재한다.

P.5.6. 기준 설정 근거

▶ 기준 설정 근거에 대해 간략히 기재한다. 근거자료로서 배치 시험 결과, 안정성시험 결과, 시험방법 등이 고려된다.

P.6. 표준품 또는 표준물질

▶ 해당사항이 있는 경우 시험에 사용된 표준품 또는 표준물질에 대해 기재한다. 근거자료로서 제조방법, 품질관리시험결과, 관리방안을 제출한다.

▶ 다만, 'S.5. 표준품 또는 표준물질'항에 기재된 표준품 또는 표준물질의 경우 생략할 수 있다.

P.7. 용기 및 포장

▶ 임상시험용의약품을 보관하는데 사용되는 용기의 재료, 용량, 크기, 규격 등에 대해서

기재한다.

▸ 치료적확증임상시험의 경우 임상시험용의약품을 보관하는데 사용되는 용기에 대해서 재료의 선택, 습기와 빛으로부터 보호, 직접 용기 구성 성분과 의약품과의 적합성, 직접 용기구성 재료의 안전성, 성능 등을 기술하는 것이 권고된다.

P.8. 안정성

▸ 임상시험 실시기간 동안 임상시험용의약품의 안정성을 입증하기 위하여 안정성시험 자료를 제출한다.

▸ 제출 자료는 안정성시험 항목 및 시험방법에 대해 간략히 기재하고 배치 정보(배치 번호, 배치 크기, 제조일, 제형 등), 시험 결과를 요약된 표로 제출한다.

▸ 최소 3로트에 대한 장기보존시험 결과가 요구되며, 이 결과에 따라 임상시험용의약품의 사용기간을 설정한다.

▸ 동결 등으로 인해 장기간의 시험이 요구되는 경우 이미 확보된 시험 결과 및 안정성시험계획서를 제출하고 재검사 일자로 설정할 수 있다. 이러한 경우 계획서에 따른 장기보존시험 결과가 부적합할 때에는 즉시 식품의약품안전처에 보고하여야 한다.

A. 위약 또는 대조약

▸ 위약 또는 대조약을 사용할 경우 원료약품 및 그 분량, 제조원, 구조결정·물리화학적·생물학적 성질에 관한 자료(제조방법, 기준 및 시험방법, 품질관리시험 결과, 안정성시험 자료등)를 제출한다.

▸ 다만, 위약 또는 대조약을 구매하여 사용하는 경우 일부 자료를 생략할 수 있다.

R. 지역별 정보

▸ 유전자변형생물체를 이용하여 국내에서 임상시험용의약품을 제조하는 경우에는 해당 유전자변형생물체의 위해성 평가에 필요한 자료를 제출한다(제조방법에 「생물학적제제 등의 품목허가·심사 규정」 [별표 14]에 따라 작성).

제4부 백신

S. 원료의약품

S.1. 일반정보

S.1.1. 명칭

▶ 아래 항목에 대한 명칭 중 하나 이상을 기재한다.

- 국제 일반 명칭(INN, International Nonproprietary Names for Pharma-ceutical Substances)
- 공정서 수재 명칭
- 화학명
- 회사 및 연구소의 코드
- 일반명
- 생물학적 명칭(strain 또는 clone designation)
- 기타 nonproprietary name

S.1.2. 구조

▶ 원료의약품이 균주 또는 바이러스주로부터 유래한 경우, 분류학적 형태, 구조 등을 모식도나 전자현미경 사진 등을 이용하여 기재한다. 무독화(inactivated or killed) 및 약독화(attenuated) 한 경우, 가능하다면 주성분의 유전자형(최소 항원유전자 포함)에 대하여 기재한다. 정제 단백질 항원 백신, 정제 다당류 백신, 다당류-단백질 접합 백신의 경우 항원성분의 구조를 기재한다.

S.1.3. 일반적 특성

▶ 원료의약품의 물리화학적, 생물학적, 면역학적 특성 등 기타 중요한 특성에 대해 기재한다.

S.2. 제조

S.2.1. 제조원

▶ 제조 및 시험에 관련된 모든 제조원, 수탁 업체 등의 명칭, 주소, 책임 부과 범위를 기재한다.

S.2.2. 제조공정 및 공정관리

▸ 제조방법에 대해 아래 사항을 포함하여 단위공정별로 기재하고, 주요공정에 대한 공정 중 관리(IPC, In-Process Control) 등이 포함된 제조공정도를 제출한다.

▸ 각 단위공정별로 생산규모 및 생산 규모에 대한 정보를 기재하고, 제조에 사용된 원료, 시약, 용매, 장비 및 기기, 반응조건과 주요공정에 대한 공정 중 관리(IPC) 항목 등을 포함하여 순차적으로 기재한다.

▸ 재가공 과정이 있을 경우 그 타당성에 대하여 기술한다.

1) 배치에 대한 정의 및 배치크기

2) 배양 및 회수

- 배양배지 조성 및 배양방법
- 배양 스케일
- 회수(풀링 포함) 방법
- 공정 중 검사 등

3) 정제(변형반응 포함)

- 정제방법(칼럼, 원심분리, 여과 등)
- 정제방법 설정근거
- 중간체 및 불순물 관리
- 공정 중 검사 등

4) 필요시 불활화 또는 무독화 과정

- 불활화 또는 무독화 방법
- 설정근거 및 불활화제 등 설명
- 공정 중 검사를 포함한 공정관리 방법

5) 충전, 저장 및 출하

- 충전방법 및 용기(재질, 크기 등)
- 저장조건 및 관리 방법 등

S.2.3. 원료 관리

▸ 제조에 사용하는 원료물질(생물 유래 물질 포함), 출발물질(균주 또는 바이러스주의 기원), 시약, 용매 등을 포함하는 물질의 종류 및 용도를 포함한 목록을 작성하고 이에 대한 품질 관리 기준(예; 공정서, 자사 기준 등)을 제시한다. 아래 항목에 대한 정보를 기재한다.

1) 원료물질(또는 원재료)

① 시약, 용매 등

- 배지 성분, 시약, 용매, 촉매, 칼럼의 수지 등 제조에 사용된 원료물질에 대한 목록을 작성하고 이에 대한 관리방법(규격 등)을 기재한다.

② 생물 유래 물질

- 생물 유래 물질(예; 혈청, 효소, 돼지 인슐린, 트립신, 항체 등)의 경우, 목록 작성 및 품질관리 방법 이외에 사용 적합성과 안전성에 대한 정보를 기재한다. 필요시 제조원으로부터 CoO(Certificate of Origin) 또는 CoS(Certificate of Suitability)를 제출한다.
- 종류, 기원, 제조원, 사용되는 제조 단계, 용도, 사용 적합성 등
- 바이러스 안전성 정보에 대한 요약자료('세포주로부터 개발한 생물공학제제의 바이러스안전성 평가가이드', '생물의약품의 생산에 사용되는 세포기질 관리 가이드라인' 참고)
- 사람 알부민 혈청 등 인체 유래 성분을 사용하였다면 적합한 혈청 사용 여부, 임상시험용인지 연구용인지 확인, 시험성적서 등의 정보(허가된 의약품인 경우 이로 갈음할 수 있음)
- 반추동물 유래 성분인 경우 전염성해면상뇌증(TSE, Transmissible Spongiform Encephalopathy) 감염을 방지하기 위한 원료 선택(기원 동물의 명칭, 출생, 성장 및 도살된 지역에 관한 정보, 연령, 사용 부위 등)과/또는 처리방법 또는 미감염을 입증할 수 있는 증명서

2) 출발물질

제조에 사용된 주원료(균주, 바이러스주, 세포주 등)에 대한 목록을 작성하고 이에 대한 관리방법(시험항목, 기준 등)을 기재한다.

① 균주(또는 바이러스주)

- Seed lot 시스템
- 균주의 기원(환자에서 분리한 경우 환자의 약력 및 병력 등 자료, 약독화한 경우 약독화 방법, 유전적으로 변형한 경우 변형 방법)
- 균주의 계대 및 계대력 정보
- 균주의 특성분석 자료 등
- 관리방법

② 세포주

- Cell bank 시스템
- 세포의 기원(사람 또는 동물종 등)
- 수집방법에 관한 자료(환자의 병력, 분리방법, 분양에 관한 자료 등)
- 세포주의 계대 및 계대력 정보
- 세포주의 특성분석 자료 등
- 관리방법
- 동물 유래 세포의 경우 외래성 오염물질에 대한 고려

③ 동물(부화란 포함)을 사용하는 경우 동물의 유래, 사육, 구매, 관리 등

S.2.4. 주요공정 및 중간체 관리

▶ 제조공정 중 제품의 품질과 안전성에 영향을 미칠 수 있는 주요공정에 대한 허용 기준 및 시험방법에 대한 사항을 개발 중 가능한 범위에서 기재한다.

▶ 필요시 중간체(intermediates)에 대한 품질 관리 정보(저장 기간, 저장 조건, 시험결과 등)를 기재한다.

S.2.5. 공정 검증 및 평가

▶ 임상 단계에서 해당 자료의 제출을 생략 또는 가능한 범위에서 제출할 수 있으나 안전성측면에서 무독화 또는 불활화, 바이러스 오염에 대한 제거나 불활화 공정 등 주요공정에 대한 타당성 자료는 제출한다.

S.2.6. 제조공정 개발

▶ 제조공정은 개발 단계에서 가능한 내용을 작성한다.

▶ 제출 단계 별로 그 전 단계와 비교하여 제조공정에 변경 사항이 있는 경우 변경대비표와 변경사유, 변경 전・후 공정 간의 비교동등성을 설명하는 자료를 제출한다(예; 변경 전・후공정으로 생산한 각 1배치에 대한 배치 분석 결과 및 가능한 범위의 특성분석 자료 등). 기타 자세한 사항은 '생물의약품의 제조방법 변경에 따른 비교동등성 평가 가이드라인'을 참고한다.

S.3. 특성

S.3.1. 구조 및 기타 특성

▶ 원료의약품의 일반적 성질, 구조, 물리화학적 특성 및 생물학적 특성 등에 대한 자료를

임상시험 진행 단계에 따라 아래 사항을 포함하여 기재한다.

- 형태학적 특성(예; 전자현미경 사진 등), 생화학적 특성, 증식 특성, 유전학적 특성(주요 항원의 유전자 염기서열 분석 자료, 유전학적 안정성 자료 등), 면역학적 표현형에 관한 자료를 기재한다. 특히 약독화된 경우에는 약독화 과정에 관한 자료 및 야생형과 약독화균주 간의 비교분석 자료가 포함된다.
- 물리·화학적 성질은 분광학적 성질(자외선흡수스펙트럼 등), 전기영동적 성질, 등전점(설탕밀도구배, 등전점전기영동 등), 분자량(SDS-폴리아크릴아마이드겔 분석, 겔여과 크로마토그래프 양상, 초원심분리 등), 액체크로마토그래프 양상 등이 포함된다.
- 면역화학적 성질은 항원·항체반응을 활용한 분석자료가 포함된다.
- 생물학적 성질은 생물학적 활성(항체 농도 의존적 양전율), 함량, 순도(비활성) 등이 포함된다.

▶ 자세한 사항은 '생물학적제제 등의 품목허가·심사 규정'과 '생명공학의약품·생물학적제제의 규격 설정에 관한 기이드'를 침고힌다.

S.3.2. 불순물(순도)

▶ 제조공정 및 제제 관련 불순물에 대한 종류 및 허용 기준을 생산 배치 시험 결과 및 안정성시험 자료(가속 및 가혹시험 포함)등을 고려하여 설정한다.

S.4. 원료의약품의 관리

S.4.1. 기준

▶ 원료의약품에 대한 확인, 순도 및 생물학적 활성 시험을 포함하여 시험항목 및 허용기준을 기재한다.

▶ 확정된 기준일 필요는 없으나 예비 기준의 설정이 요구된다.

▶ 치료적탐색임상시험 또는 치료적확증임상시험의 경우 이전 단계에서 설정된 기준이 현재 단계에 적합한지 검토가 이루어져야 한다.

S.4.2. 시험방법

▶ 설정된 시험 항목에 대한 시험방법을 기재한다. 공정서에 수재된 경우에는 이를 근거자료로 기재한다.

S.4.3. 시험방법의 검증

- 임상약리시험 단계에서는 해당 자료의 제출을 생략할 수 있다.
- 치료적탐색임상시험이나 치료적확증임상시험 단계에서는 식품의약품안전처에서 인정하는 공인된 시험방법(예; 공정서 수재 방법 등)이 아닌 경우 가능한 범위에서 시험방법의 검증자료를 제출한다. 검증자료는 요약된 표 형태로 제출할 수 있다.

S.4.4. 배치 분석

- 원료의약품 배치에 대한 정보(배치번호, 배치크기, 제조일, 제조원, 생산목적 등) 및 시험결과를 요약된 표로 제출한다.
- 이전 임상 단계에 사용된 배치에 대한 시험 결과를 함께 표로 제출한다.

S.4.5. 기준 설정 근거

- 기준 설정 근거에 대해 간략히 기재한다. 근거자료로서 배치 시험 결과, 안정성시험 결과, 시험방법 등이 포함될 수 있다.
- 임상 초기 단계에서는 제조 경험이 충분하지 않아 예비 기준으로 설정할 수 있으나, 안전성 관련 시험의 경우는 임상 초기부터 제조공정과 임상적 사용을 충분히 고려하여 근거를 제시해야 한다.
- 임상 개발 단계에 따라 기준이 변경될 경우 타당성에 관한 자료를 제출한다.

S.5. 표준품 또는 표준물질

- 시험에 사용된 표준품 또는 표준물질에 대해 간략히 기재한다. 근거자료로서 제조방법, 품질 관리시험 결과를 제출한다.
- 공인된 표준품(국제 또는 국가표준품)이 존재하는 경우 자사표준품을 공인된 표준품에 대하여 보정한다.
- 공인된 표준품이 없는 경우 시생산품을 표준품으로 설정할 수 있으며 개발 초기에 자사표준품을 설정할 것이 권장된다.
- 개발 과정 중 표준품이 변경, 추가된 경우 변경 전 표준품과의 관계 및 적합성에 관한 자료를 제출한다.

S.6. 용기 및 포장

- 원료의약품을 보관하는데 사용되는 용기의 재료, 규격, 용량, 크기 등에 대해서 기재

한다.

- 치료적탐색임상시험 혹은 치료적확증임상시험 단계에서 원료의약품을 보관하는데 사용되는 용기의 재료, 규격, 용량, 크기 등에 변경 사항이 있는 경우 이를 기재한다.

S.7. 안정성

- 임상시험 실시기간 동안 원료의약품의 안정성을 입증하기 위하여 안정성시험 자료를 제출한다.
- 제출 자료는 안정성시험 항목 및 시험방법에 대해 간략히 기재하고 배치 정보(배치 번호, 배치 크기, 제조일, 제형 등), 시험 결과를 요약된 표로 제출한다.
- 원료의약품의 사용기간은 1배치 이상의 장기보존시험 자료에 근거하여 설정하는 것이 원칙이나 사용기간 설정이 어려운 경우, 사용기간 대신 안정성시험계획서를 제출하고 재검사 일자로 설정할 수 있다. 이러한 경우 계획서에 따른 장기보존시험 결과가 부적합할 때에는 즉시 식품의약품안전처에 보고하여야 한다.

P. 임상시험용의약품

P.1. 임상시험용의약품의 개요와 조성

- 임상시험용의약품의 주성분과 첨가제에 대하여 단위용기(질량 또는 용량) 중 원료약품의 배합목적, 성분명, 규격, 분량, 단위를 기재한다.

P.2. 개발 경위

- 임상시험용의약품의 제형 선택이유를 포함하여 개발경위를 기재한다.
- 이전 임상 단계와 비교하여 제형(formulation), 투여 형태(dosage form), 충전 등 제조공정의 변경 사항이 있는 경우 변경대비표와 변경 사유, 변경 전·후 공정 간의 비교동등성을 설명하는 자료를 제출한다. 기타 자세한 사항은 '생물의약품의 제조방법 변경에 따른 비교동등성 평가 가이드라인'을 참고한다.

P.3. 제조

P.3.1. 제조원

- 임상시험용의약품의 제조 및 시험에 관련된 모든 제조원, 수탁 업체 등의 명칭, 주소,

책임부과 범위를 기재한다.

P.3.2. 배치 조성

▶ 배치조성은 제조과정에서 사용되는 원료의약품 및 첨가제의 모든 조성, 과다 투입량을 포함하여 배치 당 분량, 규격을 기재한다.

P.3.3. 제조공정 및 공정관리

▶ 제조방법에 대해 제형화, 여과, 충전, 포장, 저장 및 출하를 포함하여 단위공정별로 간략히 기재하고 공정 중 관리(In-Process Control) 등이 포함된 제조공정도를 제출한다.

▶ 배치의 크기 및 생산 규모에 대한 정보를 기재한다.

▶ 치료적확증임상시험의 경우 임상시험용의약품의 배치 크기를 결정할 때 허가 신청 시 실제생산 규모에 대해 고려하여야 한다.

▶ 재가공 과정이 있을 경우 그 타당성에 대하여 기재한다.

P.3.4. 주요 공정 및 반제품 관리

▶ 제조공정 중 제품의 품질과 안전성에 영향을 미칠 수 있는 주요 공정에 대한 허용 기준 및 시험방법에 대한 사항을 개발 중 가능한 범위에서 기재한다.

▶ 필요시 중간체(intermediates)에 대한 품질 관리 정보(저장 기간, 저장 조건, 시험 결과 등)를 기재한다.

P.3.5. 공정 검증 및 평가

▶ 각 임상시험 단계에서 해당 자료는 생략 또는 가능한 범위에서 제출할 수 있으나, 무균공정 등 안전성 관련 주요 공정에 대한 타당성 자료를 요약 형태로 제출한다.

P.4. 첨가제 관리

P.4.1. 기준

▶ 첨가제에 대한 기준을 간략히 기재한다.

P.4.2. 시험방법

▶ 설정된 시험항목에 대한 시험방법을 기재한다. 공정서에 수재된 경우에는 이를 근거자료로 기재한다.

P.4.3. 시험방법의 검증

▸ 임상 시험 단계에서는 해당 자료의 제출을 생략할 수 있다.

P.4.4. 기준 설정 근거

▸ 공정서 이외의 기준 설정 근거에 대해 간략히 기재한다.

P.4.5. 사람 또는 동물 유래 첨가제

▸ 사람 또는 동물 유래의 첨가제를 사용할 경우 잠재적 오염에 대한 위해평가 정보를 아래항목을 포함하여 제출한다.

- 첨가제의 기원, 규격 및 시험방법, 바이러스 안전성 정보에 대한 요약('세포주로부터 개발한 생물공학제제의 바이러스 안전성 평가가이드' 참고)
- 사람 알부민 혈청 등 인체 유래 물질을 첨가제로 사용하였다면, 적합한 혈청 사용 여부 및 임상시험용인지 연구용인지를 확인하고 시험성적서 또는 시약에 대한 시험정보를 제공한다. 사용 물질이 허가된 의약품인 경우 이로 갈음할 수 있다.
- 반추동물 유래 성분인 경우 전염성해면상뇌증(TSE, Transmissible Spongiform Encephalopathy) 감염을 방지하기 위한 원료 선택(기원 동물의 명칭, 출생, 성장 및 도살된 지역에 관한 정보, 연령, 사용 부위 등)과/또는 처리방법 또는 미감염을 입증할 수 있는 증명서를 제출한다.
- 기타 외래성 물질(adventitious agents)의 관리에 대한 정보

P.4.6. 새로운 첨가제

▸ 임상시험용의약품에 처음으로 사용되거나 새로운 투여경로로 사용되는 첨가제에 대해서는 안전성을 입증하는 자료(비임상시험 및 임상시험 자료) 및 제조, 특성, 품질관리, 배합목적, 용도 등에 대한 사항을 'S. 원료의약품'항의 양식에 따라 기재한다.

P.5. 임상시험용의약품의 관리

P.5.1. 기준

▸ 임상시험용의약품에 대한 확인, 순도 및 생물학적 활성 시험을 포함하여 시험 항목 및 기준을 기재한다.

▸ 다만, 독성이 있는 것으로 알려진 불순물이 있는 경우 안전성을 고려하여 상한 기준(upper limit)을 설정한다.

- 확정된 기준일 필요는 없으나 예비 기준의 설정은 요구된다.
- 치료적탐색임상시험 또는 치료적확증임상시험의 경우 이전 단계에 설정된 기준이 현재 단계에 적합한지 검토가 이루어져야 한다.

P.5.2. 시험방법

- 설정된 시험 항목에 대한 시험방법을 기재한다. 공정서에 수재된 경우에는 이를 근거자료로 기재한다.

P.5.3. 시험방법의 검증

- 임상약리시험 단계에서는 해당 자료의 제출을 생략할 수 있다.
- 치료적탐색임상시험이나 치료적확증임상시험 단계에서는 식품의약품안전처에서 인정하는 공인된 시험방법(예; 공정서 수재 방법 등)이 아닌 경우 가능한 범위에서 시험방법의 검증자료를 제출한다. 검증자료는 요약된 표 형태로 제출할 수 있다.

P.5.4. 배치 분석

- 임상시험용의약품 배치에 대한 정보(배치번호, 배치크기, 제조일, 제조원, 생산목적 등) 및 배치에 대한 시험 결과를 요약된 표로 제출한다.
- 이전 임상 단계에 사용된 배치에 대한 시험결과를 함께 표로 제출한다.

P.5.5. 불순물의 특성

- 'S.3.2 불순물(순도)'항에 기재되지 않은 추가적인 불순물이 있는 경우, 이에 대해 간략히 기재하고 필요시 이전 단계의 생산 배치 시험 결과 및 안정성시험 자료(가속 및 가혹시험포함)에 근거하여 관련 불순물의 허용 기준을 설정한다.

P.5.6. 기준 설정 근거

- 기준 설정 근거에 대해 간략히 기재한다. 근거자료로서 배치 시험 결과, 안정성시험 결과, 시험방법 등이 고려된다.
- 임상시험용의약품의 기준은 일반적으로 원료의약품에 근거하여 설정된다.

P.6. 표준품 또는 표준물질

- 'S.5. 표준품 또는 표준물질'항에 기재된 표준품 또는 표준물질의 경우 생략할 수 있다. 그렇지 않은 경우 'S.5.'항에 따른 자료를 제출한다.

P.7. 용기 및 포장

- 임상시험용의약품을 보관하는데 사용되는 용기의 재료, 용량, 크기 등에 대해서 기재한다.
- 치료적확증임상시험의 경우 임상시험용의약품을 보관하는데 사용되는 용기에 대해서 재료의 선택, 습기와 빛으로부터 보호, 직접 용기 구성 성분과 의약품과의 적합성, 직접 용기 구성재료의 안전성, 성능 등을 기술하는 것이 권고된다.

P.8. 안정성

- 임상시험 실시기간 동안 임상시험용의약품의 안정성을 입증하기 위하여 안정성시험 자료를 제출한다.
- 제출 자료는 안정성시험 항목 및 시험방법에 대해 간략히 기재하고 배치 정보(배치 번호, 배치 크기, 제조일, 제형 등), 시험 결과를 요약된 표로 제출한다.
- 임상시험용의약품의 사용기간은 1배치 이상의 장기보존시험 자료에 근거하여 설정하는 것이 원칙이나 사용기간 설정이 어려운 경우, 사용기간 대신 안정성시험계획서를 제출하고 재검사 일자로 설정할 수 있다. 이러한 경우 계획서에 따른 장기보존시험 결과가 부적합할 때에는 즉시 식품의약품안전처에 보고하여야 한다.

A. 위약 또는 대조약

- 위약 또는 대조약을 사용할 경우 원료약품 및 그 분량, 제조원, 구조결정 · 물리화학적 · 생물학적 성질에 관한 자료(제조방법, 기준 및 시험방법, 품질관리시험 결과, 안정성시험 자료 등)를 제출한다.
- 다만, 위약 또는 대조약을 구매하여 사용하는 경우 일부 자료를 생략할 수 있다.

R. 지역별 정보

- 유전자변형생물체를 이용하여 국내에서 임상시험용의약품을 제조하는 경우에는 해당유전자변형생물체의 위해성 평가에 필요한 자료를 제출한다(「생물학적제제 등의 품목허가 · 심사 규정」 [별표 14]에 따라 작성).

S. 원료의약품

S.1. 일반정보

S.1.1. 명칭

▶ 아래 항목에 대한 명칭 중 하나 이상을 기재한다.

- 국제 일반 명칭(INN, International Nonproprietary Names for Pharmaceutical Substances)
- 공정서 수재 명칭
- 회사 및 연구소의 코드
- 일반명

S.1.2. 구조

▶ 원료의약품의 분자구조적 특징, 활성화되었을 때의 변화, 상대 분자량 등의 정보를 기재한다.

S.1.3. 일반적 특성

▶ 원료의약품의 물리화학적, 생물학적, 면역학적 특성 등 기타 중요한 특성에 대해 기재한다.

S.2. 제조

S.2.1. 제조원

▶ 제조 및 시험에 관련된 모든 제조원, 수탁 업체 등의 명칭, 주소, 책임 부과 범위를 기재한다.

S.2.2. 제조공정 및 공정관리

▶ 제조방법에 대해 아래의 사항을 포함하여 단위공정별로 기재하고, 주요공정에 대한 공정 중 관리(IPC, In-Process Control) 등이 포함된 제조공정도를 제출한다.

▶ 배치의 크기 및 생산규모에 대한 정보를 기재한다.

1) 혈장의 수집

- 혈장의 종류, 풀링 사이즈, 품질관리 항목, 보관조건 등을 기재한다. 특수혈장을 사용하는 경우 면역방법 등 혈장의 생산 경로를 기재한다.

2) 분획 및 정제

- 해당 공정의 조건(온도, 작업 시간, pH 등) 및 투입 첨가물의 명칭, 농도 등을 기재한다.
- 분획 및 정제공정에 투입한 첨가물 중 공정 후 잔류량 평가가 필요한 경우 공정 중 관리(IPC)에 관한 정보를 기재한다.
- 바이러스 제거/불활화 공정은 각각 최소 1 단계 이상을 포함하도록 공정도에 표시한다.

3) 충전, 저장 및 출하

- 해당 사항이 있을 경우, 원료의약품의 충전(충전량 포함), 용기, 포장, 저장, 출하, 운반조건에 관한 사항을 기재한다.

S.2.3. 원료 관리

▶ 제조에 사용하는 혈장, 알코올, 계면활성제, 칼럼 등의 목록을 작성하고 이에 대한 품질관리 기준(예; 공정서, 자사 기준 등)을 제시한다. 아래 항목에 대한 정보를 기재한다.

1) 혈장

- 「의약품 등의 안전에 관한 규칙 [별표5] 원료혈장관리기준」(총리령)에 적합한 원료혈장에 관한 자료로서 수집기관에 관한 정보, 채혈 특성, 개별/수집혈장 시험기관에 관한 정보, 품질관리를 위한 시험항목 및 시험방법, 혈장 백 및 혈액보존액(항응고제)에 관한 정보, 운송방법, 보관온도, 부적합 혈장에 대한 처리방법 등 분획용 혈장 마스터 파일(PMF, Plasma Master File)에 해당하는 원료혈장에 관한 정보를 제출한다. "분획용 혈장 마스터 파일 가이드라인(생물의약품 평가 가이드 25, 2007)"을 참고한다.

2) 시약

- 원료의 품질평가를 위한 허용기준 및 시험방법에 관한 자료를 제출한다. 사용된 모든 시약(알코올, 계면활성제 등), 용매, 칼럼 등의 목록을 제출하고 해당 사항이 있는 경우 아래의 내용을 기재한다.
  (1) 각 물질이 사용되는 제조 단계
  (2) 사용된 물질의 등급
  (3) 품질평가 항목 및 기준

3) 동물 유래 원료

- 잠재적 감염 위험이 있는 동물 유래 물질을 사용하는 경우에는 기원 동물 및 사용 부위를 기재하여야 하며, 반추동물 유래 성분의 경우에는 전염성해면상뇌증(TSE, Transmissible Spongiform Encephalopathy) 감염을 방지하기 위한 원료 선택(반추동물의 원산국, 반추동물의 연령 등) 또는 처리방법 등을 기재한다. 더불어 원료의 약품의 제조방법 및 품질관리를 위한 시험항목 및 기준을 기술하고 외래성 물질로부터 안전함을 증명한다.
- 중간체를 다른 제조자로부터 구매하는 경우 중간체의 기준규격에 대한 기술 및 보관, 운송동안의 안정성을 확보할 수 있는 정보를 제출한다.

S.2.4. 주요공정 및 중간체 관리

▸ 제조공정 중 제품의 품질과 안전성에 영향을 미칠 수 있는 주요공정에 대한 허용 기준 및 시험방법에 대한 사항을 개발 중 가능한 범위에서 기재한다.

▸ 필요시 중간체(intermediates)에 대한 품질 관리 정보(저장 기간, 저장 조건, 시험결과 등)를 기재한다.

S.2.5. 공정 검증 및 평가

▸ 임상 단계에서 해당 자료의 제출을 생략 또는 가능한 범위에서 제출할 수 있으나 안전성측면에서 바이러스 제거/불활화 등 주요공정에 대한 타당성 자료 또는 밸리데이션 자료를 제출한다. "혈장분획제제 등 바이러스 검증 평가 가이드(생물의약품 평가 가이드 20, 2006)"를 참고한다.

S.2.6. 제조공정 개발

▸ 제조공정은 개발 단계에서 가능한 내용을 작성한다.

▸ 제출 단계 별로 그 전 단계와 비교하여 제조공정에 변경 사항이 있는 경우 변경대비표와 변경사유, 변경 전·후 공정 간의 비교동등성을 설명하는 자료를 제출한다(예; 변경 전·후 공정으로 생산한 각 1배치에 대한 배치 분석 결과 및 가능한 범위의 특성분석 자료 등). 기타 자세한 사항은 '생물의약품의 제조방법 변경에 따른 비교동등성 평가 가이드라인'을 참고한다.

S.3. 특성

S.3.1. 구조 및 기타 특성

▸ 원료의약품의 일반적 성질, 구조, 물리화학적 특성 및 생물학적 특성 등에 대한 자료를 임상시험 진행 단계에 따라 아래 사항을 포함하여 기재한다.

1) 구조 및 조성
- 각 제제에 따른 주요 구성 성분, 그 외의 부수적 구성 성분, 첨부용제의 성분 및 각각의 특성을 기재한다.

2) 물리화학적 성질
- 분광학적 성질, 전기영동, 분자량, 크로마토그래피 패턴 등을 이용한 물리화학적 특성을 기재한다.

3) 면역학적 성질
- ELISA, immunoglobulin binding assay 등을 이용한 면역학적 특성을 기재한다.

4) 생물학적 성질
- 생물학적 활성, 함량, 순도(비활성 등) 등을 이용한 생물학적 특성을 기재한다.

▸ 자세한 사항은 '생물학적제제 등의 품목허가 · 심사 규정'과 '생명공학의약품 · 생물학적제제의 규격 설정에 관한 가이드'를 참고한다.

S.3.2. 불순물(순도)

▸ 제조공정 및 제제 관련 불순물에 대한 종류 및 허용 기준을 생산 배치 시험 결과 및 안정성 시험 자료(가속 및 가혹시험 포함) 등을 고려하여 설정한다.

S.4. 원료의약품의 관리

S.4.1. 기준

▸ 원료의약품에 대한 확인, 순도 및 생물학적 활성 시험을 포함하여 시험항목 및 허용기준을 기재한다.

▸ 확정된 기준일 필요는 없으나 예비 기준의 설정이 요구된다.

▸ 치료적탐색임상시험 또는 치료적확증임상시험의 경우 이전 단계에서 설정된 기준이 현재 단계에 적합한지 검토가 이루어져야 한다.

S.4.2. 시험방법

▸ 설정된 시험 항목에 대한 시험방법을 기재한다. 공정서에 수재된 경우에는 이를 근거자

료로 기재한다.

S.4.3. 시험방법의 검증

- 임상약리시험 단계에서는 해당 자료의 제출을 생략할 수 있다.
- 치료적탐색임상시험이나 치료적확증임상시험 단계에서는 식품의약품안전처에서 인정하는 공인된 시험방법(예; 공정서 수재 방법 등)이 아닌 경우 가능한 범위에서 시험방법의 검증자료를 제출한다. 검증자료는 요약된 표 형태로 제출할 수 있다.

S.4.4. 배치 분석

- 원료의약품 배치에 대한 정보(배치번호, 배치크기, 제조일, 제조원, 생산목적 등) 및 시험결과를 요약된 표로 제출한다.
- 이전 임상 단계에 사용된 배치에 대한 시험 결과를 함께 표로 제출한다.

S.4.5. 기준 설정 근거

- 기준 설정 근거에 대해 간략히 기재한다. 근거자료로서 배치 시험 결과, 안정성시험 결과, 시험방법 등이 포함될 수 있다.
- 임상 초기 단계에서는 제조 경험이 충분하지 않아 예비 기준으로 설정할 수 있으나, 안전성 관련 시험의 경우는 임상 초기부터 제조공정과 임상적 사용을 충분히 고려하여 근거를 제시해야 한다.
- 임상 개발 단계에 따라 기준이 변경될 경우 타당성에 관한 자료를 제출한다.

S.5. 표준품 또는 표준물질

- 시험에 사용된 표준품 또는 표준물질에 대해 간략히 기재한다. 근거자료로서 제조방법, 품질관리시험 결과를 제출한다.
- 공인된 표준품(국제 또는 국가표준품)이 존재하는 경우 자사표준품을 공인된 표준품에 대하여 보정한다.
- 공인된 표준품이 없는 경우 시생산품을 표준품으로 설정할 수 있으며 개발 초기에 자사 표준품을 설정할 것이 권장된다.
- 개발 과정 중 표준품이 변경, 추가된 경우 변경 전 표준품과의 관계 및 적합성에 관한 자료를 제출한다.

S.6. 용기 및 포장

- 원료의약품을 보관하는데 사용되는 용기의 재료, 규격, 용량, 크기 등에 대해서 기재한다.
- 치료적탐색임상시험 혹은 치료적확증임상시험 단계에서 원료의약품을 보관하는데 사용되는 용기의 재료, 규격, 용량, 크기 등에 변경 사항이 있는 경우 이를 기재한다.

S.7. 안정성

- 임상시험 실시기간 동안 원료의약품의 안정성을 입증하기 위하여 안정성시험 자료를 제출한다.
- 제출 자료는 안정성시험 항목 및 시험방법에 대해 간략히 기재하고 배치 정보(배치 번호, 배치 크기, 제조일, 제형 등), 시험 결과를 요약된 표로 제출한다.
- 원료의약품의 사용기간은 1배치 이상의 장기보존시험 자료에 근거하여 설정하는 것이 원칙이나 사용기간 설정이 어려운 경우, 사용기간 대신 안정성시험계획서를 제출하고 재검사 일자로 설정할 수 있다. 이러한 경우 계획서에 따른 장기보존시험 결과가 부적합할 때에는 즉시 식품의약품안전처에 보고하여야 한다.

P. 임상시험용의약품

P.1. 임상시험용의약품의 개요와 조성

- 임상시험용의약품의 주성분과 첨가제에 대하여 단위용기(질량 또는 용량) 중 원료약품의 배합목적, 성분명, 규격, 분량, 단위를 기재한다.

P.2. 개발 경위

- 임상시험용의약품의 제형 선택이유를 포함하여 개발경위를 기재한다.
- 이전 임상 단계와 비교하여 제형(formulation), 투여 형태(dosage form), 충전 등제조공정의 변경 사항이 있는 경우 변경대비표와 변경 사유, 변경 전·후 공정 간의 비교동등성을 설명하는 자료를 제출한다. 기타 자세한 사항은 '생물의약품의 제조방법 변경에 따른 비교동등성 평가 가이드라인'을 참고한다.

P.3. 제조

P.3.1. 제조원

- 임상시험용의약품의 제조 및 시험에 관련된 모든 제조원, 수탁 업체 등의 명칭, 주소, 책임 부과 범위를 기재한다.

P.3.2. 배치 조성

- 배치조성은 제조과정에서 사용되는 원료의약품 및 첨가제의 모든 조성, 과다 투입량을 포함하여 배치 당 분량, 규격을 기재한다.

P.3.3. 제조공정 및 공정관리

- 제조방법에 대해 제형화, 여과, 충전, 포장, 저장 및 출하를 포함하여 단위공정별로 간략히 기재하고 공정 중 관리(In-Process Control) 등이 포함된 제조공정도를 제출한다.
- 배치의 크기 및 생산 규모에 대한 정보를 기재한다.
- 치료적확증임상시험의 경우 임상시험용의약품의 배치 크기를 결정할 때 허가 신청 시 실제 생산 규모에 대해 고려하여야 한다.
- 재가공 과정이 있을 경우 그 타당성에 대하여 기재한다.

P.3.4. 주요공정 및 반제품 관리

- 제조공정 중 제품의 품질과 안전성에 영향을 미칠 수 있는 주요 공정에 대한 허용 기준 및 시험방법에 대한 사항을 개발 중 가능한 범위에서 기재한다.
- 필요시 중간체(intermediates)에 대한 품질 관리 정보(저장 기간, 저장 조건, 시험 결과 등)를 기재한다.

P.3.5. 공정 검증 및 평가

- 각 임상시험 단계에서 해당 자료는 생략 또는 가능한 범위에서 제출할 수 있으나, 무균공정 등 안전성 관련 주요 공정에 대한 타당성 자료를 요약 형태로 제출한다.

P.4. 첨가제 관리

P.4.1. 기준

- 첨가제에 대한 기준을 간략히 기재한다.

P.4.2. 시험방법

▸ 설정된 시험항목에 대한 시험방법을 기재한다. 공정서에 수재된 경우에는 이를 근거자료로 기재한다.

P.4.3. 시험방법의 검증

▸ 임상 시험 단계에서는 해당 자료의 제출을 생략할 수 있다.

P.4.4. 기준 설정 근거

▸ 공정서 이외의 기준 설정 근거에 대해 간략히 기재한다.

P.4.5. 사람 또는 동물 유래 첨가제

▸ 사람 또는 동물 유래의 첨가제를 사용할 경우 잠재적 오염에 대한 위해평가 정보를 아래항목을 포함하여 제출한다.

- 첨가제의 기원, 규격 및 시험방법, 바이러스 안전성 정보에 대한 요약
- 사람 알부민 혈청 등 인체 유래 물질을 첨가제로 사용하였다면, 적합한 혈청 사용 여부 및 임상시험용인지 연구용인지를 확인하고 시험성적서 또는 시약에 대한 시험정보를 제공한다. 사용 물질이 허가된 의약품인 경우 이로 갈음할 수 있다.
- 반추동물 유래 성분인 경우 전염성해면상뇌증(TSE, Transmissible Spongiform Encephalopathy)감염을 방지하기 위한 원료 선택(기원 동물의 명칭, 출생, 성장 및 도살된 지역에 관한 정보, 연령, 사용 부위 등)과/또는 처리방법 또는 미감염을 입증할 수 있는 증명서를 제출한다.
- 기타 외래성 물질(adventitious agents)의 관리에 대한 정보

P.4.6. 새로운 첨가제

▸ 임상시험용의약품에 처음으로 사용되거나 새로운 투여경로로 사용되는 첨가제에 대해서는 안전성을 입증하는 자료(비임상시험 및 임상시험 자료) 및 제조, 특성, 품질관리, 배합목적, 용도 등에 대한 사항을 'S. 원료의약품'항의 양식에 따라 기재한다.

P.5. 임상시험용의약품의 관리

P.5.1. 기준

▸ 임상시험용의약품에 대한 확인, 순도 및 생물학적 활성 시험을 포함하여 시험 항목 및 기준을 기재한다.

- 다만, 독성이 있는 것으로 알려진 불순물이 있는 경우 안전성을 고려하여 상한 기준(upper limit)을 설정한다.
- 확정된 기준일 필요는 없으나 예비 기준의 설정은 요구된다.
- 치료적탐색임상시험 또는 치료적확증임상시험의 경우 이전 단계에 설정된 기준이 현재 단계에 적합한지 검토가 이루어져야 한다.

P.5.2. 시험방법

- 설정된 시험 항목에 대한 시험방법을 기재한다. 공정서에 수재된 경우에는 이를 근거자료로 기재한다.

P.5.3. 시험방법의 검증

- 임상약리시험 단계에서는 해당 자료의 제출을 생략할 수 있다.
- 치료적탐색임상시험이나 치료적확증임상시험 단계에서는 식품의약품안전처에서 인정하는 공인된 시험방법(예; 공정서 수재 방법 등)이 아닌 경우 가능한 범위에서 시험방법의 검증자료를 제출한다. 검증자료는 요약된 표 형태로 제출할 수 있다.

P.5.4. 배치 분석

- 임상시험용의약품 배치에 대한 정보(배치번호, 배치크기, 제조일, 제조원, 생산목적 등) 및 배치에 대한 시험 결과를 요약된 표로 제출한다.
- 이전 임상 단계에 사용된 배치에 대한 시험결과를 함께 표로 제출한다.

P.5.5. 불순물의 특성

- 'S.3.2 불순물(순도)'항에 기재되지 않은 추가적인 불순물이 있는 경우, 이에 대해 간략히 기재하고 필요시 이전 단계의 생산 배치 시험 결과 및 안정성시험 자료(가속 및 가혹시험포함)에 근거하여 관련 불순물의 허용 기준을 설정한다.

P.5.6. 기준 설정 근거

- 기준 설정 근거에 대해 간략히 기재한다. 근거자료로서 배치 시험 결과, 안정성시험 결과, 시험방법 등이 고려된다.
- 임상시험용의약품의 기준은 일반적으로 원료의약품에 근거하여 설정된다.

P.6. 표준품 또는 표준물질

- 'S.5. 표준품 또는 표준물질'항에 기재된 표준품 또는 표준물질의 경우 생략할 수 있다.

그렇지 않은 경우 'S.5.'항에 따른 자료를 제출한다.

P.7. 용기 및 포장

- 임상시험용의약품을 보관하는데 사용되는 용기의 재료, 용량, 크기 등에 대해서 기재한다.
- 치료적확증임상시험의 경우 임상시험용의약품을 보관하는데 사용되는 용기에 대해서 재료의 선택, 습기와 빛으로부터 보호, 직접 용기 구성 성분과 의약품과의 적합성, 직접 용기 구성재료의 안전성, 성능 등을 기술하는 것이 권고된다.

P.8. 안정성

- 임상시험 실시기간 동안 임상시험용의약품의 안정성을 입증하기 위하여 안정성시험 자료를 제출한다.
- 제출 자료는 안정성시험 항목 및 시험방법에 대해 간략히 기재하고 배치 정보(배치 번호, 배치 크기, 제조일, 제형 등), 시험 결과를 요약된 표로 제출한다.
- 임상시험용의약품의 사용기간은 1배치 이상의 장기보존시험 자료에 근거하여 설정하는 것이 원칙이나 사용기간 설정이 어려운 경우, 사용기간 대신 안정성시험계획서를 제출하고 재검사 일자로 설정할 수 있다. 이러한 경우 계획서에 따른 장기보존시험 결과가 부적합할 때에는 즉시 식품의약품안전처에 보고하여야 한다.

A. 위약 또는 대조약

- 위약 또는 대조약을 사용할 경우 원료약품 및 그 분량, 제조원, 구조결정 · 물리화학적 · 생물학적 성질에 관한 자료(제조방법, 기준 및 시험방법, 품질관리시험 결과, 안정성시험 자료 등)를 제출한다.
- 다만, 위약 또는 대조약을 구매하여 사용하는 경우 일부 자료를 생략할 수 있다.

R. 지역별 정보

- 유전자변형생물체를 이용하여 국내에서 임상시험용의약품을 제조하는 경우에는 해당유전자변형생물체의 위해성 평가에 필요한 자료를 제출한다(「생물학적제제 등의 품목허가 · 심사 규정」 [별표 14]에 따라 작성).

참고문헌

1. 생물학적제제 등의 품목허가 · 심사 규정(제2013-193호, 2013)
2. 임상시험에 사용되는 의약품의 품질평가 가이드라인(식약청, 2007)
3. 세포주로부터 개발한 생물공학제제의 바이러스 안전성 평가 가이드(식약청, 2002)
4. 생물의약품의 생산에 사용되는 세포기질 관리 가이드라인(식약청, 2010)
5. 유전자재조합의약품 생산용 세포의 발현구조체 분석 및 안정성 평가 가이드(식약청, 2007)
6. 생물의약품의 제조방법 변경에 따른 비교동등성 평가 가이드라인(식약청, 2009)
7. 생명공학의약품 · 생물학적제제의 규격 설정에 관한 가이드(식약청, 2004)
8. Guideline on The Requirements for Quality Documentation Concerning Biological Investigational Medicinal Products in Clinical Trials(EMEA, 2012)
9. The Common Technical Document For The Registration of Pharmaceuticals For Human Use : Quality - M4Q - Module 3 : Quality(ICH, 2002)
10. Content and Format of Investigational New Drug Applications (INDs) for Phase 1 Studies of Drugs, Including well-Characterized, Therapeutic, Biotechnologyderived Products(CDER, CBER, 1995)
11. INDs for Phase 2 and 3 Studies of Drugs, Including Specified Therapeutic Biotechnology-Derived Products : Chemistry, Manufacturing, and Controls Content and Format(CDER, CBER, 1999)
12. Content and Review of Chemistry, Manufacturing, and Control (CMC) Information for Human Gene Therapy Investigational New Drug Applications (INDs)(CBER, 2008)
13. Content and Review of Chemistry, Manufacturing, and Control (CMC) Information for Human Somatic Cell Therapy Investigational New Drug Application (INDs)(CBER, 2008)
14. Guideline on The Requirements to The Chemical and Pharmaceutical Quality Documentation Concerning Investigational Medicinal Products in Clinical Trials(EMEA, 2006)
15. Guideline on Virus Safety Evaluation of Biotechnological Investigational Medicinal Products(EMEA, 2006)
16. Concept Paper on a Guideline on The Chemical and Pharmaceutical Quality Documentation Concerning Biological Investigational Medicinal Products in Clinical Trials(EMEA, 2008)

용어 정리

허용 기준(*Acceptance criteria*)

원료의약품 또는 임상시험용의약품이나, 제조과정의 다른 단계에 있는 물질의 분석 시험 결과 수용 여부를 결정하기 위해 충족해야 하는 수치적 한계, 범위 또는 기타 적절한 척도

배치(*Batch*)

균질성을 기대할 수 있도록 단일 공정이나 일련의 공정에서 처리되는 원료, 포장 자재 또는 제품의 일정한 분량

(연속 생산의 경우, 배치는 의도된 균질성이 특징인, 생산의 일정 부분에 부합되어야 함. 때로 배치를 소규모로 나눌 필요가 있을 수 있는데, 이는 추후에 함께 최종적인 균일 배치를 형성함)

용기 및 포장(*Container-closure system*)

각 제제를 포장하고, 이를 보호하는 포장 구성 요소 전체를 나타냄. 일차 포장과, 의약품에 추가적인 보호를 제공하기 위한 이차적인 포장이 있음. 포장 시스템은 용기 및 포장과 동등함

오염 물질(*Contaminants*)

제조 과정, 원료의약품, 임상시험용의약품의 일부로 의도되지 않은 모든 외래성 물질(예; 화학 물질, 생화학 물질, 미생물 종 등)

주요 생산 공정(*Critical manufacturing process*)

의약품의 품질 또는 안전성 및 유효성에 영향을 주는 변화를 일으킬 수 있는 제조과정

첨가제(*Excipient*)

원료의약품에 의도적으로 첨가되는 성분으로, 사용되는 양에서 약리학적 활성을 나타내지 않아야 함

완제품(*Finished product*)

최종 용기 포장과 라벨 부착을 포함한, 생산 및 품질 관리의 모든 단계를 거친 제품

조성(*Formula*)

원료 물질의 특징을 포함한, 한 제형의 조성

불순물(*Impurity*)
기대되는 제품, 제품 관련 유연 물질, 완충제 성분을 포함하는 부형제가 아닌, 원료 의약품이나 완제의약품에 존재하는 모든 성분. 제조 과정이나 제품과 관련될 수 있음

제조(*Manufacture*)
원료 및 제품의 구입, 완제품의 생산, 품질 관리, 출하, 저장 및 선적(제조 지역과 관련된 저장으로부터의)과 이와 관련된 관리 등의 모든 공정을 말함

제조원(*Manufacturer*)
완제품의 최종 출하뿐만 아니라 생산의 최소 한 단계를 수행하는 회사

마스터세포은행(*Master cell bank, MCB*)
일정한 조건 하에서 선택된 세포 클론으로부터 일반적으로 만들어지는 세포의 단일 pool의 분주물로, 여러 개의 용기에 나누어져 지정된 조건 하에서 저장됨
[MCB는 모든 제조용세포은행(*Working cell bank, WCB*)을 유도하기 위하여 사용됨. 새로운 MCB에서 실시되는 검사는(기존의 초기 세포 클론, MCB 또는 WCB로부터 얻어진) 타당한 근거가 없는 한 기존 MCB와 동일해야 함]

역가(*Potency*)
생물학적 성질과 관련하여, 제품의 특질에 근거하여 정량적으로 적절한 생물 검정(역가 검정 또는 생체 검정으로도 불림)을 통한 생물학적 활성의 측정

공정관련 불순물(*Process related impurities*)
제조과정으로부터 유도된 불순물 ; 세포 물질(예; 숙주 세포 단백, 숙주 세포 DNA), 세포 배양(유도 물질, 항생제, 배지의 성분) 또는 downstream 공정(예; 처리 시액, 칼럼 유출물)으로부터 유도될 수 있음

공정 밸리데이션(*Process validation*)
사전에 설정된 기준과 품질 특성에 부합하는 제품을 특정 공정이 일관되게 생산할 것이라는 점을 입증하는 문서화된 증거를 확립하는 과정

제품관련 불순물(*Product-related impurities*)
활성, 유효성, 안전성에 있어, 해당 제품에 필적하는 성질을 갖지 않는 해당 제품의 분자학적 변이체(예; 전구체, 제조 및 보관 중에 발생하는 특정 분해 산물)

찾아보기

영문

A

B

C

D

E

G

국문

ㄴ

ㄷ

ㄹ

ㅁ

ㅂ

ㅅ

ㅈ

ㅊ

ㅋ